VIVIR CON LOS CINCO SENTIDOS

GRETCHEN RUBIN

VIVIR CON LOS CINCO SENTIDOS

Sintoniza con tus sensaciones para vivir con más entusiasmo, alegría y presencia

Autoconocimiento

DIANA

Obra editada en colaboración con Editorial Planeta – España

Título original: *Life in Five Senses (How Exploring the Senses Got Me Out of My Head and Into the World)*

Publicado en Estados Unidos por Crown, un sello de Random House, una división de Penguin Random House LLC, Nueva York.
Crown y el colofón de Crown son marcas registradas de Penguin Random House LLC.

Diseño del interior: Susan Turner
Maquetación: Laura Rodríguez Dorado

Bajo el sello editorial DIANA M.R.
Avenida Presidente Masarik núm. 111,
Piso 2, Polanco V Sección, Miguel Hidalgo
C.P. 11560, Ciudad de México
www.planetadelibros.com.mx

Primera edición impresa en España: mayo de 2024
ISBN: 978-84-1119-148-7

Primera edición en formato epub: agosto de 2024
ISBN: 978-607-39-1800-8

Primera edición impresa en México: agosto de 2024
ISBN: 978-607-39-1648-6

Impreso en los talleres de Impregráfica Digital, S.A. de C.V.
Av. Coyoacán 100-D, Valle Norte, Benito Juárez
Ciudad de México, C.P. 03103
Impreso en México – *Printed in Mexico*

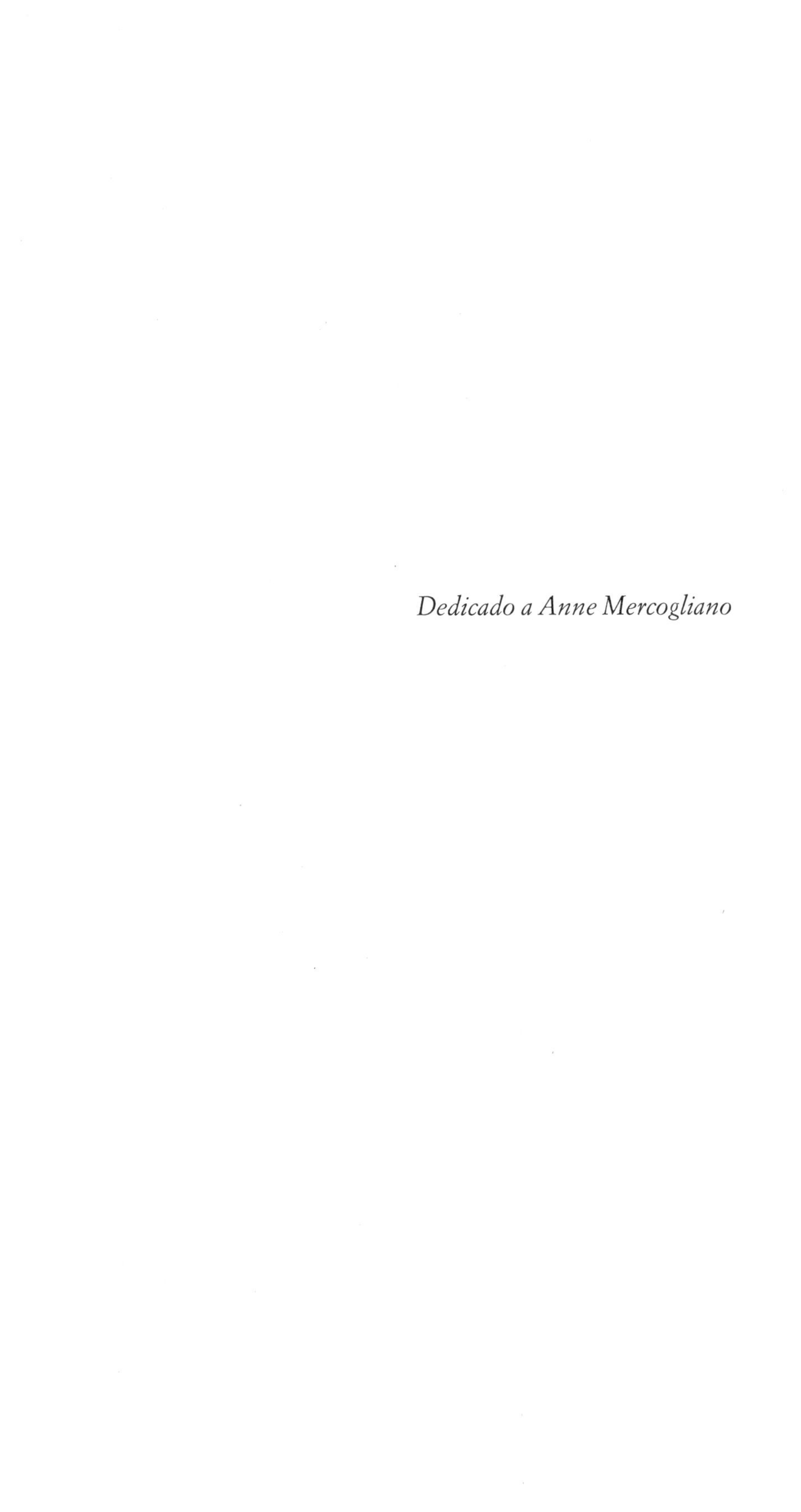

Dedicado a Anne Mercogliano

En realidad, nadie mira nada; es demasiado duro.

Andy Warhol

Índice

Ver lo que no se tiene presente

 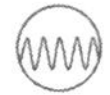 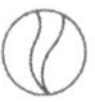  

Hace unos años me sucedió algo que revolucionó mi vida por completo.

Hice una visita al oftalmólogo.

Una invernal mañana de jueves, noté al levantarme que tenía los ojos pegajosos y con lagañas, pero no les presté más atención hasta que me vi en el espejo del baño. Me sobresalté al ver que el blanco de mis ojos se había teñido de un rojo intenso y que mis pestañas estaban pegadas: signos claros de una conjuntivitis. Ignoré mi situación todo lo que pude, pero al final me encontré en el consultorio de mi oftalmólogo, intentando no tocarme la cara.

¿Cuántas veces me he sentado en esta silla y he contado los títulos colgados en aquellas paredes de madera clara? Para quien no esté familiarizado con el voluminoso equipo destinado a examinar la vista, la complicada forma de su diseño podría resultar inquietante, pero llevo enfrentándome a estas máquinas desde tercero de primaria. La primera vez que me dijeron que necesitaba llevar lentes me eché a llorar, pero en cuanto me los puse y descubrí que era capaz de distinguir un pájaro en una rama y todas las caras en el parque, me encantaron.

Por fin apareció el médico. Me examinó los ojos (muy enrojecidos), confirmó mi diagnóstico de aficionada y me recetó unas gotas. Al despedirnos, me dijo, como quien no quiere la cosa:

—No te olvides de agendar pronto una cita para la revisión de rutina. Ya sabes que tienes más riesgo de sufrir un desprendimiento de retina.

—¿Cómo...? ¿Qué...? —pregunté dándome la vuelta—. Pues no, no sé nada de eso.

—Eres muy miope, por lo que hay más posibilidades de que la retina se separe. Es un problema grave que puede dañar la visión, así que, si se produce, lo mejor es detectarlo cuanto antes.

Hablaba tan alegremente como si me estuviera diciendo que bebiera agua o me pusiera protector solar.

—Perdone, pero... ¿me lo puede volver a explicar? —le pedí.

En ese mismo instante recordé que la enfermera había comentado que yo tenía miopía aguda justo antes de que entrara el médico.

Él repitió lo que me había dicho, y yo lo escuché cada vez más alarmada. Tenía una amiga que había perdido visión debido a un desprendimiento de retina. La angustia que sentía me dejó tan aturdida que, aunque el médico seguía hablando, yo apenas oía lo que me decía. (No tomé ni una sola nota, y yo siempre tomo notas).

—Bueno, pues nos vemos en la próxima revisión, ¿de acuerdo? —dijo el médico dando por terminada su explicación.

—De acuerdo... ¡y gracias! —respondí atónita mientras me dirigía a la puerta.

Cuando salí del consultorio, algo en mí había cambiado. Sentí miedo. ¿Mi vista...? Hasta ese día no había pensado demasiado en ella, más allá de mantener al día la graduación de mis lentes de contacto.

Mientras volvía a casa, ya anocheciendo, me di cuenta de que hacía mucho tiempo que no me fijaba en el paisaje urbano de Nueva York, que me encantaba. ¿Y si se volvía borroso o incluso acababa desapareciendo?

Al doblar la esquina, de repente, todos mis sentidos parecieron agudizarse. Fue como si todos los interruptores de mi cerebro se hubieran ajustado a la máxima intensidad. Contemplé a través de mis ojos irritados el luminoso cielo gris sobre los edificios y las rizadas hojas púrpura de las coles ornamentales que había plantadas en las jardineras. Distinguí todos y cada uno de los sonidos urbanos de los días laborables: las sirenas, los martillos neumáticos, los cláxones y los gritos. Olí una mezcla embriagadora de humos de los escapes, marihuana y cacahuates tostados con miel de un puesto de Nuts4Nuts.

Nunca había percibido el mundo con tanta intensidad. ¡Fue extraordinario! A medida que recorría las calles, me invadían oleadas de euforia que hacían que sintiera ganas de reírme a carcajadas, o de decirle al primer peatón con el que me cruzara: «¡Mire, mire esos árboles...! ¿Verdad que son hermosos?». Comprendí que llevaba demasiado tiempo dándolo todo por supuesto: los colores, los sonidos y las sensaciones que me producía todo lo que me rodeaba.

El camino de vuelta a casa duró tan solo veinte minutos, pero esos veinte minutos fueron trascendentales. No paraba de pensar: «Esta experiencia la estoy viviendo ahora, es aquí y ahora, pero también es pasado, y nunca más volverá a repetirse».

En esa época tuve una profunda revelación: tenía un único cuerpo, con sus capacidades, y no durarían para siempre. En la universidad había leído una edición de bolsillo de *Retrato de una dama*, de Henry James, en la litera de arriba del dormitorio y sin una luz adecuada para leer; ahora, en cambio, tenía que aumentar el tamaño de la fuente de mi celular para contestar mis correos. Quizá un día ya no podría oír los ruidosos bostezos de mi marido Jamie, o ver a nuestro perro Barnaby correr triunfante por el departamento con su juguete del abominable hombre de las nieves en la boca. Nuestra hija Eliza ya se había independizado, y en unos cuantos años Eleanor dejaría de vivir bajo nuestro techo.

Cuidaba mi cuerpo con extrema diligencia: dormía lo suficiente, hacía ejercicio, comía sano, iba al médico a hacer mis revisiones y ponerme las vacunas, llevaba lentes de sol y me abrochaba el cinturón cuando me subía al carro. Ahora bien, ¿valoraba en su justa medida mi cuerpo y sus capacidades? ¿Estaba saboreando todos y cada uno de los días de mi vida a medida que transcurría? ¿Estaba prestando atención a mis seres queridos?

Mientras marcaba la contraseña en el teclado para acceder a nuestro edificio, acepté un hecho que hasta ese momento había ignorado, y era que me quedaba poco tiempo. Las sombras habían empezado a alargarse hacia el este, sobre Central Park y sobre mi vida. No quería llegar al final de mi existencia y pensar: «¡Mira cuántas cosas me han pasado! ¡Ojalá les hubiera prestado más atención!».

Cuando llegué a casa no había nadie. Poco tiempo después oí que Jamie me llamaba desde la entrada y me levanté de un salto para saludarlo.

—¡Hola! —exclamé sintiendo por él todo el amor del mundo—. ¿Cómo estuvo tu día?

Cuando le di un beso, noté la barba incipiente en su mejilla, y, mientras hablábamos, me sorprendí mirando su rostro con una intensidad tal que parecía como si quisiera grabar en mi memoria el verde de sus ojos y las canas de su oscuro pelo como nunca había hecho.

Esperé que Eliza y Eleanor volvieran de cenar de casa de sus abuelos. Cuando mis hijas cruzaron el umbral de la puerta, me parecieron más altas de lo que yo recordaba, como si llevara meses mirándolas sin verlas.

—¡Hola! —saludé, y les di un gran abrazo a cada una.

—Hola —respondieron un tanto sorprendidas por mi entusiasmo.

Atraje hacia mí primero a Eliza, y luego a Eleanor, y percibí el aroma de sus champús: uno de miel, y otro de ciruela. Cuando eran pequeñas mantenía un contacto físico muy estrecho con ellas, las llevaba en brazos, las bañaba, les daba de comer, las arrullaba y les hacía mimos. Ahora que se habían hecho mayores, guardaba más las distancias. ¡Había pasado tanto tiempo desde mi último abrazo!

Así que decidí hacer un cambio.

Mi conjuntivitis desapareció al cabo de unos días, pero fui incapaz de dejar de pensar en todo lo que había experimentado hasta entonces.

Llevaba años estudiando la naturaleza humana y reflexionando sobre las distintas maneras en que podemos llevar una existencia más feliz, o, lo que es lo mismo, estudiando la ciencia del alma. Una de las cosas más importantes que comprendí fue que solo podemos construir una vida feliz sobre la base del autoconocimiento. Cuanto más reflejaba mi vida mi propio temperamento, mis valores y mis intereses, más feliz me sentía, así que he dedicado mucho tiempo a conocerme mejor. Antes de iniciar este proceso de autoanálisis, había dado por sentado que no me resultaría demasiado complicado conocerme. A fin de cuentas, ¿con quién pasaba más tiempo, si no era conmigo misma? Pero el autoconocimiento es difícil.

Con el fin de llegar a conocerme mejor, me planteé varias cuestiones: ¿a quién envidio?, ¿en qué circunstancias miento?, ¿qué hacía para divertirme cuando tenía diez años?, ¿cómo pongo en práctica mis valores? También seguí decenas de recomendaciones para ser más feliz: «Revive una amistad medio olvidada», «Aplica la regla del minuto», «Celebra los pequeños momentos de la vida» y «Elige vivir mejor tu vida».

A pesar de todos los esfuerzos, en los últimos años empecé a darme cuenta de que me sentía atrapada en mi cabeza, desconectada del mundo y de los demás, y también de mí misma. Viajé desde Nueva York hasta Los Ángeles para ver a mi hermana Elizabeth, pero cuando volví me di cuenta de que no me había fijado ni una sola vez en su característica forma de gesticular con las manos y no tenía ni idea de si seguía llevando a diario su emblemático collar circular. ¿Realmente la había mirado?

Había estado intentando averiguar lo que le faltaba a mi vida, y aquel inolvidable regreso a casa tras visitar al oftalmólogo me dio la respuesta: *Necesitaba conectarme con mis cinco sentidos.* Había estado tratando mi cuerpo como si fuera un carro que mi cerebro guiara por la ciudad, pero mi cuerpo no era un vehículo de mi alma, al que no se le presta atención hasta que se descompone. Mi cuerpo —*a través de mis sentidos*— era mi conexión esencial con el mundo y con los demás.

Sabía perfectamente que sería capaz de llevar una vida completa y feliz aunque perdiera algunas de mis capacidades físicas. Lo que me daba miedo era que algún día me arrepintiera de las cosas que había pasado por alto. Hoy podría pensar: «Tengo demasiado trabajo para ponerme a planear un viaje al Valle de la Muerte», pero si perdiera el sentido de la vista, pensaría: «Ojalá hubiera visto el desierto». Hay personas a quienes les gustan las montañas, y otras prefieren el mar, las praderas, los lagos o los bosques. ¿Y si se daba el caso de que yo era una de esas personas a quienes les encantan los parajes con dunas y ni siquiera lo sabía?

Si me detenía a pensar en ello, ¿sabía de qué color eran los arándanos por dentro? Había tardado años en darme cuenta de que me desagradaba profundamente la obra de Pablo Picasso y, en cambio, me encantaban los cuadros de Thomas Cole, o que prefería el té English Breakfast al Earl Grey. Cuando mi madre me vio con mis *leggings* de yoga favoritos, me dijo: «¡Qué bien que lleves algo azul marino, en vez de tanto negro!», pero yo no me había dado cuenta de que mis *leggings* de yoga eran azules. Vivía en Nueva York, pero nunca me había cruzado con un famoso.

Tampoco estoy diciendo que fuera por la vida como una sonámbula. Pasaba horas leyendo, escribiendo y hablando con la gente; hacía listas y planes y me marcaba objetivos; registraba el número de pasos que daba al día. Vivía en un proceso constante de autoanálisis para dar con la manera de convertirme en la mejor versión de mí misma. Ahora bien, a pesar de valorar la intensidad, la productividad y la estructuración de mi vida, aquel regreso a casa me había hecho comprender que había estado permitiendo que las *sensaciones* de mi propia vida se me escurrieran entre los dedos sin darme cuenta. Si me centraba en las experiencias que me procuraban los sentidos, ¿que podría descubrir?

Ignoraba cuál había sido el momento en que me había empezado a gustar el *ginger ale*, o a temer el sonido «Olas» de la alarma de mi teléfono. ¿Desde cuándo Eliza se ponía tantos anillos? ¿Desde cuándo Eleanor ponía la música a todo volumen mientras se bañaba? ¿Desde cuándo Jamie tomaba tantos yogures griegos? Mis sentidos tenían el poder de vincularme a las personas y a los momentos que quería vivir y recordar.

Aquella tarde de conjuntivitis me había revelado tres verdades: deseaba apreciar más plenamente los momentos de mi vida; quería salir de mi cabeza y entrar en mi vida, y quería profundizar en mi conocimiento del mundo, de los demás... y de mí misma.

Durante ese paseo había sentido una intensa vitalidad porque fui prestando mucha atención a las sensaciones que me invadían, y esa experiencia me mostró el camino: me dedicaría a estudiar mis cinco sentidos. No estaba dispuesta a perder ni un minuto más.

Sabía que este objetivo —deleitarme en mis sentidos— no me resultaría fácil. Muchas personas disfrutan haciendo actividades que las conectan con su propio cuerpo, como correr, nadar, pescar con mosca o tocar un instrumento musical. Yo leo libros. Acariciar a Barnaby era lo más parecido que tenía a una afición relacionada con el cuerpo.

Mis gustos me parecían a menudo demasiado insignificantes, demasiado simples. Prefería las comidas sencillas, como los huevos revueltos que hacen en el restaurante de mi barrio, y no soportaba el alcohol, así que rara vez llegaba a tomar ni siquiera una copa de vino. No digo que no me gusten las canciones, pero en pocas ocasiones escuchaba música. Prefería los masajes relajantes a los intensos, la carne bien cocida y los condimentos ligeros. Admiraba el arte de una belleza evidente.

No me esforzaba demasiado en moldear mis propias experiencias, y siempre elegía la comodidad antes que el placer. Hay personas que están dispuestas a poner todo su empeño en aprender a preparar una taza de café perfecta; yo, en cambio, optaba por el método que me resultara más rápido y fácil, y tomaba mi café en una taza gigante en lugar de hacerlo en una tacita que me animara a saborear cada sorbo. En Navidad decorábamos un árbol artificial de sobremesa en lugar de un fragante y espinoso árbol vivo. Y pasé muchos años resistiéndome a las súplicas de mis hijas, que me pedían un perro, porque no quería más trabajo del que ya tenía.

A lo largo de mi vida he tenido varias revelaciones transformadoras sobre la felicidad y la naturaleza humana (tengo tendencia a las epifanías, y es una de las cosas que más me gustan de mí). Pero llegó un punto en el que me di cuenta de que me había vuelto seria e impaciente, demasiado ansiosa por volver a sentarme en la mesa de mi oficina o a mi lista de tareas. Aunque me encanta trabajar, centrarme tanto en la eficiencia y la productividad me había dejado con el espíritu aletargado, una sensación de anquilosamiento o estancamiento. Y tenía ganas de darme una buena sacudida con los rápidos y exuberantes estímulos que los sentidos pudieran procurarme.

Mi hermana Elizabeth solía decirme: «Habrías sido una buena monja», es cierto. Daba tanta importancia a mantener mis buenos hábitos que casi nunca los abandonaba, aun cuando probablemente hubiera debido hacerlo. Algunas personas llevan una vida desordenada. No es mi caso. Yo no era desordenada; mis defectos habría que buscarlos en la dirección contraria. Era una persona muy estricta.

Me preocupaba tanto por mis planes y por mis listas que podía llegar a olvidarme de prestar atención a lo que estaba sucediendo a mi alrededor. Caminaba por la playa y apenas veía el mar porque estaba reescribiendo un párrafo mentalmente. Era incapaz de escuchar un audiolibro porque mis propios pensamientos ahogaban el sonido de la voz del lector.

No hace mucho tiempo llevé a Eliza, a Eleanor y a Barnaby al estudio de un fotógrafo del barrio para que les hiciera un retrato con el que ilustrar la tarjeta de felicitación del Día del Amor y la Amistad que la familia envía cada año. Les metí prisa a todos para intentar que termináramos lo antes posible y así poder regresar rápidamente a mi oficina. Solo más tarde me di cuenta de lo irónico de la situación: el objetivo de hacer esa fotografía era captar la imagen de mis hijas *en ese preciso instante*, y apenas les presté atención.

Quizá había llegado el momento de encontrar la manera de sacudirme de encima esa neblina crónica de preocupación: me comprometería a ver, oír, oler, saborear y tocar el mundo que me rodeaba para, en lugar de vivir dentro de mi propia mente, vivir más plenamente en mi propio cuerpo. Disfrutaría las sensaciones por sí mismas; es más, recurriría a la intensidad y al poder emocional de esas sensaciones para conectarme con los demás y conmigo misma.

Entrar en razón

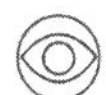 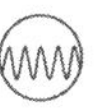 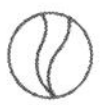  

Tenía muy claro que quería sacar provecho del poder de mis sentidos; ahora bien, ¿a qué me refería exactamente al hablar de los sentidos?

Me dirigí a la biblioteca para sumergirme en la investigación. Aprendí que cinco de los sentidos podrían llamarse *sentidos aristotélicos* o *sentidos del jardín de niños*: la vista, el oído, el olfato, el gusto y el tacto. Nuestros órganos sensoriales (ojos, oídos, nariz, lengua y piel) están conectados al cerebro por medio de unos nervios que transmiten mensajes electroquímicos. Estos órganos funcionan conjuntamente con el cerebro para presentarnos el mundo: la *sensación* es la estimulación de un órgano sensorial (por ejemplo, la lengua cuando entra en contacto con la sal), y la *percepción* es la integración de las sensaciones en el cerebro, con todo lo que hemos aprendido sobre el mundo (por ejemplo, un cerebro que percibe «Qué gran pretzel!» a partir de su visión, su sonido, su olor, su sabor y su textura).

Sin embargo, recientemente los investigadores han identificado otros sentidos adicionales. Por ejemplo, la *propiocepción* nos permite percibir la posición de las distintas partes del cuerpo. Es el sentido al que recurrimos cuando cerramos los ojos y nos llevamos un dedo a la punta de la nariz, o cuando subimos las escaleras sin bajar la vista. El sentido de la *equilibriocepción* hace posible que mantengamos el equilibrio y la postura corporal cuando nos sentamos, nos ponemos de pie, corremos, andamos en bicicleta o caminamos por una cuerda floja. La *interocepción* nos proporciona la capacidad de percibir e interpretar las sensaciones que proceden del interior de nuestro propio cuerpo. ¿Se me ha acelerado el corazón? ¿Siento un cosquilleo en el estómago? ¿Tengo hambre? ¿Tengo sed? ¿Necesito ir al baño?

La lista continúa, y aunque todos los sentidos contribuyen a nuestra experiencia y son fascinantes por sí solos, estos sentidos más sutiles se sitúan en un segundo plano. Como sucede con el latido del corazón o con la respiración, solo somos conscientes de ellos cuando fallan. Carecen del glamur de los Cinco Grandes.

Decidí que investigaría sobre los Cinco Grandes.

El cerebro lleva una vida tranquila, encerrado en el cráneo y flotando en el líquido cefalorraquídeo; tiene un 73 % de agua y representa el 2 % de nuestro peso corporal, pero gasta alrededor del 20 % de toda la energía que consumimos. El cerebro me permite realizar tareas extraordinarias. El otro día iba de pie en un autobús mientras leía un cartel, platicaba con una amiga y me comía una bolsa de nueces. Eso es mucha coordinación.

A pesar de que los ojos, los oídos, la nariz, la lengua y la piel envían mensajes distintos a través de los complejos circuitos del sistema nervioso, en el momento en que esa información alcanza la conciencia, se integra en un todo coherente. Es el *sensorio* (mis facultades sensoriales consideradas en su conjunto) el que me proporciona mi experiencia del mundo.

Pocos días después de mi visita al oftalmólogo, Eleanor trajo a casa una bolsa enorme de frambuesas y me serví un tazón lleno. Me las fui comiendo una a una, cautivada por su hermoso color rubí, por su fresco aroma floral, su rugosa textura y la explosión de dulzura al morderlas. Fui capaz, no sin cierto esfuerzo, de identificar esas sensaciones por separado, pero en aquel momento mi *sensorio* me proporcionó pura *frambuesa.*

Mientras nos movemos por el mundo, el cerebro va realizando constantes ajustes sobre lo que percibimos. Cuando la información es incompleta, se pone a hacer conjeturas sobre lo que hemos visto, oído, olido, saboreado o tocado. Por ejemplo, debido a la forma en que el nervio óptico se une al globo ocular, todos tenemos puntos ciegos en nuestra visión, pero el cerebro tiende a asegurarse de que, cuando miremos alrededor, no nos demos cuenta de su existencia. Cuando un sentido no nos da toda la información que queremos, podemos recurrir a otros sentidos para que nos ayuden. Si no soy capaz de seguir el vuelo de un insecto invisible que me molesta, puedo escuchar su sonido para tratar de encontrarlo, porque al oír sus distintas variaciones (como el volumen del sonido, el modo en que rebota en las superficies y la diferencia temporal con la que llega a cada oído), podemos captar la ubicación y la velocidad de los objetos con los oídos en lugar de hacerlo con los ojos.

Por otro lado, los cinco sentidos por lo general suelen llegar a acuerdos entre sí; cuando uno de ellos reclama atención, los demás se atenúan. Mientras Elizabeth y yo estábamos hablando por teléfono, mi cerebro me ayudó a concentrarme en sus palabras al disminuir mi conciencia del sonido de la lluvia que repiqueteaba en la ventana. El artista Andy Warhol recordaba que al entrar en una tienda de Woolworth: «Oí como un zumbido, que probablemente debía de ser del aire acondicionado, que no funcionaba bien, aunque en mi caso, ese sonido en concreto quedó completamente anulado por el aroma de unos cacahuates recién tostados».[1]

Del mismo modo, cuando un sentido se inhibe, los otros se agudizan. Las luces se atenúan durante los conciertos porque oímos mejor en la oscuridad. Cerramos los ojos cuando nos besamos. Yo conduzco fatal, y, cuando tengo que conducir, suelo apagar el radio porque así veo mejor por dónde voy.

En general, nuestros sentidos están atentos a los cambios, porque estos pueden significar tanto un peligro como una oportunidad. Si el vuelo de un pájaro atrae mi atención, es posible que no me dé cuenta de que hay una piedra en el camino. Cuando una sensación nos resulta familiar, tendemos a ignorarla, y por eso, al cabo de unos instantes de habérmelos puesto, mi piel dejará de percibir mi blusa de algodón y se desvanecerá el aroma del protector solar.

En concreto, cada uno de los cinco sentidos se encuentra sintonizado con la información sobre las personas. Como son tan cruciales para nuestra supervivencia, tenemos una curiosidad insaciable por saber cómo piensan y se comportan. ¿Qué miran? ¿Qué dicen? Observando, escuchando, oliendo y tocando a los demás, podemos hacer perspicaces conjeturas sobre sus identidades, deseos, conocimientos, creencias y motivaciones. La información sobre los demás nos resulta tan atractiva que puede llegar a ser difícil concentrarse en presencia de otras personas, algo de lo que se quejan muchos empleados que trabajan en oficinas de espacio abierto.

Los cinco sentidos envían un gran flujo de información, y, sin embargo, el mundo de los seres humanos solo es concreto en cierto sentido. A diferencia de los animales, vivimos en un universo que ha sido transformado por nuestra imaginación, y lo cierto es que existimos en el interior de una nube de pensamientos, como, por ejemplo: «¿Qué pasaría si...?», «Están hablando de mí» o «Esto es sagrado». Un perro no se queda contemplando una cascada. Cuando nosotros miramos, en cambio, vemos mucho más de lo que los ojos nos muestran.

A todo eso hay que añadir que cada uno de nosotros habita en su propio cuerpo, el que nos asignó el destino y modeló nuestra propia historia. Mis sentidos me mostrarían un mundo muy distinto si yo tuviera diez años, estuviera embarazada, fuera fumadora, me dedicara a observar pájaros o estuviera de mal humor, o si hablara en una lengua tonal, tuviera una mutación genética relacionada con el gen del receptor olfativo OR6A2 o hubiera pasado una mala noche por haber bebido demasiado tequila en la universidad. Como observó la escritora Zora Neale Hurston: «Todo es según el color del cristal con el que se mira».[2]

Sin embargo, la mayoría de nosotros suponemos que nuestro mundo es idéntico al de los demás. Me sorprendió enterarme de que muchas de las personas que tienen problemas para diferenciar el color rojo del verde, o que carecen del sentido del olfato, no se dan cuenta de ello hasta que alcanzan la edad adulta. En su libro autobiográfico *Songs Without Words* [Sonidos sin palabras],[3] Gerald Shea cuenta que tenía treinta y cuatro años cuando descubrió la gran pérdida de audición que padecía debido a una escarlatina que había contraído a los seis años. Algunas personas con sinestesia (trastorno por el cual la estimulación de un sentido genera una experiencia distinta en otro, de tal manera que las letras o los números son de colores, la música tiene color o movimiento, o las palabras crean sabores) no saben que otros carecen de esta clase de percepciones.

Para las personas que divergen de las demás en el procesamiento sensorial, algunas sensaciones pueden resultarles abrumadoras, mientras que otras apenas las aprecian. Ciertas experiencias, como cortarse el pelo, caminar por un centro comercial abarrotado, percibir el aroma a detergente en un pasillo del supermercado o sentir una brisa repentina, pueden ser arduas para ellas. Son desafíos que exigen atención y cuidado, y existen diversas herramientas y estrategias que pueden ayudarlas a gestionar sus entornos sensoriales individuales.

Reconocer que cada persona experimenta las sensaciones de una manera distinta puede servirnos para ser más comprensivos, para no rechazar las objeciones de los demás a determinados sonidos, visiones, olores, sabores o texturas, sino respetarlas para crear entornos sensoriales en los que todos podamos sentirnos cómodos.

El estudio de estas diferencias iba más allá del propósito de mi proyecto —explorar mis propios cinco sentidos—, pero reconocer su existencia puso de manifiesto la certeza de que cada uno de nosotros vive en la mezcla de sus propias sensaciones.

Para mí resultó muy extraño darme cuenta de que era yo quien estaba construyéndose su propio mundo. En la oscuridad y en el silencio, mi cerebro recibe una multitud de mensajes mientras mis cinco sentidos van rastreando el entorno. En el mundo exterior no existe el color, no hay música, ni aromas, hasta que esos mensajes vuelven a mi cerebro, y es entonces cuando el mundo cobra vida en el interior de mi propio cuerpo. «Mis ojos eran absolutamente necesarios para que el rojo cobrizo del haya destacara sobre el azul del cedro»,[4] escribió la escritora y filósofa Simone de Beauvoir. «Cuando me fui, el paisaje se desgajó por completo, y dejó de existir para quien fuera; simplemente, había dejado de existir».

Cuando yo muera, algunas de mis impresiones desaparecerán para siempre: el cosquilleo de la hierba seca en mis pies bajo el calor del verano en Misuri; el aroma a pan de la panadería donde mis hijas y yo nos deteníamos a comprar un panquecito al salir de la escuela o el modo en que la tenue luz del sol penetra en mi cocina durante las tardes de invierno.

Al mirar por la ventana, cuando advertí que empezaba a nevar, me dije: «No hace falta que mire, ya lo haré la próxima vez». No. Ahora —me prometí a mí misma— me detendré para experimentarlo todo. La cuestión es cómo.

Para quitarme la venda de los ojos y dejar de estar tan absorta en mi propia persona, para recrear la hermosa intensidad que sentí durante ese paseo de regreso a casa tras haber ido a visitar al oftalmólogo, necesitaba un plan.

Como tiendo a convertir los desafíos personales en proyectos profesionales, ya había experimentado mucho conmigo misma. Soy una especie de científica de la calle que usa el mundo como laboratorio y a mí misma como conejillo de indias. Me planteo cuestiones como: «¿Por qué hacemos lo que hacemos?» o «¿Cómo podríamos ser más felices?». Y siempre empiezo por hacerme estas preguntas a mí misma.

Comencé a plantearme esta investigación con el propósito de profundizar más en los sentidos. No podía superarme a mí misma por arte de magia; si quería cambiar, debía ser yo quien lo hiciera. Con los años he aprendido que consigo mejores resultados emprendiendo acciones específicas que fijándome propósitos elevados, pero vagos. No sería capaz de forzarme a vivir en el momento presente, pero sí de oler intensamente el azafrán y, a partir de ese aroma terroso y dulce, apreciar ese instante. ¿Cómo debía proceder entonces?

A mí me gustan los hábitos, la predictibilidad y la familiaridad, y por eso decidí que mi experimento sería metódico. Seguiría el orden tradicional —ver, oír, oler, saborear y tocar—, porque me parecía el más natural. En los seres humanos, el sistema visual es el más desarrollado y, a continuación, el auditivo. A pesar de ser cruciales para nuestra experiencia y nuestra noción del propio bienestar, los otros tres sentidos no predominan tanto en la conciencia y ocupan menos espacio en el cerebro. Es lógico que el olfato preceda al gusto, porque los sabores surgen básicamente del olfato. El orden que siguen también refleja el alcance que tienen los sentidos: la vista y el oído nos dicen lo que sucede a lo lejos; el olfato, lo que está pasando más cerca, y el gusto y el tacto requieren que exista un contacto directo. El tacto, que es el último de la lista, es el único sentido que se extiende por todo el cuerpo.

Decidí que empezaría estudiando el funcionamiento de cada sentido. Llevo captando información sensorial incluso desde antes de nacer, pero no sabía gran cosa sobre cómo funcionan los sentidos. Cuantas más cosas sabemos, más nos damos cuenta.

Para profundizar mejor en cada uno de los sentidos, crearía una combinación de ejercicios que fueran divertidos a la vez que prácticos: inscribirme en una clase, planear una aventura o intentar realizar un experimento sencillo. Descubriría formas de sumergirme en un sentido concreto, de privarme de él, de complacerlo o de aliviar parte de la irritación que me provocara.

Quería recurrir a mis cinco sentidos para profundizar en mis relaciones, y por eso decidí invitar a familiares y amigos a hacer unos cuantos ejercicios conmigo —y probablemente reclutaría a Eliza y a Eleanor—. A través de los sentidos, esperaba descubrir nuevas maneras de establecer vínculos con mis seres queridos.

Por otro lado —y esto era especialmente ambicioso—, elegiría un lugar que visitaría todos y cada uno de los días del año. Este ejercicio me resultaba muy atractivo porque siempre me han cautivado la rutina y las repeticiones, y encuentro un gran placer en lo que es predecible. Si iba cada día al mismo sitio, eso me permitiría explorar mejor lo que veía, oía, olía, saboreaba y tocaba a medida que iba pasando el tiempo.

Hay personas que afirman haber sentido una nueva vitalidad después de enfrentarse a una situación peligrosa (como sufrir un accidente de carro o correr una aventura arriesgada) o haber vivido una experiencia desafiante (como entablar una relación amorosa o tener un encuentro muy intenso con la naturaleza). Pero yo no tenía ganas de arriesgar mi vida, ni siquiera de cambiarla; lo que quería era transformar mi vida cotidiana. Y pensé que, si estaba más atenta a las sensaciones que experimentaba, podría mejorar la calidad de las experiencias familiares que ya tenía incorporadas en mi rutina cotidiana.

Mi estudio sobre los cinco sentidos no sería exhaustivo. Estudiaría mis propios sentidos y exploraría lo que más me llamara la atención de ellos. Cada uno de nosotros vive en un tiempo y un espacio muy concretos, y cada uno de nosotros se relaciona con el mundo a través de su particular conjunto de sentidos, sean cuales sean. Por eso, mi única posibilidad era estudiarme a mí misma.

De todos modos, y partiendo de mi limitado estudio, esperaba descubrir profundas certezas. Me di cuenta de que la vida de los seres humanos era de una diversidad impactante: las personas que vivían al otro lado del planeta, las que vivieron hace quinientos años, y las que estaban viviendo a una cuadra de mi edificio en la actualidad. Todas estas personas existían en un universo único. Y yo albergaba la esperanza de que un mayor conocimiento de mis propios sentidos me permitiría valorar mejor la experiencia humana.

Me planteé cuál debería ser mi punto de partida. ¿Qué sabía yo de mí misma? Sabía que tenía *sentidos situados en un primer plano* y *sentidos situados en un segundo plano*. Gracias a los sentidos situados en el primer plano, prestamos atención, buscamos nuevas experiencias y disfrutamos hablando y aprendiendo de esos mismos sentidos. Los sentidos situados en un segundo plano nos interesan menos; nos preocupa más evitar lo negativo que reforzar lo positivo. Hay personas que conectan con cada uno de sus cinco sentidos, y otras, entre las que me cuento, que valoran algunos sentidos, pero descuidan el resto.

En mi caso, los sentidos que se encontraban situados en un primer plano eran la vista y el olfato, y tendía a relegar a un segundo plano el oído, el gusto y el tacto. Me gustaba mirar los escaparates, pero apenas me interesaba descubrir nuevos estilos musicales o probar comidas distintas de las habituales. Jamie escucha nuevos géneros de música constantemente, pero casi nunca hace comentarios sobre los olores. Tengo un amigo a quien le encanta cocinar y probar platillos distintos, pero que no se molesta en ir al parque, a una tienda departamental o a un museo. Con este experimento, quería cultivar mis sentidos más descuidados.

Asimismo, esperaba descubrir los superpoderes —para mí— de cada uno de los sentidos. ¿Tenía un poder especial para evocar recuerdos?, ¿para deleitarme?, ¿para conectarme con los demás?

En la actualidad, nuestros sentidos están adormecidos por los lentes de sol, el desodorante y los zapatos que amortiguan la sensación de estar pisando grava, y también están saturados de jarabe de maíz alto en fructosa y de música ambiental. Cuando veo una película, en realidad veo y oigo muchas más cosas de las que jamás llegaría a ver o a oír en la vida real, pero mi nariz o mi piel no registran ninguna información. Me desenvolvía en un entorno sobresaturado y procesado, pero que también resultaba virtual y plano. Mi intención era recuperar el contacto directo con él.

Cuando hablo con la gente de la felicidad, a veces me preguntan: «Entre tanto sufrimiento y tanta injusticia, ¿no es egoísta centrarnos en nuestra propia experiencia individual y en nuestra propia felicidad?». Por ejemplo, dedicándonos a explorar nuestros cinco sentidos.

Mi respuesta es: no. Los estudios demuestran que las personas más felices[5] se interesan más por los problemas de los demás y del mundo. Dedican más tiempo al voluntariado, donan más dinero, suelen votar y están más predispuestas a ayudar a los demás. Por eso aquella advertencia de una aerolínea que decía «Póngase la mascarilla de oxígeno antes de ayudar a los demás» se ha convertido en todo un cliché, y es un cliché porque es cierto. Cuando nos preocupamos de nosotros mismos, nos hacemos más fuertes y somos más capaces de ayudar a los demás; y aventuré que los cinco sentidos proporcionarían una manera muy eficaz de cuidar de nosotros mismos.

Al sumergirme en sensaciones fuertes para este experimento, esperaba que mis cinco sentidos se agudizarían para el resto de mi vida. Los días quizá nos parezcan largos, pero no sucede lo mismo con los años, y los míos son cada vez más cortos. A medida que envejecemos, el tiempo parece acelerarse; como observó el poeta Robert Southey: «Por mucho tiempo que llegues a vivir, los primeros veinte años serán los más largos de tu vida».[6] Mi primer año de preparatoria me pareció inacabable, pero el año pasado me pasó volando.

No solo me enfrentaba a la fragilidad de mis facultades físicas, sino también a la transitoriedad de todo lo que me rodeaba. Más me valía, pues, disfrutar ahora cada experiencia, porque en un abrir y cerrar de ojos (tal cual lo digo, en menos de lo que dura un suspiro), todo habría desaparecido.

A pesar de esta gran verdad, sentía una inmensa emoción cada vez que pensaba en todas las cosas que haría. ¿Me ayudarían mis cinco sentidos a volverme más observadora, más creativa y cariñosa? ¡No podía esperar a vivir esta experiencia!

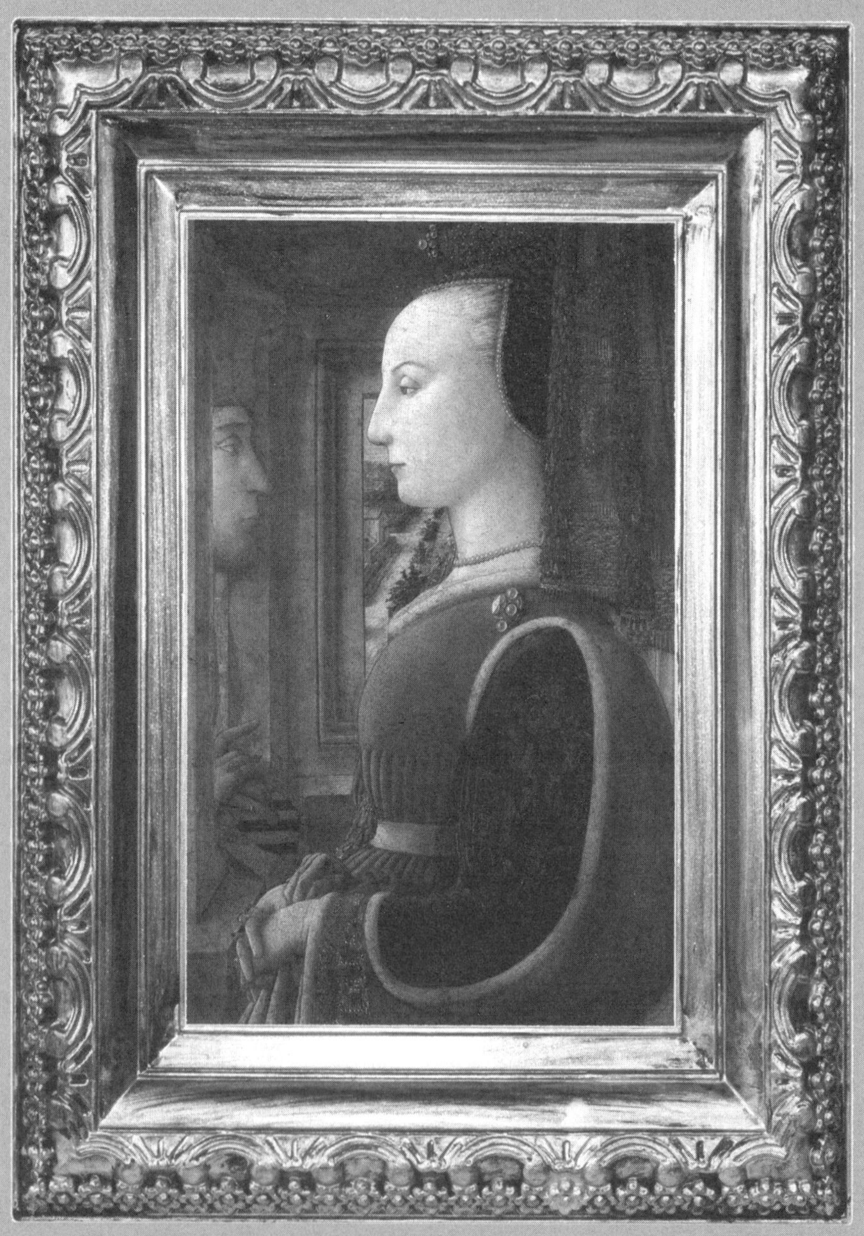

Retrato de mujer con un hombre asomado a una ventana.

ca. 1440

Fra Filippo Lippi

La vista

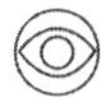 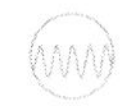 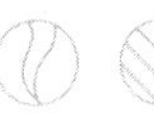 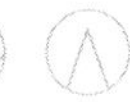

La voluptuosidad de la mirada o el motivo por el que nadie se fija en el gorila

> Los grandes intereses del hombre son el aire, la luz, la alegría de tener cuerpo y la voluptuosidad al observar.
>
> MARIO MANLIO ROSSI, *Essay on the Character of Swift* [Ensayo sobre el carácter de Swift]

Cuando salimos del hospital y llegamos a casa con nuestra recién nacida Eliza, recuerdo que me recosté en la cama con Jamie, pusimos a la niña en medio de los dos, y pensé que no podía abrir los ojos lo suficiente ni mirarla tan fijamente como para ser capaz de absorber su belleza.

Eliza había nacido prematura, por lo que tuvo que pasarse una semana ingresada en la unidad neonatal de cuidados intensivos antes de que pudiéramos llevárnosla a casa. Apenas llegaba a los dos kilos, y yo contemplaba maravillada sus delicados rasgos, sus manitas perfectas. Tenía un cuerpo muy frágil, pero lo bastante capaz como para llevar a cabo todas las tareas de la vida.

También observé a Jamie, que se había quedado profundamente dormido. (Había sido una semana dura para los tres). Al mirar a Eliza, cuidadosamente envuelta, junto al robusto cuerpo de Jamie, vi a mi marido por primera vez como un padre.

La carita de Eliza era más pequeña que la palma de mi mano, sus pestañas eran casi imperceptibles, y cuando abrió los ojos, a pesar de tener esa mirada inescrutable y desenfocada de los recién nacidos, me impresionó su presencia.

Nunca olvidaré su imagen aquella tarde.

Viví un momento sublime con Eliza cuando era una recién nacida, pero ahora casi nunca veía el mundo con esa misma intensidad. Cada mañana, Eleanor se preparaba un par de rebanadas de pan tostado y se sentaba a la mesa de la cocina a comerlas mientras miraba su celular. ¿O quizá no era eso lo que hacía?

La revelación que tuve tras la visita que hice al oftalmólogo había logrado que me diera cuenta de lo mucho que valoraba mi vista y cuánto dependía de ella. Lo que vemos puede hacernos reír o llorar, o incluso cambiar nuestras vidas, pero yo solía usar este poder para ver las cosas de manera meramente utilitaria. Cuando viajaba en metro, confiaba en la vista para orientarme en la estación y subirme al vagón, pero prestaba muy poca atención a los rostros de los pasajeros o al modo en que iban vestidos. «En realidad, nadie mira nada; es demasiado duro», decía Andy Warhol. Pues bien: había llegado el momento de aprender a ver.

En el fenómeno de la visión, la luz atraviesa la córnea, la pupila y el cristalino hasta llegar a la retina, donde las células fotorreceptoras convierten la luz en señales eléctricas. El nervio óptico transmite estas señales desde la retina hasta al cerebro, que las traduce en imágenes y las interpreta. Aun bajo condiciones rápidamente cambiantes, los sistemas visuales que funcionan con normalidad son capaces de detectar el color, la forma, el movimiento y la profundidad. Cada uno de nuestros dos ojos recibe una información ligeramente diferente, con la que el cerebro crea una sola imagen en tres dimensiones.

Me sorprendió descubrir que, aunque pensamos que contemplamos el mundo con precisión, de hecho el cerebro siempre está jugueteando con la vista.

Por ejemplo, *la constancia del color* significa que entendemos que un objeto conocido siempre tiene el mismo color, aun cuando cambien las condiciones de la luz; yo sé que la explanada de nieve del Central Park es blanca, tanto si la contemplo bajo la intensa luz del sol de mediodía como si lo hago a la pálida luz azulada del anochecer. De la misma manera, *la constancia del tamaño* significa que entendemos que un objeto tiene siempre el mismo tamaño, aunque su imagen en nuestra retina aumente o disminuya; yo sé que ese árbol no se levanta del suelo, aun cuando me parezca que se hace más grande a medida que me acerco a él. Cuando contemplo el parque, parece que escaneo el panorama con fluidez, pero, de hecho, mis ojos saltan rápidamente de un punto a otro.

El cerebro borra todo lo que interfiere en la visión, como la nariz y los vasos sanguíneos de los ojos. Aunque nos dé la impresión de que vemos un mundo poblado de imágenes claras y cristalinas, en realidad solo alcanzamos a ver detalles nítidos en un marco muy estrecho. Extendí el brazo y me miré la anchura de mi pulgar, que, según había aprendido, es el tamaño del área que vemos con claridad, suficiente para distinguir siete u ocho letras de imprenta en una página. En efecto, a pesar de esta limitación de la vista, todo lo que estaba situado a mi alrededor parecía bien enfocado.

Nuestro cerebro combina la información de todos los sentidos, pero cuando surge un conflicto, en general es la vista quien sale ganando. Por ejemplo, en el efecto McGurk, cuando vemos que la boca de una persona se mueve de tal manera que no encaja con las palabras que dice, el cerebro corrige la experiencia para que podamos *oír* lo que estamos viendo.

El cableado de nuestros cerebros, que está sesgado a favor de la vista, nos lleva a algunas concesiones desafortunadas. A mí me encantan los olores agradables, y por eso me sabe tan mal que en la actualidad se cultiven las rosas en función de su color, su forma, su duración y su resistencia a los insectos y a las enfermedades en lugar de hacerlo por la característica que más me importa: su fragancia. No soy muy aficionada a los jitomates, pero he oído quejarse a quienes sí lo son de que se han vuelto de un color demasiado intenso, duros e insípidos; ahora se cultivan en función de su apariencia, de un tamaño uniforme y de su facilidad de empaque, en lugar de por su sabor. La vista triunfa sobre el gusto.

A menudo dejamos de ver algo que está pasando justo delante de nosotros porque el cerebro está centrado en otra cosa. Un día entré en internet para ver el asombroso video *Monkey Business Illusion*, que ilustra la denominada *ceguera por falta de atención*. Vi que seis participantes salían a escena: tres llevaban una camiseta blanca, y las otras tres, una camiseta negra. Una voz daba la siguiente instrucción: «Cuenta las veces que los jugadores que llevan una camiseta blanca se pasan la pelota», y cada equipo empezaba a botar una pelota y a pasársela. Observé constantemente al equipo blanco, y me sorprendí cuando me enteré de que la respuesta correcta era dieciséis pases, porque yo solo había visto quince. En ese momento (lo siento, pero voy a estropearte el final), el locutor preguntó: «¿Has visto el gorila?». ¡No! Como me había dedicado a seguir la pelota, no me había dado cuenta de que alguien disfrazado de gorila había entrado en escena.

Esta falta de atención no solo se aplica a los gorilas. En 2019, los seguidores de la serie televisiva de fantasía *Juego de tronos* se rieron a carcajadas cuando, en la mesa del banquete en un castillo, entre velas parpadeantes, cuernos de animales y copas, quedó a la vista un vaso de café para llevar, con su tapa de plástico y su funda aislante. A pesar de los diversos pases revisados por editores, productores y ejecutivos, nadie se había percatado de su presencia porque estaban centrados en otras cosas mientras revisaban las tomas diarias.

Tenemos asumido que lo que vemos, oímos, olemos, saboreamos y tocamos refleja la verdad objetiva de este mundo, pero, de hecho, como sucedía con los mecenas de los cuadros renacentistas, nos introducimos en la escena: mi cerebro me muestra lo que decide que debo ver. Cuando se me soltó un tacón de uno de mis zapatos favoritos, me sorprendió la cantidad de tiendas de reparación de calzado que de repente desfilaron ante mi vista en mi vecindario. Mi cerebro había decidido que esta información era útil.

También hay que decir que diferentes cerebros llegan a distintas conclusiones sobre la apariencia que tienen las cosas. Internet (y la mente de los científicos especializados en la visión) estalló en 2015 cuando una mujer colgó en Facebook una foto de un vestido a rayas. Todo el mundo se puso a discutir si el vestido era blanco y dorado o negro y azul; nadie podía creer que otros pudieran ver el vestido de una manera diferente a la suya.

Subí la imagen a mi computadora para volver a mirar el vestido. Con la mayoría de las ilusiones ópticas, era capaz de conseguir que mis ojos cambiaran entre dos interpretaciones (un pato o un conejo, un jarrón o dos caras...), pero cuando volví a mirar el famoso vestido, no conseguí verlo de color negro y azul, sus colores reales. Solo veía blanco y dorado. Esta única fotografía provocó una oleada de estudios para averiguar por qué las personas veían colores tan distintos. La falta de acuerdo parecía estribar en los distintos supuestos que el cerebro era capaz de hacer partiendo de unas determinadas condiciones de iluminación. ¿El vestido se mostraba con luz natural, con luz artificial o en penumbra? ¿La iluminación provenía de delante o de detrás? Los cerebros hacían distintas conjeturas.

Nuestro sentido de la vista es potente y sofisticado, pero también frágil. Aunque hay distintas definiciones de lo que significa una pérdida de visión, más de treinta y dos millones de estadounidenses afirmaron ser incapaces de ver bien o tener problemas para ver adecuadamente incluso usando lentes o lentes de contacto.

La tecnología (desde el braille hasta las lupas y lectores de pantalla, pasando por los dispositivos GPS y los escáneres) puede desempeñar un papel fundamental para ayudar a las personas con problemas de visión a desenvolverse por el mundo con mayor facilidad. Se están desarrollando nuevas tecnologías, como los *bastones inteligentes*, que usan sensores ultrasónicos para avisar a los usuarios de los obstáculos que se interponen en su camino, incluso los que están situados por encima de la altura del pecho, y se conectan a sus teléfonos inteligentes para proporcionar indicaciones e información.

Sin embargo, existen otras soluciones que no dependen de chips ni de sensores. En sus sugerentes memorias, el poeta Stephen Kuusisto reflexiona sobre la relación que mantiene con su perro guía, Corky, un labrador:

> Soy un ciego capacitado que viaja por todas partes con un perro adiestrado [...]. Somos intuitivos. Cultivamos lo oculto. Podemos oírlo todo. Pensamos el uno por el otro. Cuando entramos en el metro de Manhattan, somos como un centauro: un animal con cabeza de hombre y cuerpo de perro... ¿O es al revés? Quizá tengamos dos cabezas. Y seis patas.[1]

A veces podemos ser conscientes de la existencia de otros mundos sensoriales distintos al nuestro, pero no siempre es así. Mi hermana Elizabeth y yo llevamos el pódcast semanal *Happier with Gretchen Rubin*, y en un episodio entrevistamos al periodista Frank Bruni para que nos contara su experiencia tras haber sufrido un derrame cerebral que le había afectado la visión. Bruni señaló que la mayoría de las personas se enfrentan a toda suerte de desafíos. «Si todos lleváramos colgado un cartel en el pecho y otro en la espalda anunciando la lista de los problemas con los que estamos lidiando, seríamos más empáticos, entenderíamos mejor lo que les pasa a los demás y seríamos más capaces de conectar con ellos de una manera que, hoy por hoy, nos resulta imposible». Es crucial que recordemos que *nuestro* mundo sensorial no es el mundo sensorial *de los demás*.

Buscar lo que se nos pasa por alto

Para iniciar un experimento que demostrara que mis ojos eran capaces de explorar mejor las cosas, me impuse la tarea de buscar lo que se me había pasado por alto.

Mi cerebro me avisaba de lo que consideraba importante, pero yo quería entrenarme a fondo para discernir los más pequeños detalles, lo que estaba en segundo plano, o las vistas que mis ojos y mi cerebro, con la mejor de sus intenciones, intentaban ahorrarme.

Dado que tendemos a pasar por alto todo aquello que nos resulta familiar, me pregunté qué me habría estado perdiendo. Por ejemplo, durante varias mañanas, mientras me preparaba mi café matutino, recogía una cucharita con restos de crema de cacahuate, la enjuagaba en el fregadero y luego la metía en el lavavajillas. Solo al cuarto día tuve el acierto de preguntarle a Jamie: «¿Tienes problemas para dormir últimamente?». Una cucharadita de crema de cacahuate era su *snack* favorito de medianoche, y yo no me había dado cuenta de la pista que había sobre la barra de la cocina. Había estado viendo la cucharita sin verla en realidad. Cuando logré formularle la pregunta, Jamie me contó que tenía un problema de trabajo difícil de resolver, y que eso era lo que lo mantenía despierto.

Cuando el cerebro debe procesar nueva información —como cuando vamos a un lugar desconocido o nos dedicamos a una actividad distinta de las habituales—, el tiempo parece transcurrir más despacio, las experiencias parecen más vívidas y nuestras reacciones emocionales son más intensas. Por eso una semana de vacaciones nos parece más larga y más memorable que un mes en casa. En cambio, cuando seguimos una rutina y todos los días son iguales, la experiencia se va acelerando hasta desvanecerse. Una tarde fui al buzón que hay al final de mi calle para enviar una carta y luego regresé a casa. Cuando llevaba una hora en casa, ya no estaba segura de haber mandado la carta, porque todos los detalles de esa sencilla tarea resultaban insulsos.

Estaba claro que pasaba muchas cosas por alto. Por eso, durante mi paseo diario con Barnaby, en lugar de quedarme absorta en mis pensamientos, me obligué a *mirar* a mi alrededor. Me puse tareas: buscar algo de color púrpura, mirar los árboles o buscar algún sombrero. Estudié los materiales de construcción de los edificios. Uno estaba hecho con ladrillos de color rojo oscuro, otro con ladrillos blancos, y el siguiente con losas de piedra lisas y amarillentas. Había pasado por esas cuadras centenares de veces, y jamás me había fijado en la diferencia. (Curiosamente, las marquesinas eran todas de color verde botella. No lo entendía. En otros barrios, las marquesinas eran de colores distintos). Cuando me dediqué a prestar atención a los perros, vi cachorros que apresuraban el paso tensando las correas y perros viejos que necesitaban que tiraran de ellos; algunos parecían amistosos, pero otros paseaban mostrando una total indiferencia. Muchos perros llevaban abrigos y botas. ¿Deberíamos dejar que Barnaby anduviera por ahí desnudo?

Cuanto más miraba, más fortalecía el hábito. Descubrí la belleza (en el sorprendente *tweed* anaranjado del abrigo de una mujer; en una bandada de pájaros revoloteando sobre mi cabeza), y también otras rarezas. Recorriendo las calles de la ciudad o los pasillos de los supermercados, vi unos cuantos ejemplos divertidos de imágenes ocultas.

Te voy a contar algunos:

Descubrí la flecha que se oculta entre la *E* y la *x* de las camionetas FedEx que veía con tanta frecuencia.

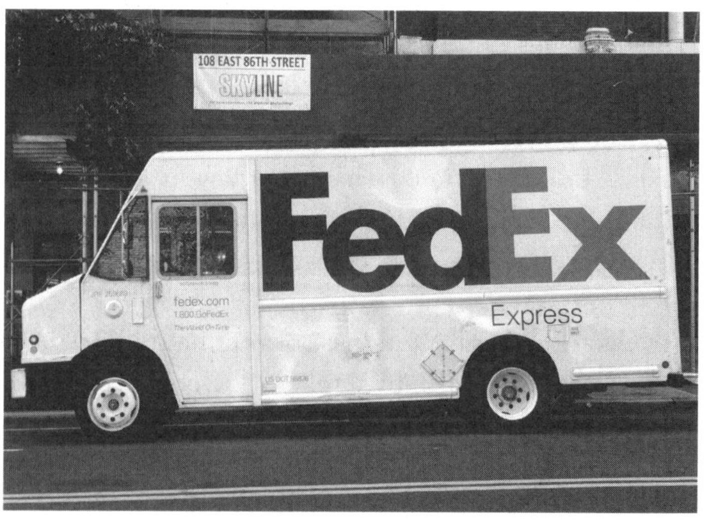

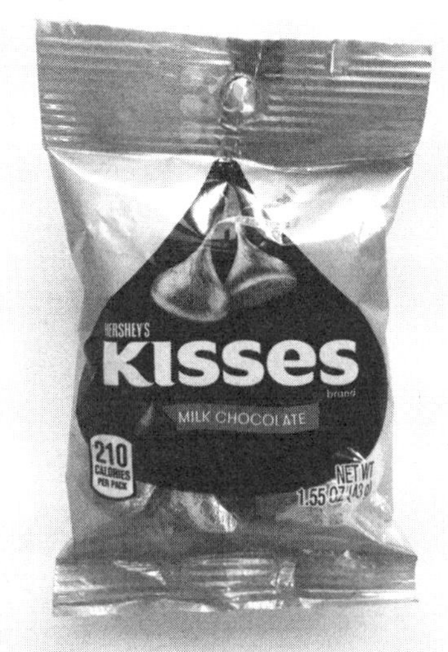

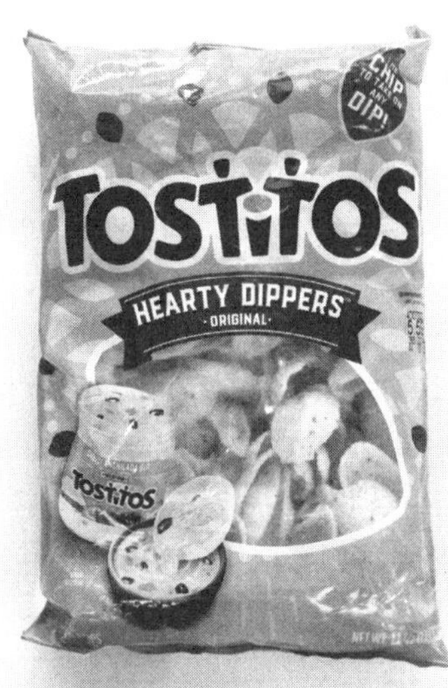

En los pasillos del supermercado descubrí el beso de chocolate que se oculta entre la *k* y la *i* de las bolsas de Kisses, de Hershey, así como el grupo de gente feliz comiendo nachos impreso en las bolsas de Tostitos.

Sabía que algunas personas llamaban a los helados Baskin Robbins *los 31 sabores*, pero no había visto jamás el número 31 incorporado en el logo hasta que Eliza me lo enseñó un día que caminábamos juntas por la avenida Lexington.

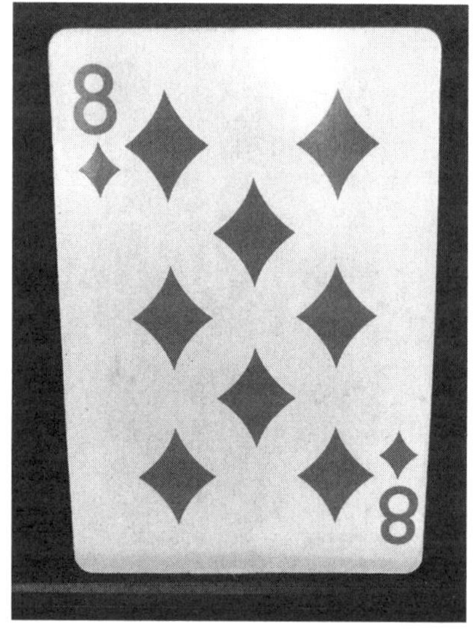

Recientemente me había dado ganas aprender a jugar póker, así que pasaba mucho tiempo con las cartas en la mano. Por primera vez, conseguí ver el 8 de color blanco que aparece oculto en la carta de ese mismo número.

Quise hacer otro ejercicio más que me sirviera para ver lo que había pasado por alto, y recurrí a Eleanor para que me ayudara a hacer una fotografía de *perspectiva forzada*. En esta clase de ilusiones ópticas, los objetos se fotografían desde una perspectiva favorable para que parezcan más grandes, más pequeños, más cercanos o más lejanos para crear efectos divertidos. Por ejemplo, unos años atrás había hecho algo típico de los turistas tomando una foto de Eliza en la que parecía que estaba empujando la torre inclinada de Pisa.

Un domingo por la tarde, Elcanor y yo fuimos a Ccntral Park y nos dirigimos hacia el obelisco del antiguo Egipto que se encuentra en una colina situada tras el Museo Metropolitano de Arte. Quería que me sacara una foto que creara la ilusión de que estaba sosteniendo el monumento con la palma de la mano.

—Me siento como una boba —le dije a mi hija mientras me colocaba—. ¡Ojalá no hubiera tanta gente en el parque!

Tenía que irme apartando porque pasaba gente empujando cochecitos o paseando al perro y observando mis posturas haciendo gala de una fugaz y tolerante curiosidad.

—Bueno... La verdad es que sí pareces un poco boba —contestó Eleanor.

Sin embargo, instantes después se puso a hablar con una amiga para decirle lo que habíamos estado haciendo en el parque y para repetir con ella el mismo experimento.

Esa tarde cambió para siempre mi modo de contemplar aquella zona de Central Park. Había paseado por ahí cientos de veces, pero jamás me había fijado en la pendiente de las colinas, en la ubicación de los árboles, en el modo en que el obelisco se recortaba contra el cielo. Ahora sí lo veía. La tarde que pasé con Eleanor me hizo ver el mundo de una manera distinta.

Cuando ves algo por primera vez —lo *ves* de verdad—, ya nunca más vuelves a verlo como antes.

Sin embargo, y a pesar de todos mis esfuerzos, seguía pasando por alto algunas de las cosas más importantes y familiares de mi vida. Un día fui a una tienda de ropa a comprarle un regalo a Jamie, pero cuando llegué, no sabía qué comprarle.

—¿Su marido usa suéteres? —preguntó un empleado muy amable.

—Bueno, la verdad —repliqué con cierto embarazo—, no estoy segura.

¿Jamie usaba suéteres? Sabía que tenía algún suéter, porque podía verlos en un estante del ropero, pero ¿se los ponía?

—A él le encantan las chamarras —propuse.

Estaba segura. A Jamie le encantan las chamarras. Tampoco era que se pasara el día comprando chamarras, pero sí le gustaba comprarse alguna de vez en cuando.

—Perfecto —dijo el empleado—. ¿Qué clase de chamarra necesita? ¿Una chamarra ligera? —Y entonces señaló hacia el otro extremo de la tienda—. ¿O prefiere algo más grueso, o impermeable?

—Ah... ¡Buena pregunta! —respondí.

No tenía ni la más remota idea de lo que Jamie guardaba en el ropero. Día tras día se ponía esas chamarras, y yo ni siquiera era capaz de recordar una sola.

Más tarde, ya en casa, miré largo y tendido a Jamie mientras él estaba sentado completando un crucigrama. ¿Desde cuándo usaba un reloj digital? Y no, no llevaba puesto un suéter.

Levantó la vista y me descubrió mirándolo fijamente.

—¿Qué pasa? —dijo.

—Te estaba mirando.

—¿Por qué? —preguntó soltando una carcajada—. ¡Para ya!

Jamie era tan importante para mí que apenas me había molestado en fijarme en él. Y ya era hora de que cambiaran las cosas.

Contemplar la cara de los demás

Cuantas más cosas aprendía, más me daba cuenta de que el cerebro, la vista y el resto de los sentidos están en perfecta sintonía con una sola categoría: *los demás*. La supervivencia humana siempre ha dependido de nuestra capacidad para cooperar, y somos una de las especies más sociables del planeta. Los demás representan para nosotros tanto la seguridad como el peligro, por lo que el cerebro y los cinco sentidos buscan sin parar información sobre los que nos rodean.

Dada la gran importancia que tienen los demás para nosotros, nos encanta contemplar sus caras. «El objetivo de todo arte es el rostro humano»,[2] dijo el artista Paul Cézanne, y el cerebro dedica una gran energía a procesar los rostros. Esta atención tiene sentido, porque aprendemos mucho gracias a las caras. El rostro es algo que nos identifica: podemos reconocer centenares, quizá miles, de individuos diferentes desde diversos ángulos (y eso es algo muy significativo, dado que los rostros, en realidad, se parecen mucho entre sí). La cara, además, es un pánel de información que nos permite reconocer el sufrimiento, el placer, los intereses y la atención de los demás.

Según el estadista y escritor romano Cicerón, el rey Jerjes el Grande «ofreció un premio al hombre que fuera capaz de inventar un nuevo placer». *Inventar un nuevo placer* parece una tarea imposible, y, sin embargo, eso explica la extraordinaria atracción que ejercen en nosotros YouTube, Snapchat, TikTok, Instagram y, por supuesto, Facebook. Nos proporcionan una nueva manera de satisfacer nuestro deseo de observar rostros. Podemos ver más caras con un solo desplazamiento por cualquier red social que las que verían durante toda una vida los habitantes de una aldea medieval.

Para representar a las personas recurrimos a las caras. Leí que cuando a los niños de tres años se les pide que dibujen a una persona, dibujan una cara con piernas,[3] y pensé que sería una buena idea ver los trabajos manuales que habían hecho Eliza y Eleanor de pequeñas. Me puse a buscar en la mina de oro de los trabajos de arte plástico de mis hijas, que había conservado con sumo cuidado, y, para mi asombro, vi que las dos dibujaban exactamente lo que yo había leído (aunque Eleanor, además, añadiera unos brazos en forma de palo). Viendo sus dibujos, tan cuidadosos y expresivos, sentí nostalgia.

Eliza:

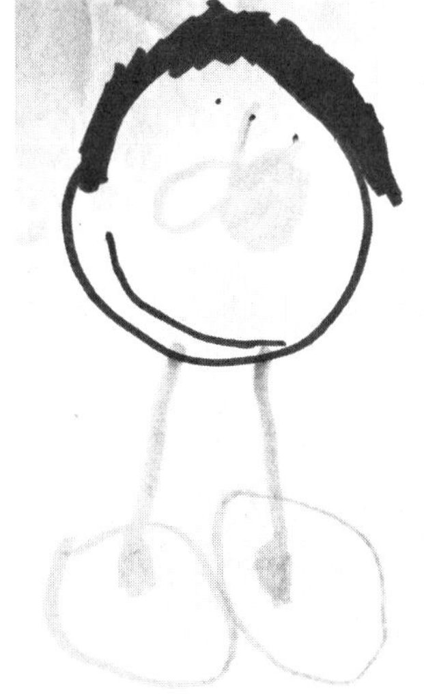

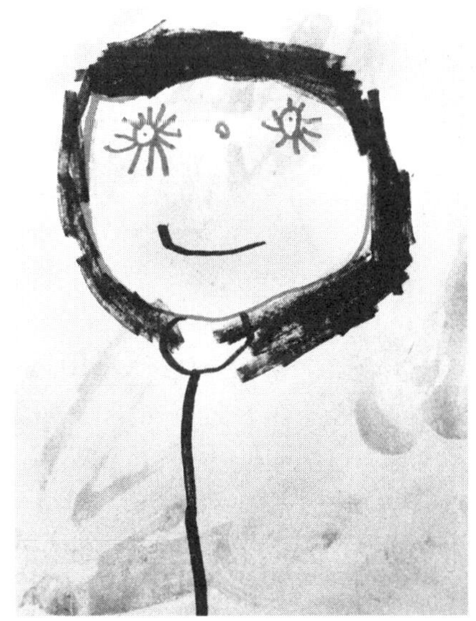

Eleanor:

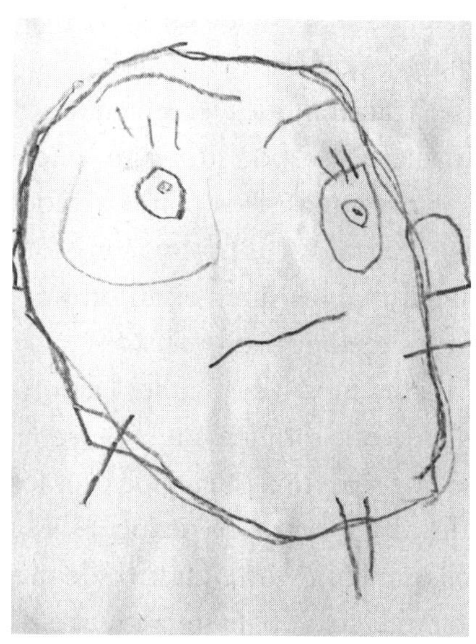

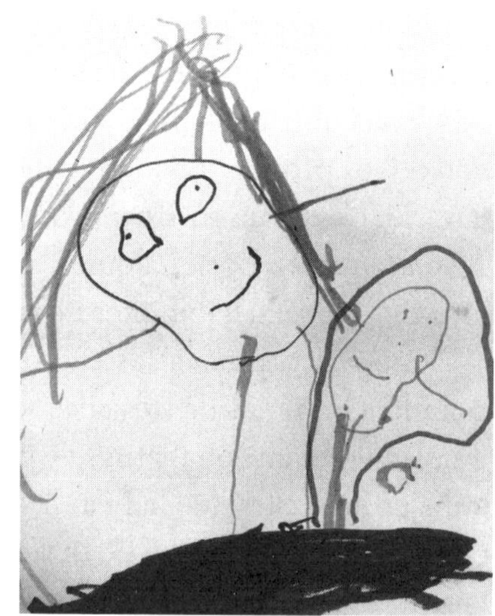

Cualquier patrón que recuerde al de un rostro puede activar el área fusiforme de las caras del cerebro, la parte del sistema visual especializada en el reconocimiento facial, y nuestro cerebro busca caras con tanto afán que, a veces, las ve donde no las hay. Este fenómeno, llamado *pareidolia*, explica por qué vemos un hombre en la Luna o la cara de la Virgen María en un sándwich de queso a la parrilla (que, por cierto, se vendió por 28 000 dólares). Miré en mi oficina en busca de alguna *cara* oculta y no tardé ni un segundo en ver esta pareja, con sus ansiosas expresiones de «¡Madre mía!».

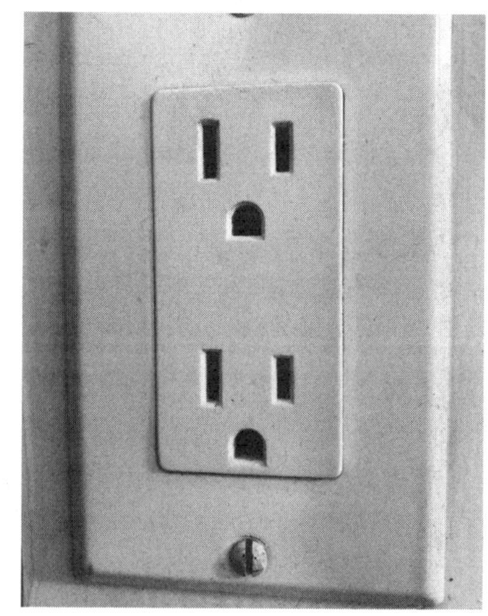

Normalmente, cuando miramos una cara, nos centramos en

los ojos de la otra persona. Del cuerpo, la cara es la persona; de la cara, los ojos son la persona. Los ojos revelan la identidad; por eso, para enmascarar la identidad de las personas en las fotografías, les tapamos los ojos con un rectángulo negro. Los ojos expresan la conciencia: en la denominada *ceremonia de apertura de los ojos* para una pintura o escultura de Buda, los ojos se pintan en último lugar para dar vida espiritual a la imagen.

Los ojos pueden ofrecernos pistas sobre lo que otras personas están pensando; la mirada puede revelar curiosidad, sugerir un pensamiento o establecer una conexión. No hace mucho, Jamie y yo fuimos a una fiesta muy animada, y al entrar reconocí a alguien a quien sabía que Jamie se alegraría de ver. Capté la mirada de Jamie, sonreí, miré hacia el otro extremo de la sala y luego volví a posar la mirada en él. Jamie siguió el recorrido de mis ojos y asintió. Sin mediar palabra, habíamos sostenido una conversación.

Los ojos también pueden servirnos para indicar que estamos dispuestos a hablar, que estamos escuchando, o que ha llegado el momento de que otro tome la palabra. Los maestros les dicen a sus alumnos: «Todas las miradas puestas en mí», porque son los ojos los que dirigen la atención.

Al ser tan intenso, el contacto visual puede ser muy incómodo para muchas personas. Esta intensidad quizá explique también por qué algunos famosos se resisten al contacto visual. Katy Perry, Tori Spelling,[4] Luke Perry y Sylvester Stallone son solo algunos ejemplos de personajes que habrían manifestado este deseo a la gente de su entorno.

En una conferencia a la que asistí, el organizador del acto les dijo a los miembros del público que se volvieran hacia un desconocido, mantuvieran contacto visual con él durante quince segundos y luego se pusieran a hablar de la razón que los había llevado a participar en ese evento. Me sorprendió lo *íntimo* que resultó ese ejercicio. En mi vida cotidiana, nunca mantendría contacto visual con un extraño durante tanto tiempo; esos quince segundos me parecieron interminables. (Algunos estudios indican que, al cabo de unos cuatro segundos, las personas empiezan a sentirse incómodas).[5] Sin embargo, a pesar de mi incomodidad, el ejercicio me proporcionó una clara sensación de conexión.

Cuando regresé a casa practiqué con Jamie el mismo ejercicio de contacto visual, y nos sostuvimos la mirada durante treinta segundos. Esos segundos me resultaron incómodamente largos, pero que fuéramos capaces de sostenernos la mirada durante tanto tiempo potenció nuestro vínculo.

Saber más sobre el contacto visual hizo que me decidiera a cuidar más mi comportamiento durante las videollamadas. En lugar de mirar directamente a los ojos de la persona que aparecía en la pantalla, como solía hacer, me esforcé por intentar mirar a la cámara. De ese modo, parecía que mantenía un contacto visual.

¿Cuál fue el problema? Que si la persona que aparecía en mi pantalla también quería aparentar un contacto visual, tenía que mirar directamente a su cámara. Y eso significaba que, para intentar crear la impresión de que estábamos manteniendo contacto visual, las dos teníamos que apartar la mirada de la cara de la otra, y eso debilitaba la sensación de conexión.

Los ojos exigen toda la atención.

Hacer la visita diaria

Para mi investigación sobre los cinco sentidos, me propuse el ambicioso experimento de visitar a diario un lugar durante un año. Al volver una y otra vez al mismo lugar, semana tras semana, y al aprender lo que podía ver, oír, oler, saborear y tocar en él, esperaba aprender más sobre el sitio que visitaba y sobre mí misma.

Para mí era más fácil repetir a diario la misma actividad que hacerlo solo «cuando me diera la gana» o «de vez en cuando». Así, si la visita era diaria, pasaría a formar parte de la estructura de mi vida y me recordaría cada día que debía centrarme en mis sentidos.

La sorpresa estimula el cerebro, y los estudios demuestran que las personas que emprenden actividades nuevas y visitan nuevos lugares

—aunque se trate de algo tan sencillo como cambiar de restaurante— tienden a ser más felices. Sin embargo, creo que no hay que despreciar el placer de hacer una misma cosa todos los días. Coincido con Gertrude Stein cuando dice que «lo que uno haga cada día es importante y grandioso».[6] A mí me encanta la repetición. Repetir lo mismo una y otra vez hace que me sienta arraigada en mi vida y que mis actos tengan más sentido.

Así que necesitaba encontrar un lugar al que pudiera acudir fácilmente, día tras día. Un lugar grande, interesante e inagotable. Me decidí por el Museo Metropolitano de Arte.

Situado junto a Central Park, en Manhattan, el Metropolitano es uno de los museos de arte más grandes del mundo. En un edificio imponente que podría albergar hasta ocho campos de futbol, acoge vastas colecciones de pintura, escultura y artes decorativas, así como instrumentos musicales, indumentaria y armaduras. Algunos de estos objetos fueron creados hace cinco mil años, y otros, no hace siquiera uno.

Nunca olvidaré mi primera visita al Metropolitano, en mis tiempos universitarios. Del resto del viaje, no recuerdo nada. ¿Fue mi primera vez en Nueva York? ¿Estaba sola? ¿Cuánto tiempo me quedé? Lo único que recuerdo es mi determinación de ver con mis propios ojos todos los objetos de una de las novelas preferidas de mi infancia, la obra maestra de E. L. Konigsburg, *Los archivos secretos de la Sra. Basil E. Frankweiler*. En este libro, Claudia, una niña de once años, y su hermano pequeño Jamie, de nueve, se escapan de su barrio de Connecticut para pasar una semana viviendo en el Metropolitano. Los dos hermanos duermen en una elegante, aunque bastante rancia, cama del siglo XVI, sacan el dinero de una fuente e incluso llegan a resolver un misterio. De pequeña, su aventura me parecía muy atractiva y excitante, y también algo de lo que yo misma podría ser capaz.

En mi primera visita corrí a buscar la cama en la que dormían Claudia y Jamie, el sarcófago donde escondían su material escolar y el gato de bronce que lucía la misma expresión de engreimiento de Claudia. Me encantó descubrir las versiones reales de esos objetos que durante tanto tiempo habían pervivido en mi imaginación. (La lectura siempre me ha hecho desear experimentar cosas nuevas).

En aquella época vivía a unas pocas cuadras del museo, aunque no solía acudir demasiado a él. Iba con familiares o amigos cuando había una exposición especialmente interesante, o cuando venía de visita alguien de fuera de la ciudad, pero nunca iba sola y me limitaba a *mirar.* Sabía que, si algún día debía mudarme, me arrepentiría de no haber ido al Metropolitano más a menudo.

Cuando le conté a mi compañera de cuarto en la residencia universitaria el experimento que pretendía hacer, me contestó secamente: «Toma nota: si te mudas, que no sea lejos del Metropolitano». Y tomé nota. Vivía muy cerca del Metropolitano y disponía del tiempo y de la libertad suficientes para visitarlo. Me consideraba *extremadamente afortunada* tan solo por el hecho de ser capaz de llevar a cabo mi plan. Pero el caso es que llevaba años viviendo cerca del Metropolitano, y el hecho de tener la posibilidad de ir no garantizaba que lo hiciera. El museo siempre había estado ahí, aguardando, y la mayor parte de las veces no le había prestado ni la más mínima atención. Aquello iba a cambiar.

¿Otra ventaja de acudir diariamente al museo? Que iría caminando.

El cerebro, como el resto del cuerpo, agradece el movimiento.[7] Caminar agudiza la memoria a largo plazo, el razonamiento, la concentración y la creatividad; sentarse es preferible cuando debemos centrarnos en resolver un problema. Muchas de mis mejores ideas para escribir se me han ocurrido estando de pie, así que me alegraba plantearme un desafío sensorial que requiriera moverme a diario. (Me sorprendió saber que es el hecho de caminar lo que se considera prioritario, por lo que podría obtener el mismo beneficio en una cinta de correr en una habitación vacía. *Ahora bien, ¿sería lo mismo?* Lo dudaba).

Antes de empezar, establecí las reglas de mi experimento en el Metropolitano: me encantan las reglas y la estructuración. Para mi visita diaria:

- Para apoyar al museo, me haría socia, aunque yo, al igual que el resto de los residentes de Nueva York, podía visitarlo gratuitamente.
- Siempre que el Metropolitano estuviera abierto y yo me encontrara en Nueva York, lo visitaría a diario.
- Mis visitas podrían ser cortas o largas.
- Exploraría cada sala, escalera, pasillo, cafetería y tienda de regalos, así como el exterior del museo.
- Prestaría atención a los objetos y también a todos los aspectos sensoriales que me fuera brindando la experiencia.
- Podía vagar sin rumbo o fijarme un objetivo: lo que me diera la gana hacer en un día concreto.

Mientras cursaba Derecho, pasé tanto tiempo en la biblioteca que conocía cada uno de sus rincones; era donde estudiaba, pasaba el tiempo con mis amigos, guardaba mis cosas e incluso donde conocí a Jamie (nos sentábamos en mesas contiguas). Llegué a sentirme más en casa en ella que en mi cuarto de la residencia estudiantil. Quería sentir también el Metropolitano como algo mío.

Cuando me disponía a empezar el experimento, me encontré con una amiga para tomar un café, y cuando le expliqué mi plan, vi cómo el rostro se le iluminaba.

—¡Qué buena idea! —exclamó—. Me gustaría ir contigo alguna vez. Fui becaria del Metropolitano un verano, cuando iba a la preparatoria, y cada vez que puedo voy a visitarlo.

—Bien, pues entonces te haré una pregunta —dije—. A mí me da la sensación de que es imposible ver todo lo que hay en el Metropolitano. ¿Crees que si voy cada día durante un año entero lo veré todo?

—Nunca lo verás todo —dijo mi amiga negando con la cabeza.

Esta promesa de exploración ilimitada me entusiasmó.

Di por sentado que mi deseo personal de acudir cada día a un mismo lugar era una idea propia, pero, tras publicar mi plan en internet, me sorprendí al ver la cantidad de gente que ya había puesto en práctica, o se estaba planteando, la idea de hacer una visita diaria, a una playa cercana, a unas caballerizas, a un huerto comunitario, a una ruta de senderismo o incluso a un castillo.

> En casa somos unos expatriados, unos trotamundos, y siempre me he dedicado a buscar lugares a los que poder acudir a diario como los que tú describes en las poblaciones donde hemos residido. En Seúl vivíamos a pocos pasos del Museo Nacional de Corea, rodeado por unos jardines tradicionales de una exquisita belleza.
>
> Cada día voy a visitar el lugar en el que se encuentra mi hijo. Tenía treinta y cuatro años y vivía en casa, con nosotros. Me dediqué a él en cuerpo y alma, y fui su cuidadora a jornada completa. Es un pequeño cementerio rural y pusimos un banco donde puedo sentarme. Es un lugar hermoso. Me siento cerca de él.
>
> Es maravilloso regresar al mismo lugar una y otra vez y constatar que siempre descubro cosas nuevas y tengo experiencias distintas. Mis lugares favoritos son un embalse de agua que está muy cerca de casa y una farmacia CVS en la que me divierto mucho platicando con los empleados.
>
> Mi mayor solaz e inspiración me lo procuran esos momentos que paso cada día en una iglesia o en una capilla.

Para mí, como para otras muchas otras personas, el Año Nuevo es un momento especialmente propicio para iniciar un nuevo proyecto. Como el día de Año Nuevo estaba de vacaciones haciendo un viaje en familia, mi primera visita al museo fue el 4 de enero, un día luminoso y frío. Subí la majestuosa escalinata del Metropolitano con la misma sensación de ilusión y de nuevas posibilidades que cada año me embargaba el primer día de escuela.

En el interior de la acogedora calidez del vestíbulo principal me detuve para quitarme la bufanda marrón de punto que llevaba al cuello. Resonaba en mis oídos la cacofonía de la conversación políglota de los visitantes que compraban los boletos de la entrada. Había pasado deprisa y corriendo por este magnífico espacio muchas veces, pero nunca hasta ese momento había levantado la vista para contemplar sus monumentales arcos de piedra caliza y sus imponentes cúpulas, y tampoco había bajado nunca la mirada para apreciar el piso de losas de mármol blanco y negro. Ese día no pude resistirme y me agaché y acaricié su fría superficie con los dedos. El vestíbulo tenía cuatro columnas a cada lado y un mostrador de recepción octogonal en el centro, y la luz del sol entraba por las claraboyas circulares y los enormes ventanales.

Hay estudios que demuestran que el diseño del espacio influye en nuestros pensamientos.[8] Los techos altos estimulan los pensamientos expansivos y abstractos; la simetría satisface nuestro sentido del equilibrio y la vitalidad. Los espacios que abundan en símbolos, tienen diversos significados y un diseño interesante nos ayudan a pensar. En un barrio atiborrado de cafeterías Starbucks perfectamente intercambiables, el Metropolitano es un lugar magnífico, singular e impresionante.

Recorrí ese espacio mezclándome con la gente que me rodeaba: unos examinaban detenidamente el plano del museo; otros, los páneles que indicaban la localización de las distintas salas, y los demás platicaban en pequeños grupos mientras esperaban que apareciera el rezagado de turno. Para mi sorpresa, descubrí la estatua colosal de un faraón sentado que se alzaba imponente sobre los turistas que deambulaban por aquel espacio. De la misma manera que se me había pasado por alto el gorila que caminaba tranquilamente entre las jugadoras que se pasaban la pelota, en todas mis visitas anteriores también se me había pasado por alto esa escultura de la realeza de tres metros de altura situada justo en el centro del vestíbulo principal.

En esta ocasión, sin embargo, y gracias al objetivo que me había propuesto, conseguí que no me pasara desapercibida. Sosegada, plena de fuerza y realizada con una piedra oscura, la antigua escultura de ese gobernante divino contrastaba profundamente con el ajetreo colorido y agitado de la multitud. Me acerqué para analizar con más detalle los jeroglíficos tallados en el trono. Reconocí la cruz ansada, el símbolo egipcio de la vida, y pude distinguir unas imágenes de aves y de ganado. Quizá aprendiera algo nuevo sobre los jeroglíficos en el museo.

Mi visita diaria acababa de empezar.

Coleccionar un color

A medida que iba pasando el tiempo e iba haciendo mis visitas diarias al Metropolitano, descubrí que me encantaba admirar los colores expuestos. Procuraba pasar siempre frente a la resplandeciente rosa roja de *La dama del lago*, de Horace Pippin, o deleitarme ante el fastuoso ámbar amarillo anaranjado de un jarrón de porcelana china.

Hacía unos años ya que el tema del color había suscitado en mí un inmenso interés. Como tengo que leer primero para ser capaz de apreciar bien las cosas, leí todo lo que pude sobre el tema, y descubrí que la bibliografía sobre el color es inmensa.

Aunque el color parece una característica estable y objetiva del mundo, en realidad aparece y desaparece. El color penetra en nuestro cuerpo cuando la luz que irradia un objeto es absorbida por las células fotorreceptoras de los ojos y estos envían señales al cerebro, que descifra el mensaje y lo interpreta como color. Sin un objeto, sin la luz, sin un ojo, sin un cerebro, no habría color. El color desaparece cada vez que salimos de una habitación o cae la noche. «El color se nos escapa de entre los dedos; es huidizo»,[9] escribió el director de cine Derek Jarman. «No puedes guardarlo bajo llave en un joyero porque en la oscuridad desaparece».

Por muy escurridizo que se muestre, el color no es un aspecto frívolo y decorativo de nuestra experiencia. La visión del color nos permite realizar tareas visuales tan fundamentales como percibir las formas, las texturas, la profundidad, el movimiento y los contornos. El color nos da una mayor profundidad de visión, y, a la vez que nos deleita, nos proporciona información.

A pesar de que todas las personas nos hallamos ante un mismo espectro de luz visible, los distintos idiomas tienen un mayor o menor número de términos básicos para el color. En inglés, describimos el color a partir de once tonos básicos: azul, amarillo, verde, rojo, naranja, rosa, púrpura, marrón y los paradójicamente denominados *colores acromáticos* negro, blanco y gris. En cambio, el berinmo, una lengua que se habla en Papúa Nueva Guinea, cuenta con cinco términos para describir los colores básicos, mientras que el chimán, que habla un pueblo indígena en Bolivia, tiene tres. Las distintas lenguas nombran los colores de diferente manera; el ruso, por ejemplo, tiene dos vocablos distintos para referirse al azul claro y al azul oscuro.

A pesar de la fascinación que la gente siente por los códigos de colores, estos no tienen un significado inherente ni un efecto universal. El azul no relaja; el rojo no da energía, y pintar una celda de prisión de color rosa Baker Miller no disminuye la agresividad de un preso ni reduce sus apetitos.[10] Atribuimos significado a los colores en función de la época, del lugar en que vivimos, de la cultura y de nuestras asociaciones personales.

Por ejemplo, en Occidente, hoy asociamos el rosa con las niñas y el azul con los niños, pero, antes de la Segunda Guerra Mundial, el rosa se asociaba a los chicos, porque el rojo era un color marcial; y el azul celeste, que se asociaba a la inocencia, la pureza y la delicadeza, era el color de las niñas. En Estados Unidos, el verde se asocia con la sanación y la naturaleza, pero en el mundo musulmán se asocia a Mahoma —se dice que era su color preferido—, y por eso aparece en las banderas de muchos países.

Ni siquiera en el seno de una misma cultura los colores tienen un significado específico. Donde yo vivo, el rojo es el color del amor y del infierno, de la protección y del peligro, de la violencia y de la alegría. El negro se usa para la lencería sexi como para la ropa de luto; es el color de la simplicidad y del lujo.

Sin embargo, a pesar del hecho de carecer de un significado fijo, el color nos conmueve de maneras muy específicas. Vemos en él belleza o fealdad; nos sentimos reconfortados o inquietos; sentimos calidez o frialdad cuando lo percibimos. Una amiga me dijo: «Cuando veo un color que me parece perfecto, lo *siento* en mi cuerpo, me produce una intensa sensación física. Puede cambiar mi estado de ánimo». Sabía exactamente a qué se refería.

Cada día, al salir a la calle en pleno invierno, la naturaleza me mostraba grises, marrones, verdes apagados y azules claros, una de las combinaciones de colores que menos me gustan. Me costaba imaginar que, al cabo de unos meses, brotarían manojos de narcisos amarillos en el renovado paisaje primaveral del parque dispersos entre colores verde hoja, azul intenso y delicados rosas.

Ansiaba satisfacer mi apetito invernal por los colores brillantes. Uno de los propósitos de mi proyecto para alcanzar la felicidad es «permitirme algún modesto derroche». Aunque parezca superficial, a veces mi felicidad aumenta cuando compro algo que no necesito en absoluto, pero que, de alguna manera, me alegra el día.

Una vez vi en una papelería un paquete de marcadores de unos colores muy llamativos e inusuales. Me encantan los marcadores de colores, porque, como sucede con un círculo cromático o con un muestrario de pinturas, encarnan el color en su forma más pura. Este juego de marcadores era el modesto derroche perfecto: ¿por qué escribir con los aburridos negro y azul cuando podía usar un verde oliva, un fucsia o un marrón caramelo? Comprar esos marcadores me produjo el mismo placer que sentía de pequeña cuando me regalaban una caja nueva de lápices de colores.

Me llevé los marcadores a casa y los puse en mi portalápices favorito, y cada vez que usaba uno, me fijaba en su color peculiar. Mi preferido era el rojo oscuro. Me encantan los colores limítrofes, colindantes a otros, y el rojo oscuro tiene la virtud de parecerse tanto al color púrpura como al marrón y al rojo. Si las herramientas son hermosas, el trabajo que hagamos con ellas nos deparará más satisfacciones, y estos marcadores me proporcionaban un extra de felicidad cada vez que los usaba.

Por otro lado, empecé a fijarme en cómo las personas añadían una nota de color a su aspecto. La ropa y el maquillaje son expresiones artísticas de la vida cotidiana. En una abarrotada sala de espera de un aeropuerto, un hombre de aspecto formal había combinado unos pantalones negros y un suéter de color carbón con unos calcetines amarillo canario, y la mujer que se encontraba junto a él lucía una de mis combinaciones de colores preferidas: un collar rojo cereza sobre una camisa granate oscuro. Muchas personas eligen pintarse las uñas porque es una manera fácil de añadir color a su vida. Como a Eleanor le encantaba pintarse y repintarse las uñas, en mi siguiente visita a la perfumería elegí un par de esmaltes de uñas, magenta y verde bosque, para llevárselos.

Fijarme en todos esos colores vivos me inspiraba mucho. *Quería crear algo a partir del color.*

Siempre me ha encantado la visión de muchos objetos diferentes unidos por un mismo tono. Hace años vi una foto de *El proyecto rosa*, de Portia Munson —centenares de baratijas rosas dispuestas sobre una mesa—, y nunca he olvidado esa imagen. La obra de Munson me recordaba una idea propuesta por Diana Vreeland en una de sus excéntricas columnas para la revista *Harper's Bazaar*.

> ¿Por qué no redecoras una habitación con todos los matices posibles del verde? Te llevará meses, incluso años, seleccionar los objetos, pero quedará hermoso: ¿una combinación de diversas plantas, vasos verdes, porcelana verde y muebles pintados en tonos verde triste, verde alegre, verdes claros, opacos y venenosos?

Munson y Vreeland me inspiraron para crear mi propia colección de objetos monocromáticos. Era un proyecto que me atraía mucho por dos razones. En primer lugar, siempre me han gustado las búsquedas. De niña me encantaba encontrar un centavo en la banqueta, hacer sopas de letras y estudiar cada detalle de *El gran libro de las palabras*, de Richard Scarry. Y de adulta disfrutaba cuando veía uno de mis libros favoritos en la estantería de una biblioteca, pero, aparte de eso, no tenía demasiadas ocasiones para poner en práctica mi afición a las búsquedas. Había llegado mi oportunidad.

Además, quería crear una masa de color a partir de objetos. Tengo amigas que ordenan sus libros por los colores de sus lomos, y sus estanterías con bloques de colores tenían un aspecto fantástico. Cuando los objetos son de un mismo color, no hay estridencia, solo ves belleza.

¿Pero qué color elegiría?

En mi estudio sobre la naturaleza humana, solía plantear preguntas como: «¿Tú eres maratonista o velocista?» o «¿Te encanta la simplicidad o la abundancia?». Cuando preguntaba a las personas por su color favorito, me sorprendía el entusiasmo que mostraban al responder. A la gente le apasiona el color.

Yo era incapaz de comprometerme con uno solo —hacía trampa respondiendo «el círculo cromático»—, pero sí me sentía capaz de elegir un único color para la colección. Elegí un espléndido rojo oscuro que era bastante popular, aunque no demasiado; un rojo con asociaciones extravagantes y que además tenía un nombre hermoso: *escarlata*.

Me dedicaría a la búsqueda del escarlata y crearía una colección de objetos de color escarlata. Tomé un gran cuenco de cristal (un regalo de bodas al que nunca le habíamos encontrado utilidad) para ir metiendo en él todos los objetos que encontrara.

Como una de nuestras tradiciones familiares, Eleanor y yo solíamos ir juntas en busca de aventuras cuando ella salía de la escuela. En general, nuestras aventuras no eran especialmente aventureras: podían consistir en ir a un museo o a una tienda que se saliera de las habituales. De todos modos, últimamente, Eleanor había dejado de mostrar interés por nuestras salidas conjuntas. Por un lado, yo no quería perderme esos ratos que pasaba con ella, las dos a solas, sin tareas ni distracciones, pero, por otro, la excursión debía ser divertida, y no una mera obligación.

Por alguna razón, Eleanor se había aficionado a ir a tiendas de segunda mano. (Los adolescentes a menudo sienten atracción por este tipo de tiendas, del mismo modo que los cincuentones se inclinan por la jardinería o por el surf).

—Eleanor, ¿qué te parece si en nuestras aventuras semanales vamos a una tienda de segunda mano de otro barrio? Como estoy buscando cosas de color escarlata, podríamos ir a ver si encontramos algún objeto escarlata que añadir a mi colección.

—¡Me encantaría! —exclamó Eleanor—. ¡Qué divertido!

A la semana siguiente, nos fuimos directas a una tienda de segunda mano: la Unique Boutique, en el Upper West Side. Hacía un frío glacial, y apretamos el paso desde la parada del autobús hasta la tienda. Al entrar, era evidente que se trataba de la típica tienda de segunda mano: percheros circulares con ropa, estanterías con DVD que nadie quiere, libros que iban desde los éxitos de venta más comerciales hasta los volúmenes más desconocidos e hileras de artículos para el hogar. Las paredes estaban cubiertas de cuadros en oferta, y tengo debilidad por el arte de las tiendas de segunda mano.

Mientras examinaba las estanterías, me quedé admirando un juego de salero y pimentero, de pesada cerámica blanca, con forma de libro de cocina, y a continuación un juego de platos con anticuados dibujos de ramos y cintas. Pero no había nada de color escarlata. De todos modos, y a pesar de no haber encontrado lo que andaba buscando, es más divertida una búsqueda que ir de paseo.

Eleanor vino corriendo desde la otra punta de la tienda para mostrarme algo que había descubierto.

—¿Qué te parece esto para tu colección? Es de color escarlata.

Me mostró un camioncito de bomberos de plástico pintado de un rojo intenso.

—¡Has encontrado algo! ¡Qué bien! —dije—. ¿Cuánto cuesta?

Eleanor le dio la vuelta para ver la etiqueta donde ponía el precio.

—Un dólar.

—Me lo quedo.

Luego me enseñó un collar de cuentas de madera.

—¿Me puedo comprar esto? Cuesta seis dólares.

—Claro que sí.

Al cabo de muchas visitas, y a medida que mi colección iba creciendo, me di cuenta de que aquello satisfacía mi instinto de coleccionista. Encontrar esos objetos era más difícil de lo que esperaba, y me invadía una oleada de satisfacción cada vez que tropezaba con uno de color escarlata. No siempre conseguía comprar alguno, pero siempre disfrutaba la búsqueda. Tomados individualmente, ninguno de esos objetos tenía interés, pero, por ser del mismo color, su conjunto resultaba notable.

Mi búsqueda de lo escarlata me sirvió para mirar con más atención, y al buscar el color, vi las cosas como nunca las había visto. Cada vez que veía *mi* color, sentía una gran ilusión. En una cafetería vi a un hombre que llevaba una bufanda de un color escarlata puro e intenso, y estuve tentada de felicitarlo por su elección. Otro día, en un nevado Central Park, me fijé en las plumas rojas de un cardenal que resplandecían entre la deslumbrante blancura del paisaje. Un cardenal posado sobre la nieve no deja de ser uno de los ejemplos más trillados de los placeres con los que te gratifica la vista, sin duda, pero ese era el primer cardenal en el que me fijaba desde hacía años.

Y lo que es más importante, esta búsqueda había fortalecido mi relación con Eleanor. Consideradas por separado, estas aventuritas madre-hija podrían pasarse por alto fácilmente, pero alentadas por mi búsqueda del escarlata, esas horas cobraban importancia, y podía recordarlas mucho más vívidamente. La búsqueda dio un nuevo *sentido* al tiempo que pasábamos juntas. Yo buscaba el color escarlata, y Eleanor, alguna prenda, y las dos disfrutábamos nuestro tiempo compartido.

Sumergirme en la vista

Sentí la necesidad de inundar mi sentido de la vista con espectáculos: en el Metropolitano, en una tienda de segunda mano y en cualquier otro lugar. Estaba claro que no era la única persona deseosa de vivir esta clase de encuentros sensoriales extremos, porque abundaban las propuestas de experiencias calificadas de *inmersivas*.

Una tarde fui al centro, concretamente al Muelle 36, para ver la famosa exposición itinerante *Van Gogh inmersivo*. (Tuve que verificar primero la información que tenía para asegurarme de que iba al lugar adecuado, y me llevé una buena sorpresa cuando vi que, además de esa, cerca de ahí había otra exposición independiente titulada *Van Gogh: una experiencia inmersiva*).

Mostré mi boleto de entrada y recorrí tres salas cavernosas e interconectadas que mostraban unas imágenes de la obra de Van Gogh de un tamaño equivalente a dos pisos de altura, y que se iban proyectando repetidamente por las paredes y por el suelo. Las inmensas salas estaban vacías, salvo por la presencia de unas sillas y unas enormes y plateadas estatuas amorfas que reflejaban las paredes de un modo muy interesante. El efecto general resultaba sobrecogedor.

Me senté en el suelo cruzada de piernas para contemplar el flujo de esas imágenes animadas (una secuencia de los grandes éxitos de las pinturas de Van Gogh) emergiendo, flotando y disolviéndose. Las llamas de las velas pintadas ardían, los insectos batían las alas, las nubes y el agua se desplazaban, las flores se abrían, aparecían unos olivos que luego se desvanecían.

Esa ampliación cambiaba por completo la experiencia de contemplar la obra de Van Gogh. Sus pinceladas tan características eran más fáciles de ver, pero resultaban más aplanadas y alargadas, como la masa bajo el rodillo. Asimismo, la escala distorsionaba las proporciones habituales de su obra. Un ramo de flores, por ejemplo, medía tres metros de altura.

La inmersión se lograba a partir del tamaño y de la repetición de estas proyecciones. La música se oía en todo momento, lo que intensificaba la fuerza emocional de las pinturas y, al desalentar la conversación, mantenía al público concentrado en la exposición. Yo estaba tan atenta a mi sentido de la vista que solo me di cuenta de que había sonidos cuando recordé que debía prestarles atención.

Entendí el atractivo de esta manera de mirar. Era una forma provocativa y nada convencional de contemplar la obra de un artista. Y, como la exposición era puramente visual, podían disfrutar de ella personas de todas las edades durante el tiempo que quisieran, porque no requería preparación alguna ni conocimientos previos (ni siquiera estar interesado en el arte, en realidad). Era una experiencia, un espectáculo visual.

Aunque esta clase de exposición quizá ayude a que veamos la obra de Van Gogh con otra intensidad y frescura, me preguntaba si no serviría también para aumentar nuestra ansia de contemplar imágenes brillantes y en movimiento. (Y esta es una preocupación común, por supuesto: que, al amplificar las sensaciones, la tecnología no termine por estropear las experiencias *naturales*). Pensando en la obra de Van

Gogh que se expone en el Museo Metropolitano, el contraste hacía que las pinturas nos parecieran más pequeñas, estáticas, planas... Yo quería que la tecnología me ayudara a profundizar más en la exploración de mis sensaciones, pero no deseaba que se apoderara de mis sentidos y los adormeciera.

Cuando volví al Museo Metropolitano, me encaminé a las salas donde estaban expuestas las pinturas de Van Gogh y analicé uno de mis cuadros preferidos, *Autorretrato con sombrero de paja*. Mientras las imágenes de la exposición *Van Gogh inmersivo* recubrían unas paredes gigantescas, esta pintura tenía el tamaño de dos cajas de cereales. Y decidí que, a pesar de que la contemplación de esas imágenes ampliadas y animadas me había ayudado a fijarme en las pinceladas, en la yuxtaposición de los colores y en otros pequeños detalles que antes había pasado por alto, no había logrado sustituir el embeleso que sentía cuando me encontraba frente a la pintura real, frente al objeto en sí.

Preguntar cómo hay que mirar

Unas semanas después, al entrar en la estación de metro de la Segunda Avenida con la calle Noventa y Seis, me detuve para admirar los murales en azul y blanco de sus paredes embaldosadas. Representaban unas hojas de papel revoloteando bajo una repentina ráfaga de viento, y estas imágenes captaban la sensación de energía y posibilidad que a menudo me embarga cuando camino por una estación de metro.

Casualmente conocía a la persona que había creado esa obra, la artista Sarah Sze. Habíamos coincidido en la universidad y retomamos el contacto unos años después, cuando nuestras hijas iban a la misma clase de quinto de primaria. Mientras admiraba la inmensa instalación que Sarah había creado, se me ocurrió: «Quizá podría pedirle que me enseñara a perfeccionar mi mirada. Quizá podría ayudarme a cambiar de perspectiva».

A Sarah le encantó la propuesta, y nos reunimos un lunes por la tarde en el vestíbulo del Metropolitano. Después de platicar un rato y ponernos al día, Sarah me propuso:

—He pensado que hay algunas piezas que sería interesante que viéramos.

—Muy bien. Vamos —dije—. Me parece muy buena idea.

Subimos por las monumentales escaleras que dan a la sala de los retratos barrocos y, una vez ahí, nos detuvimos ante el *Autorretrato de pintor con paleta y lienzo*, de Orazio Borgianni, que muestra al artista sentado, con el mentón en la mano y su paleta cerca.

—Este cuadro dice mucho sobre el acto de ver —dijo Sarah.

—¿Y por qué?

—El artista está pintando un autorretrato —explicó ella—. Se está mirando en un espejo, así que, aunque esté mirando hacia fuera, se está mirando a sí mismo, no a nosotras. No podemos ver su cuadro, solo su parte posterior.

Sarah señaló la parte derecha de la pintura, que, ahora me daba cuenta, mostraba el lado inacabado de un lienzo.

—Vemos al artista usando las mismas pinturas que empleó para pintar este cuadro.

Lo observé y noté que me invadía una oleada de satisfacción al *ver* que el cuadro se enriquecía.

—Es como mantener una conversación a través del tiempo —dijo Sarah.

Entramos en otra sala y le pedí a mi amiga que me diera algún consejo para ayudar a mis ojos a ver. Sarah me ofreció varias sugerencias: contemplar una obra de arte con un espejo de mano para verla reducida e invertida; imprimir una imagen para situar la obra en un contexto diferente; mirar entreabriendo los ojos hasta que los detalles se desdibujaran para revelar la composición más amplia, y levantar una mano para tapar una parte del cuadro y ver cómo esa ausencia influye en todo lo demás.

Mientras caminábamos por la sala, *La Magdalena penitente*, de Georges de La Tour, captó la atención de Sarah.

—Mira cómo la mayor parte del cuadro está en penumbra. La *contención*, el silencio. —Sarah se detuvo ante la obra, mirándola.

Yo había visto esa pintura muchas veces, pero Sarah me mostró cosas en las que nunca me había fijado: cómo el pelo suelto de María Magdalena le llegaba más allá de la cintura, cómo la luz de una única vela iluminaba su pálido cuello desnudo. Cuando había mirado ese cuadro en otras ocasiones, había interpretado que las joyas abandonadas sobre la mesa y esparcidas por el suelo simbolizaban el rechazo de María Magdalena a los placeres mundanos, pero no me había dado cuenta de que quizá De La Tour intentaba dirigir nuestra atención hacia su cuello para sugerir que estábamos presenciando el momento mismo de su renuncia.

A medida que íbamos recorriendo las salas, en cuanto Sarah posaba los ojos en un objeto, quería mirarlo con mayor detalle. Mientras hablábamos, yo intentaba tomar notas.

«Cada color cambia los colores restantes».

«Hay que mirar lo que queda vacío».

«Los cambios de escala son muy importantes. Lo aprendí del paisajismo oriental».

«El lugar donde algo entra y sale de un cuadro es muy significativo».

«Con el arte pretendes crear lo inesperado. Si te obligan a orientarte, eso te ayuda a detenerte y mirar».

Mientras paseábamos por el entrepiso de la sala de arte moderno y contemporáneo, señalé la obra de Kerry James Marshall *Sin título (Estudio)*, y le dije a Sarah:

—Me encanta este cuadro.

—Sí. A mí también —dijo ella.

Nos detuvimos ante la obra, que muestra el estudio de un artista lleno de gente y lienzos, y una mesa de trabajo cubierta de tarros de pinceles, botes de pintura, un jarrón con flores y un cráneo anatómico.

—Sí. Este cuadro trata del acto mismo de ver, de hacer arte. —Empezó a señalarme detalles que yo ya había visto, pero que jamás había tenido en consideración—. Vemos el trabajo en el estudio, con la tela de fondo, la iluminación, el lienzo, el modelo desnudo esperando.

Cuanto más tiempo pasábamos frente al cuadro, más detalles me iba señalando.

—Mira la calavera, es un objeto muy tradicional en el arte. Y, fíjate, tiene un globo ocular.

—¡La vista! —exclamé. No había nada que pudiera simbolizar más directamente el sentido de la vista que un globo ocular sobresaliendo de una calavera.

—Y fíjate en el plano del lienzo, y en el plano de la tela de fondo; el color rojo muestra la relación que ambos guardan entre sí. Está pintando el aire —añadió Sarah con admiración—. Y eso es muy difícil.

Cuanto más admirábamos el cuadro, más hermoso se volvía, y más inalcanzable también.

Sarah se volvió hacia mí y me dijo:

—Ahora enséñame otra cosa que te guste.

—¡Por supuesto!

Tomé la delantera y atravesamos el museo hasta llegar a la escultura de grauvaca gris de *El dios Horus protegiendo al faraón Nectanebo II*, que se alzaba en su alto pedestal. Nunca me cansaba de observar sus líneas puras.

—Me encanta esta escultura —dijo Sarah—. La he contemplado muchas veces.

Me sentí satisfecha de mí misma por haber hecho una buena elección.

—¿Qué es lo que más te gusta?

—Se adueña completamente de este rincón de la sala, y está colocada a la altura perfecta. Como humanos, nos orientamos hacia la figura humana, que está colocada a la altura de los ojos, y así **las torres de la divinidad** quedan situadas por encima de nosotras, envolviéndonos. Mira los pies del faraón encajados en los pies de la divinidad.

—Es cierto —comenté. Observé el cambio de escala que había mencionado Sarah—. Un faraón siempre se representa de un tamaño mucho mayor que el del resto de las personas, así que el faraón diminuto muestra la majestuosidad del dios.

—Y fíjate qué estático está, en silencio, perfectamente anclado y simétrico. —Nos quedamos mirando.

Era casi la hora de cierre del museo y, mientras nos dirigíamos hacia la puerta principal, no pude resistirme a señalar otra de mis obras favoritas. Era un pequeño cuenco redondo, de color marrón rojizo, que descansaba sobre un par de robustos pies descalzos. El cuenco estaba inclinado hacia delante, como si ofreciera cortésmente su contenido.

—Me encanta este pequeño cuenco —dije—. Tiene mucha personalidad.

—Es magnífico —opinó Sarah—. Y es la prueba de cómo nos conectamos a través del tiempo. Tú estás viéndolo, y la persona que lo hizo te está viendo a ti. Esa persona pensó que esto era divertido, y tú piensas lo mismo.

—¿Crees que el artista pensó que era divertido? Me pregunto si, a lo mejor, es divertido desde mi óptica moderna, pero el artista no pretendía que lo fuera.

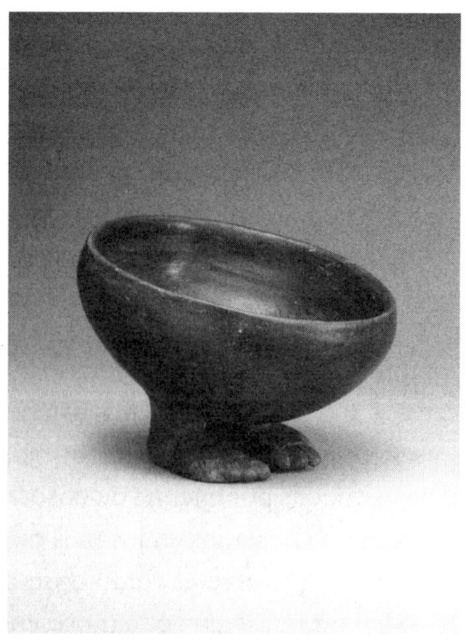

—Claro que lo pretendía —afirmó Sarah con confianza—. Mira cómo los pies giran hacia dentro. Se trataba de que resultara gracioso. Y se hizo —miró el cartelito que lo acompañaba— en el año 3700 a. C.

Finalmente, nos dirigimos a la tumba de Perneb, una instalación de una tumba egipcia auténtica. Había pasado por delante de esta estructura en numerosas ocasiones, sin prestarle demasiada atención.

—Me encanta —dijo Sarah—. Lo tiene todo: pintura, escultura, arquitectura.

Mientras hablábamos sobre la obra, empecé a fijarme en las majestuosas líneas de la pesada piedra y en los detalles de los jeroglíficos que recubren las paredes.

—Todo el arte nos habla en realidad de la muerte —dijo Sarah—, pero no en un sentido negativo. Ahora nos encontramos frente a una tumba, y todo el museo es una tumba. Es una prueba de la existencia humana en la Tierra, de lo que significa estar vivo.

Todo el arte nos habla en realidad de la muerte, pero no en un sentido negativo. Reflexionaría sobre esta idea.

En ese preciso instante, un vigilante del museo nos interrumpió.

—El museo va a cerrar —dijo señalando en dirección contraria—. Por favor, diríjanse a la salida.

Hora de irse.

Dar forma a lo que veo

Como regalo de agradecimiento, un compañero del trabajo le había enviado a Jamie una orquídea enorme. La coloqué en el arca frente a la puerta principal y me descubrí deteniéndome a mirarla cada vez que pasaba por delante. Los amplios pétalos de la orquídea resplandecían con su intenso fucsia claro con rayas blancas y su *garganta* de color amarillo anaranjado, que contrastaban con el verde de sus hojas. El patrón cromático me recordaba a las impresionantes combinaciones de colores de los kimonos tradicionales japoneses. Apenas era capaz de apartar los ojos de ella.

Esa simple maceta de flores añadió tanta belleza a nuestro departamento que pensé: ¿qué otras acciones sencillas podría llevar a cabo para dar forma a mis experiencias sensoriales? Comprendí que podía abordar la cuestión desde dos puntos de vista: añadiendo algo *bueno* o eliminando algo *malo*. Podía añadir algo hermoso, como una orquídea, o desprenderme de algo que resultara desagradable a la vista o representara una distracción.

Primero busqué la manera de incorporar cosas que resultaran agradables a la vista. Una de las complicaciones que esto suponía para mí era que no me gustaba demasiado comprar cosas. ¿Para qué comprar flores? Se marchitan y se mueren. ¿Para qué comprar velas? Terminan consumiéndose. Pues bien, decidí que me obligaría a darme alguno que otro pequeño gusto que aportara belleza a mi departamento. Por ejemplo, para sustituir el recipiente improvisado que había estado usando para guardar mis artículos de escritorio, compré una caja grande y resistente de un hermoso diseño blanco con pequeñas manchas doradas que luciría muchísimo mejor en mi repisa.

La mayoría de las veces no me hizo falta comprar cosas nuevas para añadir belleza, solo tuve que esforzarme un poquito más. En lugar de dejar la bolsa de mandarinas sobre la barra de la cocina, las puse en un frutero que coloqué en el centro de la mesa de la cocina. Mucho mejor.

Sin embargo, apreciar más la belleza también implicaba darse más cuenta del desorden, y descubrí que desembarazarme de las cosas que resultaban desagradables a la vista me levantaba más el ánimo que incorporar cosas bonitas.

Hace años aprendí que, en mi caso, el orden exterior contribuía a la calma interior, y me esforzaba mucho en mantener mi entorno organizado y libre de desorden. Pero cuando empecé a prestar más atención a lo que veía, me di cuenta de que había dejado que se acumularan libros pendientes de leer en diversas superficies.

Decidí librarme de aquel horror. Lo más fácil era apartar los libros de mi vista. Ahora bien, ¿dónde y cómo los guardaría?

Tras dar un par de vueltas por el departamento, vi que podía rescatar una estantería metálica que estaba frente a la puerta de mi oficina. Me costó un poco, pero fui sacando cosas de un clóset para hacer sitio, metí dentro la estantería metálica y dispuse los libros ordenadamente en estantes horizontales. En el interior del clóset, los libros se veían bien, y las otras habitaciones lucían mejor sin ellos.

Cuando Jamie llegó del trabajo, se detuvo y miró detenidamente a su alrededor.

—Qué agradable está todo —comentó—. ¿Cambiaste algo?

—Metí mis pilas de libros en el clóset para despejar un poco el espacio.

—Bloqueaban la luz que entra por la ventana —apuntó Jamie—. Se nota mucho el cambio.

Esta nueva disposición eliminó dos molestias. En primer lugar, al deshacerme de aquellas antiestéticas pilas, la habitación parecía más amplia y acogedora. En segundo lugar, ahora que los libros estaban guardados y ordenados de un modo atractivo, disfrutaba abriendo el clóset para echar un vistazo a la estantería.

Estaba inspirada, y busqué otra victoria rápida.

La pantalla de mi celular era un desorden al que me enfrentaba un montón de veces al día, así que dediqué unos minutos a ordenarla. Eliminé las aplicaciones que ya no usaba, creé nuevas carpetas como *Viajes* y *Fotos y videos* y moví las aplicaciones que usaba más a menudo a la pantalla de inicio. Un alivio.

Tras limpiar la pantalla de inicio, me senté a pensar en mi teléfono. Me vi tentada de culparlo de lo desconectada que me sentía de mis cinco sentidos. Este artilugio tenía el poder, por encima de cualquier otra cosa, de distraerme de mi experiencia particular, con su espectacular desfile de fotos a todo color, historias e informaciones.

Una vez vi a un tipo tan absorto en su celular que se bajó de la banqueta y se metió directamente en una avenida de tres carriles en sentido contrario al del tráfico. Siguió avanzando, a pesar de que otras personas y yo empezamos a gritar. Solo levantó la vista cuando un auto frenó chirriando frente a él. Me quedé tan aturdida ante la visión de lo que había estado tan cerca de ser una tragedia que creí que iba a vomitar, pero el hombre, tras detenerse unos instantes, siguió caminando hacia la banqueta, aún mirando su celular.

Nunca he caminado por una calle con mucho tráfico mirando el celular (todavía), pero sí me he pasado mucho tiempo pegada a la pantalla. Las personas siempre se han preocupado por los efectos de las nuevas tecnologías: la escritura destruiría nuestros recuerdos, la luz eléctrica nos arruinaría los ojos, los trenes que circulan a toda velocidad dañarían nuestro cerebro. En la actualidad nos preocupan los teléfonos inteligentes, el correo electrónico, las redes sociales, los videojuegos e internet, y es cierto que estas novedosas atracciones reclaman incesantemente nuestra atención y optimizan su capacidad para cautivarnos con cada actualización.

Sin embargo, aunque estoy obligada a dominar la tecnología, lo más importante es que me domine a mí misma. Para reafirmarme frente a mi celular, encontré la manera de poner la pantalla en la escala de grises, limitada al negro, el blanco y el gris. Sin el atractivo del color, imaginé que me costaría mucho menos dejar a un lado el celular.

Mi predicción fue acertada. En cuanto hice el cambio, empecé a usar menos el teléfono. En blanco y negro, me parecía más práctico y menos lúdico. Las redes sociales, e incluso mis propias fotografías, ya no me resultaban tan atractivas. Tenía que esforzarme más para encontrar las aplicaciones y, cuando navegaba por internet, me costaba encontrar enlaces específicos sin la ayuda del color. Usaba el teléfono para alguna tarea concreta, como consultar el correo o responder a un mensaje, pero en lugar de distraerme luego con él, lo dejaba.

Para mi sorpresa, al cabo de unos días, los colores que me rodeaban empezaron a parecerme más intensos; aparentemente, mis frecuentes miradas a las resplandecientes e hiperrealistas imágenes de mi teléfono habían conseguido que el mundo real me resultara más tenue en comparación. Recordé lo que Sarah me había dicho: «Cada color cambia los colores restantes».

—¿Qué le pasa a tu celular? —me preguntó una amiga mía echándole un vistazo.

—Lo he puesto en modo escala de grises para que no se vean los colores.

—¿Me dejas verlo? —Observó la pantalla de inicio—. ¿Y a ti te gusta? Es muy feo.

—Por eso lo hice. Resulta mucho más fácil mantenerse alejado del teléfono cuando se parece a una de esas viejas televisiones en blanco y negro.

—Quizá debería probarlo yo también —comentó devolviéndomelo—. ¿Es difícil de cambiar?

—No, es fácil. —Le enseñé cómo cambiar la configuración—. Además, tienes niños pequeños. La escala de grises hará que tu teléfono no les parezca tan divertido.

—Eres una genia.

Cuando ya llevaba unos días con la escala de grises, volví a poner el teléfono en color. ¡Vaya! Había olvidado cuánto aporta el color a la experiencia de un teléfono inteligente. Privarnos de una sensación es una manera eficaz de revivirla; a veces disfrutamos más algo cuando lo disfrutamos menos.

Prefería usar el teléfono en color, pero siempre podía volver a cambiarlo si su resplandeciente pantalla me hechizaba. En general, había aprendido una lección importante: en lugar de aceptar con pasividad el paisaje de mi vida, podía encontrar maneras de remodelar mi entorno sensorial para incluir en él más vistas hermosas y menos espantos.

Ver más

A medida que iba transcurriendo el invierno, me daba cuenta de que mi experimento de los cinco sentidos estaba surtiendo efecto: veía el mundo con más claridad, me daba cuenta de más cosas.

Cuando me encontraba con una amiga para tomar un café, me fijaba en su estilo retro. Cuando me maquillaba, notaba en el brillante polvo rosado que se desprendía del estuche de maquillaje, y en cómo mis claras pestañas se iban volviendo visibles al aplicarles rímel oscuro. Mientras andaba por el departamento, me encantaba ver mi colección de objetos escarlata, resplandecientes en su cuenco de cristal. Y, aunque había visto a Jamie hacerlo centenares de veces, no me había fijado realmente en su costumbre diaria de examinarse una vez vestido: se paraba frente al espejo, cuadraba los hombros y se daba unos golpecitos en el pecho como diciendo: «Muy bien, listo para entrar en acción».

¿Por qué molestarme en observar a Jamie si lo veía día tras día? Porque podría llegar un día en el que pensara: «Daría lo que fuera por contemplar su rostro una vez más». No quería que las personas más importantes de mi vida se difuminaran en el fondo de pantalla de mi existencia; agudizar mi vista agudizó mi apreciación de lo que más amaba.

En el Metropolitano, *mirar* me había llevado a *fijarme* y luego a *apreciar*. Por ejemplo, al principio no estaba demasiado interesada en el arte antiguo de Grecia y Roma, que consideraba meramente como «cabezas sin cuerpos y cuerpos sin cabezas» (además de todas esas indistinguibles vasijas en rojo y negro). Sin embargo, al fijarme más, algunos objetos captaron mi atención. Por un lado, esas cabezas sin cuerpo mostraban una amplia variedad de sofisticados peinados. Según sus etiquetas, algunas lucían «rizos muy cortos», «rizos despeinados», «tirabuzones» e incluso «caracolillos». Esas descripciones al estilo de revista de moda me resultaron peculiares, hasta que leí en un cartel que, como los estilos de peinado de los aristócratas cambiaban con frecuencia y estaban muy bien documentados, los peinados eran una pista importante para datar los objetos. ¡Quién lo hubiera pensado!

De la misma manera, a medida que observaba con mayor detenimiento un ejemplar tras otro de vasijas griegas de figuras negras y rojas tan parecidas entre sí, empecé a advertir las diferencias. Saber lo que podía esperar me brindaba la oportunidad de sorprenderme. Por ejemplo, en una vasija, en lugar de los habituales soldados y caballos, o los dioses dedicados a sus divinos menesteres, había dos mujeres en una postura asombrosamente moderna e informal. Mientras escuchan de pie a una mujer sentada tocando la lira, una de ellas está situada tras su compañera apoyando la barbilla en su hombro, exactamente igual a como se colocan a veces mis hijas cuando están juntas. La familiaridad de aquella postura informal hizo que, de repente, esos tiempos tan remotos me resultaran mucho más cercanos. Cuando realmente me detenía a *mirar*, el mundo era un lugar mucho más interesante.

Me sorprendió darme cuenta de que, para mí, uno de los superpoderes de la vista era su capacidad para ayudarme a conectar con las personas. Eleanor y yo nos juntamos para sacar una foto divertida, y curioseábamos juntas en tiendas de segunda mano. También visité el Metropolitano con una vieja amiga mía. Ahora comprendía por qué las personas suelen quedar para ir a ver un monumento histórico, una maravilla de la naturaleza, un centro comercial, una visita de puertas abiertas, un planetario o cualquier otra experiencia visual. Recurrir al sentido de la vista es un modo de compartir una experiencia, una manera de lograr que el mundo pase a formar parte de nuestra conversación.

Yo conectaba con Eliza a través de la vista, aun cuando no estuviéramos en el mismo lugar. Cuando Eliza y yo íbamos juntas al Me-

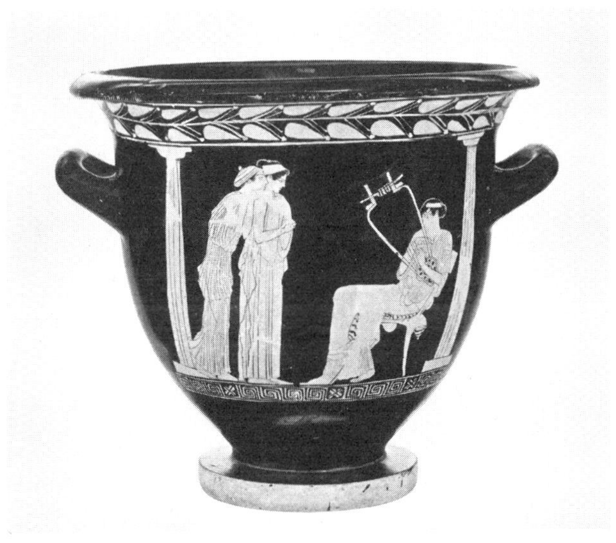

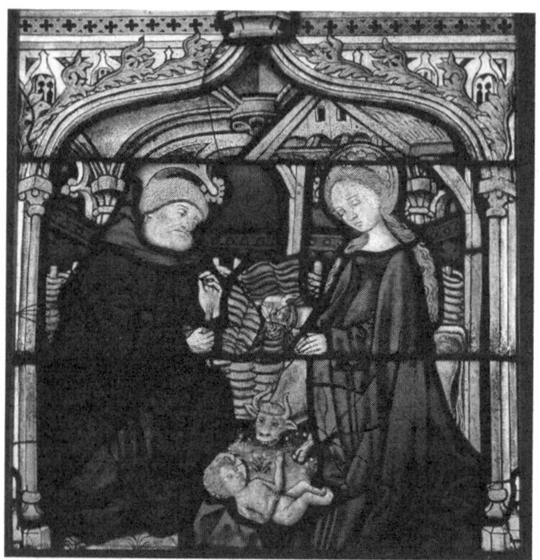
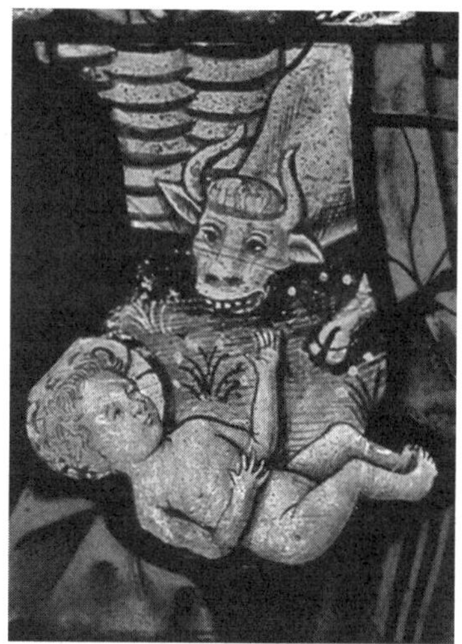

tropolitano, teníamos la costumbre de visitar un vitral medieval para ver a nuestra vaca dientona favorita, sonriendo bobaliconamente al niño Jesús.

Cada vez que veía la vaca, le enviaba una foto a Eliza. No le escribía nada; tan solo le enviaba la imagen para decirle: «Estoy aquí y pienso en ti». Ella solía responderme con un emoji de corazón. Aquel breve intercambio de imágenes sin palabras nos acercaba.

Mis frecuentes visitas —y mi nueva atención a lo que antes pasaba por alto— fueron alimentando mi imaginación. Al igual que un autor que revisa cuidadosamente cada una de las palabras de su libro y luego recurre a un texto estándar para la página de derechos, el Metropolitano prodigaba atenciones a determinadas áreas de su edificio, pero descuidaba las escaleras, los lavabos y los elevadores. «Aquí también debería pasar algo espectacular —pensé—. Este es el Museo Metropolitano de Nueva York». Me distraía imaginando diversas maneras de hacer más interesantes esas zonas marginales. (Una idea: colocar un estuche de violín y una mochila en algún rincón apartado, y luego dejar que los descubrieran los seguidores de *Los archivos secretos de la señora de Basil E. Frankweiler*).

Estaba empezando a darme cuenta de que, para mí, esto era un superpoder de la vista: cuando miraba a mi alrededor y dejaba vagar mis pensamientos, me situaba en un estado de atención dispersa que me calmaba y disparaba mi creatividad.

Cuando le hablé a Elizabeth sobre mi intento de *ver* todo lo que me rodeaba en lugar de deambular en la niebla, me preguntó:

—¿Es una especie de meditación caminando?

—Creo que no —contesté—. En la meditación debes procurar ser consciente de tus pensamientos. Yo solo doy rienda suelta a mi mente. Camino, miro a mi alrededor y pienso en lo primero que se me ocurre. Tiene algo de meditativo, pero no es meditación. Quizá sea más bien lo *contrario* a la meditación.

—Suena más atractivo que meditar —dijo—. Y también más fácil.

—Sí —respondí—. Pienso lo mismo.

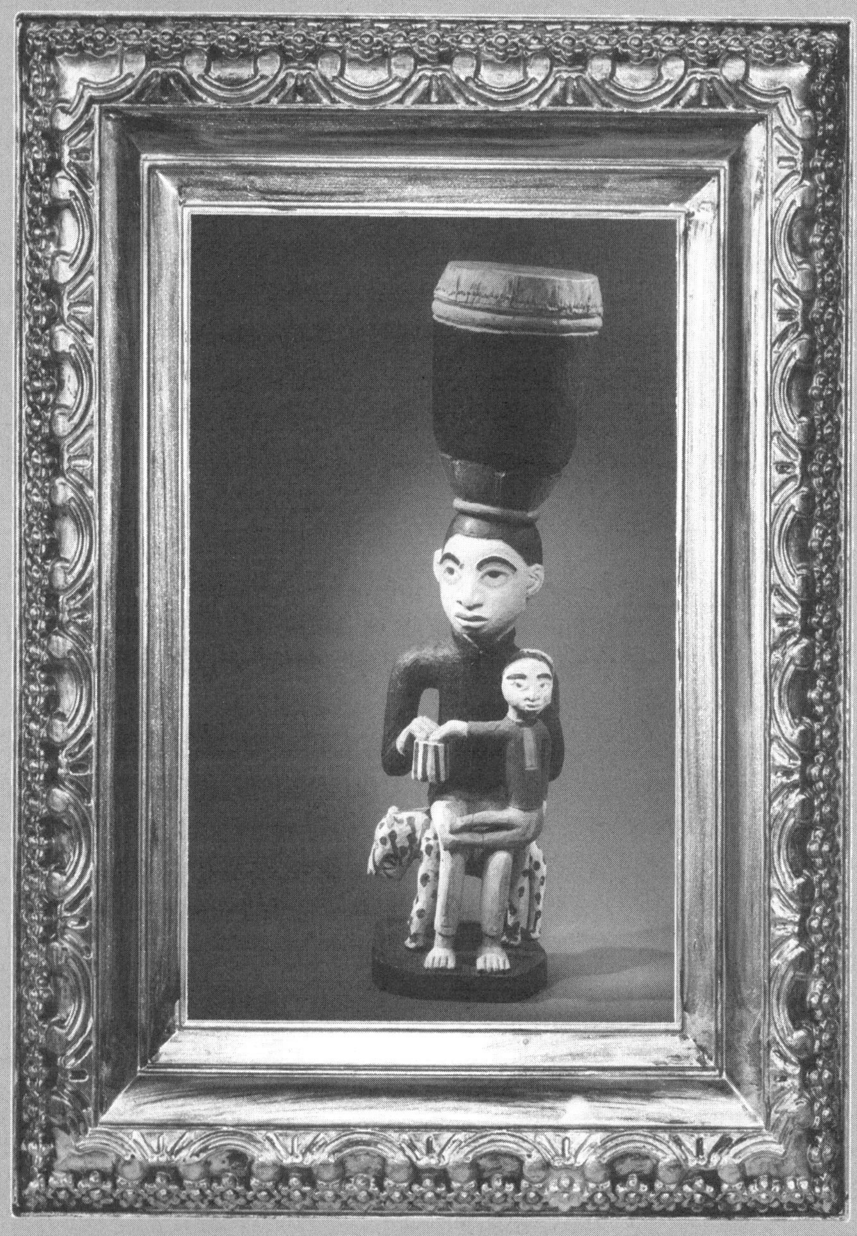

Ngoma (tambor)

Siglo XIX.
Procedente del pueblo de los yombes o de los vilis.

El oído

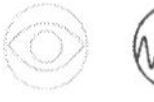 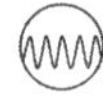 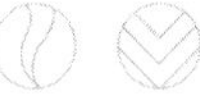

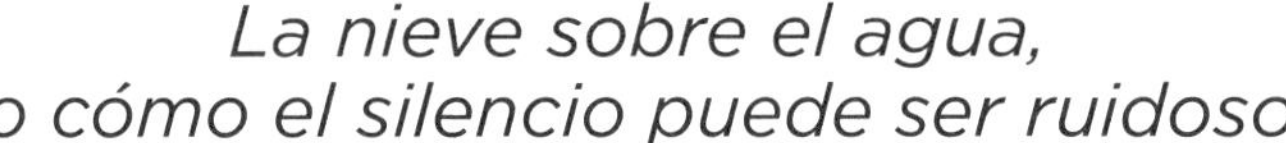

La nieve sobre el agua, o cómo el silencio puede ser ruidoso

La nieve sobre el agua: silencio sobre silencio.

JULES RENARD, *Diario*

El otro día, mientras caminaba por un suelo de mármol con unos tacones altos, el sonido de mis pasos desencadenó simultáneamente dos recuerdos de dos momentos muy diferentes de mi vida.

Recuerdo que tenía siete años y me estaba probando un par de zapatos de charol en Swanson's, una tienda de Kansas City. Me encantaba ir a la planta infantil, donde había un árbol de madera pintado de muchos colores cuyas ramas se extendían por los pasillos. Cuando me puse los zapatos, mi madre me dijo que caminara un poco para ver si me quedaban bien, y, paseando por aquel suelo empedrado, el repiqueteo de los zapatos hizo que me sintiera como una persona mayor.

El otro recuerdo era de unos años después. Estaba yendo de un lado para otro por mi departamento de Nueva York haciendo los últimos preparativos para una fiesta sorpresa de cumpleaños que mi madre, mi hermana y yo le íbamos a dar a nuestro padre. Esa misma mañana había ido a recoger unos adornos florales y, mientras iba y venía de una habitación a otra, con los tacones repiqueteando, oí a Eliza, de cuatro años entonces, decirle en voz baja a la niñera:

—Mi mamá hoy hace una fiesta de las flores.

Me quedé sobrecogida, porque, para mi asombro, me di cuenta de que yo era la madre, y quien estaba organizando una fiesta de las flores.

Volví a escuchar el suave taconeo de mis zapatos.

El oído nos amarra al mundo; nos dice lo que está sucediendo detrás de nosotros, por encima de nuestras cabezas, cuando estamos sumidos en la oscuridad y antes de nuestro nacimiento.

El sonido me estimula, me calma y es capaz de transformar mi estado de ánimo en cuestión de segundos. El oído me despierta de un sueño profundo y me arrulla hasta que me quedo dormida (como me pasó no hace mucho cuando me despertó el ruido que hacía Barnaby vomitando sobre la alfombra. Tras limpiar aquel desastre y meterme de nuevo en la cama, me puse un pódcast que me ayudó a quedarme dormida).

Cuantas más cosas leía sobre el tema, más asombrada me quedaba ante la extraordinaria sensibilidad y sofisticación del oído humano. Somos capaces de detectar una amplia gama de sonidos, determinar la dirección de donde procede cada uno de ellos y seleccionar los que más nos interesan.

Cuando funcionan con normalidad, nuestros oídos interno, externo y medio trabajan juntos para convertir las vibraciones del aire en señales que el cerebro interpreta. El oído depende de dos factores: la frecuencia y la intensidad. La frecuencia —si un sonido es grave o agudo— se mide en hercios, y el rango humano va de los 20 hercios aproximadamente (un sonido sordo y grave) a los 20 000 hercios (un chirrido agudo). La intensidad, o volumen, se mide en decibelios, y el rango humano comienza en los 0 decibelios (el crujido de las hojas es de unos 20 decibelios), y los sonidos que superan los 85 decibelios (el ruido del tráfico urbano intenso) pueden dañar nuestro oído si estamos expuestos a ellos durante mucho tiempo. Cada uno de nuestros oídos, al estar situados a ambos lados de la cabeza, recibe información diferente, y esta diferencia es la que nos ayuda a localizar la fuente de la que proceden los sonidos.

Los seres humanos —y otros muchos animales— estamos predispuestos a interpretar los sonidos repentinos y fuertes como una señal de advertencia, y los sonidos constantes y suaves como algo relajante y neutral. Comprendemos la diferencia entre el llamado de auxilio de un pájaro y el ronroneo de un gato.

El oído nos proporciona una información valiosísima. Una noche, cuando iba a pasar por el torniquete en el metro, oí gritar a dos hombres. Me detuve y escuché atentamente. Las voces procedían de un rincón, y tuve que confiar en mi oído para interpretar si lo que estaba oyendo era una pelea peligrosa o una simple discusión acalorada, y si esos hombres se encontraban cerca de mí o estaban al otro lado de las vías. Mis oídos me informaron de todo lo que tenía que saber: dos apasionados seguidores de los Knicks discutían sobre básquetbol, fuera del alcance de mi vista.

Para seguir experimentando con el oído, me dirigí a internet, al divertido video *Virtual Barber Shop* [La barbería virtual]. Me puse los cascos, cerré los ojos y escuché atentamente. Me entretuve escuchando el sonido ilusorio de las tijeras, la maquinita de rasurar y las personas que no paraban de moverse alrededor de mi cabeza. A continuación, escuché el tono de Shepard, en el que un sonido parece subir continuamente, cuando, de hecho, son los mismos ocho tonos complejos repetidos. (Es el equivalente sonoro de ver subir las rayas de un poste de barbero, o de mirar la litografía *Cascada*, de M. C. Escher).

No todos los oídos perciben los mismos sonidos. Un factor determinante es la edad; los niños suelen tener un oído más sensible que los adultos. Otro factor es el idioma que utilizamos; por ejemplo, las personas que hablan un idioma que no distingue entre la *r* y la *l* tienen dificultades para percibir la diferencia entre *red* y *led*.

De la misma manera que las personas veían aquel famoso vestido blanco y dorado o negro y azul, en el famoso clip de audio *Yanny o Laurel*, para aproximadamente la mitad de los oyentes la voz dice *Laurel*, mientras que para la otra mitad dice *Yanny*. Yo era de las que oían *Laurel*, y costaba creer que alguien pudiera oír algo distinto. Las personas oyen palabras diferentes en función de su sensibilidad a las frecuencias altas y bajas y del contexto acústico.

Así como nunca dejamos de buscar con la mirada a los demás, nunca dejamos de agudizar el oído para oír lo que están diciendo. Ciertas zonas del cerebro captan el sonido de la voz humana y se activan selectivamente con él. Desde que nacemos preferimos los sonidos parecidos al habla, y, en el cerebro, los sonidos vocálicos generan más actividad que los no vocálicos.

Así como los rostros de las personas nos proporcionan mucha información, también lo hacen sus voces. Reconocemos centenares de voces, y cuando son personas que conocemos bien, somos capaces de reconocer sus voces tan solo con oír unas cuantas palabras y de saber si están de buen o mal humor o si se encuentran bien o mal de salud. Incluso con extraños, si los escuchamos durante unos instantes, podemos saber aproximadamente cuál es su edad, salud, educación, formación, personalidad y clase social; también podremos suponer si esa persona está cansada, borracha o enferma. Desde el momento en que mi madre me dice «hola» por teléfono, ya sé si quiere hacerme una pregunta, contarme una anécdota interesante de nuestra ciudad natal o, sencillamente, platicar un rato para ponerse al día.

A veces ni siquiera necesitamos oír la voz de una persona para identificarla. Yo suelo tomar mucha Coca-Cola Light, y hace años, mientras Eleanor estaba durmiendo en su cuna, pasé de puntitas por delante de la puerta cerrada de su dormitorio y abrí sin pensar una lata de refresco. Sonó ese chasquido tan característico.

—¿Mami? —exclamó Eleanor con una vocecita esperanzada.

Me descubrió.

Nos comunicamos a través del sonido con la voz, y también con la risa. La risa es una expresión emocional universal, no verbal, a través del sonido, y nos reímos mucho antes de poder hablar. Aunque las personas se rían de cosas diferentes, somos capaces de reconocer el sonido de la risa independientemente de la cultura a la que pertenezcan, aunque esta se exprese en forma de resoplidos, gruñidos, gritos sofocados, jadeos o chillidos.

El propósito principal de la risa es unir a las personas; es un sonido social destinado a que los demás lo oigan, a crear vínculos. Es mucho más probable que nos riamos cuando estamos en compañía de otras personas, y que lo hagamos más cuando estemos con amigos que con desconocidos.

Una risa cálida y compartida indica que existe la intención y el deseo lúdico de conectar con los demás. Fortalece las relaciones, rompe tensiones, logra que la gente se sienta incluida, y nos ayuda a sobrellevar situaciones difíciles. La risa no solo nos hace más felices, sino que además es saludable. Estimula el corazón, los pulmones y los músculos, disminuye la respuesta al estrés, nos ayuda a mantenernos alerta, mejora nuestro sistema inmunitario y alivia el dolor.

Por desgracia, la risa también puede ser un instrumento de ridiculización, humillación y exclusión cuando, en lugar de reírnos con la gente, nos reímos de ella. Esta clase de risa también tiene un componente social: a menudo nace del deseo de obligar a alguien a amoldarse a los demás o de aislarlo de un grupo.

La risa es tan importante que, cuando no somos capaces de producir el sonido de una risa auténtica, la fingimos. Durante décadas, los programas televisivos de entretenimiento incorporaron pistas de risas pregrabadas; como la risa es contagiosa, oír esas carcajadas artificiales hacía que el público se riera más. En la actualidad, hemos descubierto maneras de transmitir risas silenciosas a través de nuestros celulares. En 2021, el emoji «Me parto de risa» fue el más popular del mundo, y escribimos *lol* o *jajaja* y añadimos GIF con imágenes divertidas para conectar con los demás a través de la risa.

Pasamos mucho tiempo oyéndonos a nosotros mismos reír, hablar y cantar, pero captamos esos sonidos de una manera imprecisa. Cuando hablamos, percibimos la voz a través de nuestros oídos y también captamos en el cráneo las vibraciones producidas por las cuerdas vocales, lo que hace que nuestra voz suene más rica y profunda. Cuando oímos nuestra voz por otro canal, nos parece más alta y aguda, motivo por el que a mucha gente no le gusta escuchar grabaciones de su propia voz.

Con el oído, como con todos nuestros sentidos, percibimos lo que nuestro cerebro decide que necesitamos percibir. Elimina lo que nos resulta demasiado familiar para centrar nuestra atención en lo más interesante. Cuando Jamie empieza a hablarme mientras veo la televisión, dejo de prestar atención con facilidad a lo que ocurre en la pantalla para escucharlo a él.

Aunque comprendía el funcionamiento de este proceso de selección, nunca dejaba de sorprenderme el efecto que provocaba en mí. Una periodista vino a entrevistarme a mi departamento y, en plena grabación, de repente pulsó el botón de pausa y dijo:

—Esperemos a que pase.

—¿Qué tiene que pasar? —pregunté asombrada.

—La sirena —respondió—. ¿No la oye?

Ladeé la cabeza y asentí.

—Ahora sí la oigo.

El sonido de una sirena en Nueva York es tan común que mi cerebro ya no se molesta en alertarme.

—Es curioso —dijo—, en Nueva York la gente nunca oye las sirenas. En Los Ángeles pasa lo mismo con los helicópteros.

Cuando empecé a investigar sobre los cinco sentidos, sabía que el oído era uno de los que tenía más descuidados. Aunque dependía de mi sentido del oído, no me regocijaba especialmente en él. No le prestaba tanta atención como para ser capaz de reconocer una sinfonía de Mozart, el canto de una tórtola o una canción de Beyoncé. Podía distinguir si había una pelea en el metro, pero no me esforzaba gran cosa en remodelar mi entorno sonoro.

El oído me brindaba la fantástica oportunidad de conseguir un placer añadido si conseguía darle prioridad. ¿Cómo podía escuchar más atentamente los sonidos que me rodeaban y a las personas que amaba? ¿Cómo podía apreciar la belleza del silencio? Tiene que haber alguna manera.

Crear una farmacia de audio

Si quería prestar más atención a mi entorno sonoro, la música parecía ser el lugar idóneo para empezar.

Todas las sociedades humanas tienen música, y esta desempeña un papel importante en actividades tan variadas como la danza, el ejercicio físico, los entrenamientos militares o los oficios religiosos. A pesar de que no todos usamos las mismas escalas (las elecciones de los músicos de África subsahariana, de Oriente Próximo y de China son diferentes y distintivas), todos sabemos reconocer los sonidos musicales. Los investigadores se han preguntado por qué una actividad que no resulta necesaria para la supervivencia está tan extendida. Quizá esté relacionado con el uso que hacemos del lenguaje, con la necesidad que tenemos de compartir un mismo ritmo con los demás, o con el deseo de encontrar pareja o formar una comunidad.

Sea cual sea su explicación, los estudios demuestran lo que todos sabemos: que la música tiene una influencia impresionante en el cuerpo, la mente y el comportamiento. Por ejemplo, escuchar música durante una intervención médica puede reducir la frecuencia cardíaca, la tensión arterial y el nivel de ansiedad del paciente; la música, por otro lado, puede servirnos para gestionar el dolor. La música no solo ayuda a los pacientes, también a los médicos: los cirujanos escuchan música en el quirófano para mantener la concentración y sentirse relajados. Los estudios demuestran que escuchar música mientras se hace ejercicio mejora el rendimiento y logra que el ejercicio resulte menos agotador.

La música mejora nuestra salud, y además nos hace sentir bien. Hay una razón para la frase «sexo, drogas y rocanrol». Escuchar nuestra canción favorita estimula las mismas sustancias químicas cerebrales que las drogas, el sexo y la buena comida. Por eso es una de las maneras más rápidas de levantar el ánimo y aliviar el estrés.

En general, nuestro cerebro busca patrones e interrupciones de estos que pueden servirnos para realizar predicciones útiles: si sé que una superficie brillante puede ser resbaladiza, iré con cuidado si el camino está helado. Este interés por los patrones y las sorpresas es lo que provoca que nos encante tanto lo que nos resulta conocido como la novedad. Cuando hacemos algo que nos resulta familiar (reconocer una canción, tomar nuestro aperitivo favorito o ver un episodio de *The Office*), el cerebro lo procesa con mayor facilidad —lo que puede provocar que nos guste todavía más—. Sin embargo, para divertirnos, solemos tender a probar cosas nuevas. Toda novedad implica un esfuerzo, aunque también resulta interesante; por eso las nuevas tendencias en música, arte y moda nos llaman tanto la atención.

La música apela a nuestra atracción por los patrones y la sorpresa. Cuando escuchamos una canción nueva, podemos anticipar con deleite la siguiente nota, y después emocionarnos cuando la música transgrede nuestras expectativas. Cuando los Beatles alcanzaron la fama en la década de 1960, a algunos les resultó perturbador el ritmo persistente de sus composiciones.[1] En la actualidad, en cambio, sus canciones nos resultan tan familiares que nos parecen ligeras y divertidas. Aunque la música no pare de evolucionar, a nosotros no nos ocurre lo mismo: a medida que transcurre la vida, tendemos a elegir el mismo tipo de música que escuchábamos a los veinte años, o incluso menos, porque fue entonces cuando se estableció nuestro gusto musical. Si tenemos más de veinticinco años cuando aparece un nuevo estilo musical —como sucedió con el hiphop a finales de la década de 1970—, es muy probable que no llegue a gustarnos demasiado.[2]

Aunque la música es una antigua fuente universal de placer para el ser humano, yo casi nunca escuchaba música, ni estando con los amigos, ni yendo de paseo o en carro, ni haciendo mis tareas cotidianas. (Por dejarlo claro: la colección musical de mi teléfono solo tenía treinta y seis canciones). Cuando Eleanor o Jamie ponían música en la cocina, solía apagarla instintivamente. Nunca iba a conciertos, no cantaba en la regadera y jamás hablaba de música.

No hace mucho fui a hacerme una resonancia magnética, y el técnico pareció sorprenderse cuando rechacé su oferta para poner música.

—¿En serio? —preguntó—. La mayoría de los pacientes prefieren que la ponga.

—Yo no, gracias —respondí.

Más sonido solo conseguiría hacer que el procedimiento me resultara más estresante, no menos.

Ahora quería aprovechar esta poderosa fuente de felicidad, pero no sabía por dónde empezar ¿Tenía que escuchar las grandes canciones estadounidenses del siglo XX? ¿Elegir a un intérprete y sumergirme en él? ¿Aprender a tocar el ukelele? Entre tantas dudas, tuve una inesperada revelación gracias a mi amigo Chuck Reed, productor ejecutivo de mi pódcast *Happier with Gretchen Rubin* y que llevaba décadas trabajando con músicos.

Un día, mientras esperábamos a que diera comienzo una de mis grabaciones, le pregunté:

—¿Cómo empezaste a trabajar en sonido?

—A través de la música —contestó Chuck—. La música siempre me ha encantado. Recuerdo escuchar a mi madre y mi tío tocando la guitarra en la cocina, sus voces e instrumentos armonizados, y la gran sensación de euforia que me produjo.

—Como eres tan consciente de la música y el sonido —seguí diciendo—, ¿percibes sonidos que los demás no captamos?

—¡Claro! Por ejemplo, cuando escucho un pódcast, a veces noto que el volumen de una persona está más alto que el de las demás, y no lo soporto. Además —añadió—han cambiado la ruta de algunos aviones y ahora sobrevuelan nuestro barrio. Estoy liderando la lucha para detener eso, pero hay vecinos que ni siquiera se han dado cuenta.

—¿El sonido te hace más feliz?

—No te quepa la menor duda. Me encanta escuchar música cuando estoy en la cocina. A mi esposa también le encanta la música, es cantante, y trabaja en musicales. Por eso siempre hay música en casa cuando cocinamos o hacemos una barbacoa.

—Te oigo hablar de la música y me entran tantas ganas de apreciarla bien —dije con melancolía—. Pero no tengo demasiado oído para la música.

—Eso lo dirás tú, porque yo creo que sí tienes oído para la música —opinó Chuck—. Más del que crees, aunque a tu manera, claro.

—¿En serio? —exclamé con sorpresa—. ¿Por qué?

—En los episodios de tus pódcast hablas mucho de la reacción tan profunda que te puede llegar a provocar una canción en concreto.

¿Me interesaba la música? Nunca lo había pensado así. Sin embargo, por primera vez en mi vida, en lugar de descartar directamente la reacción que me provocaba la música, intenté comprenderla.

Chuck tenía razón: la música me provocaba una fuerte emoción. Se me hacía un nudo en la garganta escuchando *The Farmer and the Cowman* [El granjero y el vaquero], del musical *Oklahoma!*, o cuando escuchaba a Nina Simone cantando *Feeling Good* [Me siento bien]. ¿Por qué reaccionaba ante la música de una manera distinta a los demás?

Sabía que a mucha gente le suele gustar escuchar un determinado estilo de música, la música compuesta por sus artistas favoritos, la de la radio o listas de reproducción personalizadas. Escuchan mucha música y siempre están buscando otra nueva.

No era mi caso.

El comentario de Chuck me hizo ver que a mí me encantaban canciones concretas. La mayoría de las personas se centraba más en los músicos, o en los géneros musicales; yo, en cambio, me centraba más en las canciones. Cuando daba con una canción que me gustaba mucho, la ponía una y otra vez, pero luego no me dedicaba a escuchar otras canciones del mismo artista o del mismo género musical.

A veces me encantaba una canción apenas la oía, pero eso no me sucedía con frecuencia. Lo habitual era que primero me familiarizara con una canción por casualidad y que, con el paso del tiempo, terminara gustándome. Por ejemplo, como a Eliza le gusta mucho Joanna Newsom, no parábamos de oír el tema *'81*. La primera vez que lo escuché, me dije: «¿Pero esto qué es?». Se oía una voz etérea, casi sin acompañamiento, entonando una melodía que hacía unos giros inesperados. No se parecía a nada de lo que había escuchado hasta el momento.

—Es de Joanna Newsom. Toca el arpa. —Y Eliza se puso a tararear la melodía.

—No puedo creer que puedas cantar eso —comenté—. Es una música tan rara que mi cerebro no es capaz de procesar lo que está pasando.

Un día, cuando ya había oído *'81* varias veces, me di cuenta de que me encantaba, y entonces ya no paré de ponerla. (Sin que me entraran ganas de escuchar otras canciones de Joanna Newsom).

Siempre había considerado que no reaccionaba bien ante la música, y como mi manera de descubrir y amar la música no parecía ser la más adecuada —era simplona y poco refinada—, no le prestaba demasiada atención. Sin embargo, no existen maneras correctas o incorrectas. Para que la música me resultara más placentera, me di cuenta de que no debía cambiar, sino aceptar que a mí me gustaba la música gracias a canciones concretas.

Cuando acepté mi forma de escuchar música, empecé a disfrutar más de ella. Cuando oía una canción que me encantaba, corría a añadirla a la lista de reproducción de mi celular. Y me permitía disfrutar esa única canción. Me permitía ser Gretchen.

Muchas de las canciones que había añadido a mi creciente lista de reproducción me ponían melancólica, algo que a veces me gustaba, pero no siempre. Sabía, tanto por los estudios leídos como por mi experiencia diaria, que escuchar canciones animadas era una buena manera de aumentar la energía y la alegría, así que decidí crear una audiofarmacia, una lista especial de canciones que me proporcionaban un subidón.

Entré en YouTube en busca de inspiración, y escuché a Dolly Parton cantar *Mule Skinner Blues* [El *blues* de la mulera]. Me puse tan contenta escuchando esta alegre canción de yodel (¡hey, hey!), que fue la primera que añadí a mi audiofarmacia. Y, con el tiempo, añadiría las siguientes:

You're Dead [Estás muerto], de Norma Tanega.
You Really Got Me [Me tienes atrapado], de The Kinks.
Pon de Replay [Ponla otra vez], de Rihanna.
Not Fade Away [No desaparece], de Buddy Holly & The Crickets.

Shiny Happy People [Gente contenta y radiante], de R.E.M.
I've Got a Feeling [Tengo la sensación], de The Beatles.
These Boots Are Made for Walking [Estas botas son para caminar], de Nancy Sinatra.
Hey ya! [¡Oye, tú!], de Outkast.
I Want You [Te quiero a ti], de Savage Garden.
Good Vibrations [Buenas vibraciones], de The Beach Boys.
Push It [Empuja], de Salt-N-Pepa.
Feel It Still [Todavía lo siento], de Portugal. The Man.
Rhapsody in Blue [Rapsodia en azul], de George Gershwin. (Me encantan los dos últimos minutos. ¡Qué gran final para una canción!).

Fui añadiendo canciones a mi audiofarmacia sin que me preocupara lo más mínimo lo que mi selección musical podía revelar sobre mí. Aparté de mi pensamiento ideas como: «¿Pensarán que esta canción es sentimentaloide?» o «¿Está padre esta canción?». Si a mí me hacía feliz, la añadía a la lista, así que crear mi audiofarmacia me brindó una nueva oportunidad de conocerme a mí misma y saber lo que me gustaba. Por otro lado, como cada canción me recordaba el momento en el que me había dado cuenta de que me gustaba, mi lista de reproducción hacía que me sintiera más conectada con mi pasado: con la sensación de estar arreglándome para ir a una fiesta de la universidad o con la de ese día de verano de hace unos años en que tomé el carro para ir a la playa.

Con el paso del tiempo, he aprendido que es importante darnos alguno que otro gusto —puede sonar autocomplaciente o frívolo, pero no es así—. Cuanto más nos ofrezcamos a nosotros mismos, más podremos exigirnos. Los gustos nos permiten perseverar en nuestros objetivos, resistir las tentaciones malsanas y no hacer caso a las molestias insignificantes. Sin embargo, cuando no nos permitimos ningún gusto, podemos empezar a sentirnos quemados, agotados y resentidos.

Por eso siempre buscaba recompensas, y con la audiofarmacia acababa de encontrar una nueva. Escuchar una canción de mi lista me daba un subidón de dopamina, como si hubiera ganado una apuesta o dado un mordisco a una barra de chocolate. Es más, podía deleitarme escuchando música tanto como quisiera. Quería darme alguno que otro gusto, para qué negarlo, pero tampoco quería entregarme a algo para sentirme mejor y que terminara haciendo que me sintiera peor. La música era un gusto sano.

Así como la búsqueda del color escarlata me había servido para ver mejor, buscar canciones me sirvió para oír mejor, y, evidentemente, para disfrutar más la música. Tanto si estaba en el departamento de una amiga, en una farmacia o viendo la televisión, escuchaba la música con más atención, siempre pendiente a nuevas canciones que pudiera incorporar a mi audiofarmacia.

Cuando Chuck me dijo: «Yo creo que sí tienes oído para la música. Más de lo que crees, pero a tu manera, claro», me ayudó a verme bajo una nueva luz, a reconocer una nueva verdad sobre mí misma.

Asistir a un concierto

Al darme cuenta de que mi forma de apreciar la música se centraba más en las canciones que en los músicos o en los géneros musicales, comprendí por qué no me gustaba demasiado asistir a conciertos o comprar discos.

¿Por qué debía pasarme horas escuchando a Beethoven cuando yo solo quería escuchar los tres primeros minutos del segundo movimiento de la *Sinfonía n.º 7 en la mayor, opus 92*, el *Allegretto*? ¿Por qué iba a ir a un concierto de Kate Bush cuando yo solo quería oír *L'Amour Looks Something Like You* [*L'amour* se parece a ti]?

De todos modos, una actuación musical es una de las maneras más antiguas y populares de disfrutar los sentidos, y ahora que tenía el oído más entrenado para disfrutar el sonido y la música, decidí ir a un concierto. Pero ¿a qué concierto?, ¿y cómo se entera la gente de cuándo hay un concierto? Mi cerebro tenía asumido que a mí no me interesaban, así que nunca me señalaba esa información. ¿Debía ir a un estadio, a una cafetería *indie* o a un auditorio clásico?

Un día me encontré con un artículo que me intrigó. Entre las numerosas actuaciones de su apretado calendario, el Feinstein's/54 Below de Manhattan ofrecía *Sondheim Unplugged* [Sondheim acústico], donde se interpretaban todas las canciones del reverenciado compositor y letrista Stephen Sondheim. En este recital, que abarcaba toda una década, varios artistas de Broadway y del mundo del cabaré cantaban canciones de Sondheim acompañados solo por un piano. También me enteré de que el Feinstein's/54 Below era un café-concierto de Broadway; es decir, un lugar en el que el público puede comer, tomar y escuchar música.

Me intrigaba la perspectiva de asistir a un concierto de Sondheim porque a toda mi familia le encanta este compositor. Eliza me contó que, de pequeña, pensaba que Sondheim se llamaba *Stephen Songtime* [Stephen Hora de la Canción], lo que, de ser cierto, habría sido un ejemplo perfecto de determinismo nominativo. Sin embargo, mis conocimientos sobre Sondheim eran muy someros, y nunca había ido a ver alguno de sus grandes espectáculos, como *Sweeney Todd*, *En compañía* o *Golfus de Roma*.

Estaba resuelta a ir, y compré entradas para Jamie y para mí. Solía ser él quien se encargaba de nuestros planes, así que me alegré de ser yo quien, por una vez, organizara una velada divertida. Pero cuando llegó el día del espectáculo, Jamie me dijo:

—No te lo tomes a mal, pero esta noche no podré ir.

—¿Qué? ¿Por qué no? —le pregunté.

—Estamos llegando a una fecha límite. Tenemos que mantener una conversación telefónica entre seis personas y esta noche es el único momento en que todos estarán disponibles. Tengo que participar en ella, de verdad.

—¿Estás seguro?

—Sí —dijo Jamie—. Lo siento.

—¡Qué pena! —exclamé decepcionada—. Te extrañaré. Además, es en un café-concierto, y eso significa que tendré que sentarme con personas que no conozco. Me voy a sentir muy rara.

—Lo siento mucho —repitió Jamie, y me abrazó.

Unas horas después fui hasta el Distrito de los Teatros y bajé por unas empinadas escaleras al club subterráneo de la calle Cincuenta y Cuatro (de ahí el nombre *54 Below*). El interior del establecimiento estaba abarrotado de mesas y bancos distribuidos alrededor de un escenario bajo y amplio con un piano. El ambiente era muy acogedor.

Cuando un mesero me acompañó hasta mi asiento, descubrí que iba a compartir una mesa para cuatro personas con dos hombres que ya estaban sentados. Me había llevado un libro para leer, pero la disposición de los asientos impedía que nos ignoráramos mutuamente sin parecer unos maleducados.

—Lo siento muchísimo —dije cuando me hube sentado—, pero mi acompañante no ha podido venir esta noche y temo entrometerme en su conversación.

—No pasa nada. No te preocupes —dijeron ambos al unísono.

Con un gesto que aprecié mucho, el hombre que estaba sentado más cerca de mí se colocó en el centro del banco para que pareciera que formábamos un grupo de tres, en lugar de quedarse ellos dos sentados enfrente.

Mis compañeros de mesa resultaron ser una compañía perfecta. Peter y Charlie eran dos viejos amigos que habían empezado por la misma época en Nueva York. Años después, Charlie se mudó a Dallas con su esposa y Peter se quedó a vivir en Brooklyn. Charlie había ido a la ciudad por cuestiones de trabajo, y, como a los dos les encantaba Sondheim, habían decidido asistir juntos al concierto.

Mientras cenábamos y tomábamos, hablamos de Sondheim, de los cinco sentidos, de las antiguas radionovelas y de las películas que nos gustaban.

En cuanto terminamos de comer, las luces se atenuaron, el maestro de ceremonias subió al escenario para presentar el número de apertura y cinco artistas se reunieron para cantar una canción que ya conocía: *Sunday* [El domingo], del musical *Sunday in the Park with George* [Un domingo en el parque con George]. Dieron en el clavo, porque yo había ido a ese concierto como parte de mi misión para explorar los cinco sentidos, y la canción trataba precisamente sobre la lucha del pintor George Seurat para capturar los colores, la luz y las imágenes de un domingo cualquiera.

A continuación, una mujer tomó el micrófono y cantó *Send In the Clowns* [Que entre la alegría]. Cuando le comenté a mi padre que iba a asistir a ese concierto, me dijo que recordaba muy bien la primera vez que había oído esta canción de Sondheim.

—Dime, cuando la escuchaste, ¿pensaste que se acabaría convirtiendo en un clásico que la gente cantaría durante años? —le pregunté.

—No —dijo—, no pensé *eso*. Pero sí recuerdo haberla escuchado, y eso no es habitual.

Entre número y número, el anfitrión presentaba las canciones recordándonos su contexto y contando la historia de Sondheim y su obra. Rápidamente, sus canciones dejaron de resultarme tan familiares como antes, y tuve la certeza de que habría apreciado más su música si, como mucha gente del público, me hubiera pasado horas y horas escuchando *Follies*, *A Little Night Music* [Una pequeña serenata] y *Gipsy* [Gitana] y me supiera de memoria la letra de todas esas canciones. Sin embargo, disfruté la oportunidad de escucharlas. ¿Había alguna canción que pudiera añadir a mi audiofarmacia? Las letras de Sondheim son famosas por la complejidad de sus ideas y sus agradables rimas, así que presté mucha atención a las palabras, algo que rara vez hacía cuando escuchaba música.

Como las canciones no se representaban en un gran teatro, las interpretaciones resultaban más tiernas y reveladoras. Noté la emotividad creciente del público mientras todos escuchábamos la reflexiva «No One Is Alone» [Nadie está solo], de *Into the Woods* [En la inmensidad del bosque], y la triste y triunfante «Being Alive» [Estar vivo], de *En compañía*. En un momento dado, el anfitrión de la velada contó que Sondheim había estado sentado en esta misma sala.

—¡Justo ahí! —exclamó, señalándome con un gesto teatral.

Noté un estremecimiento al sentirme conectada.

El concierto duró unos setenta y cinco minutos, y fui feliz durante toda la velada, desde el comienzo hasta el final. Estas experiencias no eran habituales para mí, y por eso el concierto me resultó tan intenso. Me lo había pasado muy bien hablando con dos desconocidos, y me había divertido mucho escuchando el concierto con ellos. Pero, por encima de todo, me sentía feliz por la variedad de sentimientos que había experimentado. Gracias a la música de Sondheim, en una sola velada había sentido más emociones, y más intensas, de las que normalmente habría sentido en toda una semana.

Al día siguiente, mientras le ponía la correa a Barnaby para llevarlo a su paseo matutino, le dije cantando a Jamie:

—Barnaby / va a hacer pipí / y cantando así / ¿no te parezco Sondheim-í?

—Claro que sí... —contestó sonriendo.

Darte un baño de sonidos

Como ya había aprendido en el concierto de Sondheim, el entusiasmo nos empuja a la aventura. Ya sea el tenis, la jardinería, la cocina tailandesa o hablar italiano, una pasión nos impulsa a ir a lugares distintos y a hablar con desconocidos.

El entusiasmo de una persona puede despertar la curiosidad en otras. Mi hermana Elizabeth es una enamorada de los baños de sonido, una experiencia inmersiva en la que, para favorecer la calma y la sanación, los participantes escuchan sonidos. Puede tratarse de sonidos de campanas, de gongs o, más habitualmente, cuencos tibetanos, que son cuencos de metal o de cuarzo que se golpean con mazos para crear tonos ricos y de una gran resonancia.

—Los baños de sonido son muy populares en Los Ángeles —me dijo Elizabeth—. Yo los encuentro más relajantes que un masaje.

Me entraron ganas de probar por mí misma esta experiencia centrada en el sonido. Al saber del interés que despertaba en mí el sentido del oído, una amiga me pasó un enlace a una meditación con baño de sonido. «¡Gracias! Acabo de apuntarme. ¿Quieres venir conmigo?», le escribí. «¡Claro que sí!», respondió.

Unas semanas más tarde me dirigí al Distrito de Flatiron para reunirme con mi amiga en el Fotografiska, la sede neoyorquina de un museo sueco de fotografía ubicada en un edificio histórico. Pensé que un museo resultaba un lugar extraño para un baño de sonido, pero, según supe, en la programación del Fotografiska había muchas actividades que no eran fotográficas.

Pasamos junto a la tienda de regalos de la planta baja para subir en el elevador hasta una sala enorme y diáfana de paredes de ladrillo rojo, piso de madera y enormes ventanales en la que, sobre una pantalla, se proyectaba una imagen gigante de una vela parpadeante. Diez tapetes de yoga se abrían en forma de abanico partiendo de un conjunto de cuencos de cuarzo blanco. Nos sentamos sobre dos de ellos y esperamos.

—¿Qué es lo que hacen aquí exactamente? —preguntó mi amiga en voz baja—. Nunca había estado antes en algo así.

—Yo tampoco —respondí—. Lo único que sé es que vamos a oír sonidos.

Tras darnos brevemente la bienvenida, una instructora nos guio a nosotras y a los ocho participantes restantes para hacer algunos estiramientos y unos ejercicios de meditación. A continuación, nos tumbamos sobre los tapetes de yoga. Con un mazo forrado de tela de ante, empezó a golpear los cuencos y a recorrer su borde exterior para producir una nota sostenida.

Los cuencos creaban unos sonidos inusualmente claros y agradables, sin obedecer a patrones discernibles. Entendí por qué los cuencos tibetanos se asociaban a la meditación, porque estos sonidos y su reverberación resultaban más conmovedores que la mayoría de los sonidos.

Mientras escuchaba, pensé que, aunque habría podido darme un baño de sonido en YouTube, la gran riqueza de esta experiencia provenía del hecho de que el sonido estaba sucediendo *en ese preciso instante y en ese lugar en concreto.* Y si no prestaba atención, me la perdería. Ninguna grabación podría sustituirlo. Podía oír las vibraciones en el aire y también a través del suelo sobre el que estaba tumbada.

Por otro lado, todos mis sentidos trabajaban al unísono para crear este momento. Escuchaba los sonidos y, si abría los ojos, veía el video de la vela proyectado en la pantalla, y a la instructora moviéndose entre los cuencos. Capté el aroma incierto del limpiador para suelos y el fresco y frío aire de la corriente que entraba por los ventanales. Sentí la blandura del tapete de yoga y la presencia de los demás participantes.

No tardé en borrar todos esos pensamientos. No era consciente de que el tiempo iba transcurriendo, y aunque imaginaba que los cuarenta minutos se me harían largos, no tenía sensación de aburrimiento o impaciencia. Sentí como si me hubiera sumergido en las profundidades de un océano.

Cuando terminó, le pregunté a mi amiga mientras nos levantábamos del suelo:

—¿Qué te pareció? ¿Cómo te encuentras?

—No sé... ¿Relajada? —dijo ella con un semblante un tanto escéptico—. ¿Y tú?

—Me pareció interesante. Me siento más tranquila —respondí.

Cruzamos la puerta de salida y nos detuvimos en la banqueta.

—¿Se te antoja tomar un café u otra cosa? —propuse.

—Me encantaría, pero no puedo —respondió—. Quedé con mi esposo para ir a cenar. Hoy es nuestro aniversario.

Nos quedamos platicando de pie durante unos minutos y luego me dirigí al metro. Al reflexionar sobre la experiencia del baño de sonido, me di cuenta de me había permitido disfrutar el puro placer que podía proporcionarme uno de mis sentidos, el del oído, sin que tuviera que pensar en cosas como: «¿Me gusta esta canción?» o «¿Y ahora qué?». No había ningún patrón que discernir o juzgar; ninguna curiosidad que satisfacer, ninguna información que procesar, ninguna necesidad de reaccionar. Con las computadoras, los celulares y los libros compitiendo por captar mi atención, el compromiso total de atender a mi oído hizo que me sintiera más conectada a mi cuerpo.

Por otro lado, había disfrutado la oportunidad de poder hacer con una amiga una actividad que se salía de lo habitual. Nos habíamos reunido por un motivo muy concreto y habíamos compartido una nueva experiencia sensorial. Ahora bien, la próxima vez que planeara otra aventura de este estilo, me aseguraría de que ambas dispusiéramos del tiempo suficiente para poder comentarla después.

TOMAR EL MICRÓFONO

Debido a la delicada estructura del oído, nuestra audición es vulnerable a los daños. Nacemos con unas dieciséis mil células ciliadas cocleares que nos permiten captar los sonidos, y estas células no se regeneran. Si se dañan irreparablemente —por ejemplo, por exponerse durante demasiado tiempo a sonidos intensos—, se pierde la audición.

Unos 37 500 000 adultos en Estados Unidos declaran tener algún problema auditivo, que puede deberse a la exposición a ruidos fuertes, la herencia, traumatismos craneales, enfermedades, problemas de salud, medicamentos o, más habitualmente, a la edad (casi la mitad de las personas mayores de setenta y cinco años tiene problemas auditivos).

Para los que así lo desean, existen diversas tecnologías que pueden servir para paliar la sensación. Los audífonos amplifican el sonido y pueden ayudar a filtrar el ruido de fondo, y son los mismos usuarios quienes los ponen o los quitan de su canal auditivo (me sorprendió saber que los audífonos inalámbricos normales, como los AirPods, pueden usarse también como audífonos). En cambio, los implantes cocleares requieren someterse a una intervención quirúrgica y funcionan estimulando directamente el nervio auditivo.

Hace unos años, mi padre pasó a engrosar la lista de los 7 500 000 estadounidenses mayores de sesenta años que necesitan audífonos. Él creía que con sus dedos tan grandes y rígidos le costaría manipular los audífonos, pero quedó encantado cuando vio que podía manejarlos con facilidad.

—¿Qué notaste cuando empezaste a llevar audífonos? —le pregunté.

—Muchos sonidos insignificantes que ni sabía que existían, como el crujido del periódico al pasar la página o el chorrito del café al servirlo —dijo mi padre—. Y me di cuenta también de lo alto que tenía puesto el volumen de la televisión.

Cuando somos conscientes de que las experiencias sensoriales de los demás pueden variar mucho entre sí, somos más capaces de mostrarnos considerados. A modo de ejemplo te contaré lo que me dijo un día un organizador de eventos:

—Usa siempre un micrófono. Hay bastantes conferencistas que insisten en que no lo necesitan, que pueden hablar lo suficientemente fuerte como para que los oigan los demás, pero hazme caso y usa siempre un micrófono.

—Entiendo que la gente no quiera usarlo —repliqué—. Parece más práctico hablar sin él.

—Puede que te lo parezca, pero en realidad es una falta de consideración —dijo él—. Aunque algunas personas te digan que pueden oírte, es posible que otras no te oigan tan bien. La amplificación es fundamental.

Pocos días después de aquella conversación, entrevisté a un amigo en un acto en una librería para presentar su biografía. Mientras nos acomodábamos en unos taburetes frente al público, el organizador dijo:

—La sala es bastante pequeña. ¿Quieren que les traiga un micrófono o prefieren hablar más fuerte?

—¿Tú qué crees? —me preguntó mi amigo.

—Que nos den un micrófono, por supuesto —dije.

Ahora, cada vez que me ofrecen un micrófono, lo tomo.

Es evidente que hay personas que no dependen del sonido para comunicarse. La famosa actriz francesa Emmanuelle Laborit, que nació privada del sentido del oído, dice que la primera vez que vio a alguien usar el lenguaje de signos, cuando tenía siete años, le pareció «hermoso y cautivador»:[3]

> Tengo un recuerdo bastante impreciso de ese primer y asombroso viaje que hice a Vincennes y en el que vi, estupefacta, un torbellino de manos que se movían sin parar... Recuerdo perfectamente mi sorpresa al ver

que mi padre entendía lo que las manos de Alfredo y la boca de Bill le estaban diciendo. En esa época yo todavía ignoraba que, gracias a esos dos hombres, aprendería la lengua de los signos.

Tras leer la biografía de Nyle DiMarco, *Deaf Utopia* [La utopía de los sordos], Elizabeth y yo le hicimos una entrevista para nuestro pódcast *Happier with Gretchen Rubin*. Fue ganador en el programa *America's Next Top Model* [El modelo revelación de Estados Unidos] y en el de *Dancing with the Stars* [Bailando con las estrellas] y productor ejecutivo de *La universidad para sordos*, un programa de telerrealidad sobre estudiantes sordos y con problemas de audición de la Universidad Gallaudet. Hablando de su trabajo en Hollywood para dar más representatividad a la sordera, comentó:

—Llevamos muchos años trabajando en la creación de unos contenidos que son fantásticos, con unas historias sorprendentes, y quienes tienen la capacidad de oír siempre han querido solucionar nuestro problema, cuando, en realidad, lo único que queremos es sentirnos incluidos.

Para Hollywood, señaló, más inclusión significa más historias.

Para realizar la entrevista en sí, aprovechamos el poder de diversas tecnologías visuales y auditivas. Elizabeth y yo nos comunicábamos con Nyle gracias a la ayuda de su intérprete de la lengua de signos, y los cuatro estábamos conectados a una pantalla de video. Más tarde subimos la entrevista a reproductores de audio y al reproductor de video de YouTube, donde aparecía con subtítulos. Las distintas tecnologías permitían que se pudiera elegir entre ver, escuchar o leer, lo que resultara más conveniente.

Escuchar mejor

Para las personas que se comunican mediante el lenguaje hablado, dar sentido al habla es una tarea compleja para el sentido del oído —tanto auditivo como oral—. Según un mito muy extendido, en la comunicación personal solo el siete por ciento del significado se transmite a través de la palabra hablada. Esa estadística no es cierta, pero sí lo es que prestamos atención a muchas más cosas que el habla para entender lo que la gente intenta comunicarnos. Escuchamos su tono de voz, la velocidad y el volumen con los que pronuncian las palabras y la rapidez con la que responden a los demás.

Mi madre me habló de un programa de televisión en francés que había estado viendo con mi padre.

—Es curioso —comentó—. Pongo los subtítulos, pero también quiero oírlo, aunque sea en francés. Dejo el volumen como siempre.

—¿Por qué, si no puedes entender lo que dicen? —pregunté.

—Porque es como si no comprendiera bien lo que pasa si no oigo sus voces.

Decidí probar. Puse un programa de televisión en danés y bajé el volumen. Mi madre tenía razón. Los subtítulos proporcionaban las palabras, pero sin las voces costaba más seguir la acción. ¿Estaba el personaje tranquilo, molesto, asustado? ¿Hablaba en serio o bromeaba? Sin oír sus voces, era difícil saberlo.

Aunque nuestro oído procesa el habla, los ojos también desempeñan un papel muy importante. Para las personas que padecen una pérdida auditiva, la vista puede ser una herramienta vital para la comunicación; para quienes tienen un nivel auditivo típico, aproximadamente un veinte por ciento de la comprensión procede de mirar los labios, los dientes, las mejillas, las mandíbulas, la lengua y los movimientos de la cabeza de su interlocutor.[4]

Escuchar con atención es una herramienta muy poderosa. En el templo de Apolo en Delfos, puede leerse: «Percibe lo que has oído», que suena como una de esas típicas frases de Yoda, y es más fácil decirlo que hacerlo. A menudo me preocupaba encontrar las palabras adecuadas —por ejemplo, si una de mis hijas me planteaba un problema—, pero aprendí que podía ayudar no solo con lo que decía, sino también con la manera en que escuchaba.

Por ejemplo, hay estudios que demuestran que cuando las madres escuchan sin dar consejos ni juzgar cuando sus hijos proponen soluciones a sus propios problemas, los niños mejoran notablemente su capacidad de resolución de problemas. En el caso de los adultos, las investigaciones demuestran que quienes hablan con personas que les escuchan con atención dan con mejores soluciones que las que proponen ideas aislándose de los demás.[5]

Como oyente, a menudo padecía el síndrome del miedo a perderse algo durante una conversación. En un grupo reducido, prefería una única conversación para no perderme nada, y me molestaba cuando se empezaban varias conversaciones en paralelo. Sin embargo, aprendí que este patrón es prácticamente inevitable:[6] los estudios sobre el denominado *problema de las veladas* demuestran que cuando se forma un grupo de más de cuatro personas, este suele dividirse en dos o más conversaciones. Por eso, para mi alivio, abandoné cualquier intento de reunir a mucha gente en torno a una misma conversación.

Ahora bien, como oyente, me enfrentaba a un desafío todavía mayor: ¿cómo escuchar mejor a alguien que no quiere hablar? Jamie solía ser bueno escuchando, pero a mí me hubiera gustado que hablara más.

Hay dos estrategias típicas para hacer que alguien hable, pero ninguna de las dos funcionó con Jamie. Una es hacer preguntas, pero a Jamie no le gustaba responderlas; la otra es conseguir que la persona te hable de sí misma, pero a Jamie le desagradaba hablar de él.

Con frecuencia esquivaba mis intentos y cambiaba de tema o se ponía a hacer el tonto hasta que yo terminaba diciéndole, al estilo del beisbolista Yogi Berra: «¿Puedes hacer el favor de callarte y ponerte a hablar?». Cuando Jamie daba señales de que quería hablar en serio sobre algo, solía empezar a hablar y, casi de inmediato, cambiaba de tema o agarraba el teléfono.

Se me ocurrieron algunas estrategias.

Me di cuenta de que cuando Jamie tenía ganas de hablar, yo tenía que escucharlo. Pero a menudo me alegraba tanto que hablara que me lanzaba a hacer mis propios comentarios en lugar de dejarlo hablar sin interrupciones. También me impuse que cada vez que él estuviera dispuesto a hablar, yo cerraría el libro, dejaría el teléfono o quitaría el programa de televisión. En el caso de que Jamie hiciera una pausa, por ejemplo, para enviar un mensaje a alguien, yo esperaría en silencio hasta que retomara la conversación.

Cuando empecé a prestar más atención a nuestros patrones de comportamiento, me di cuenta de que Jamie escuchaba incluso aunque no lo pareciera. Muchas veces le contaba algo y no parecía prestarme atención, pero luego me daba cuenta de que sí me había escuchado. Cuando le dije que había conocido a alguien que podría ayudarlo en el proyecto que acababa de iniciar, no me hizo ningún comentario, pero se puso a documentarse sobre esa persona. Cuando le mencioné un libro de misterio que le había encantado a una amiga mía muy aficionada a la lectura, no me dijo nada, pero al cabo de unos días apareció por casa con un ejemplar. Darme cuenta de este patrón me sirvió para ajustar mis expectativas: Jamie me escuchaba, aunque no siempre reaccionara de inmediato.

Escuchar puede parecer poco exigente, pero en realidad es una tarea activa y agotadora. A lo largo de los años he descubierto que cuando trabajo en un proyecto muy ambicioso, me va mejor si desgloso mis pensamientos en afirmaciones concisas. He recurrido a mi «método del manifiesto» para aclarar mis pensamientos con un manifiesto para la felicidad, un manifiesto para los hábitos, un manifiesto para los pódcast..., y ahora he escrito un manifiesto para escuchar. Para escuchar a Jamie o a cualquier otra persona.

- Demostrar mi atención: volver el cuerpo y los ojos para mirar a la otra persona; dejar el libro o el teléfono; asentir con la cabeza; establecer contacto visual; decir «ajá» y tomar notas.
- No apresurarme a llenar los silencios.
- Hacer preguntas aclaratorias, repetir o resumir lo que me han contado para dar a entender que comprendí bien las cosas... o no.
- Respetar lo que los demás desean contar: si sacan un tema, hablar de él. Si abandonan un tema, no volver a traerlo a colación a no ser que sea estrictamente necesario.

- No interrumpir con juicios o sugerencias. (Yo suelo animar a la gente a que lea algún libro en particular).
- Guardar el celular. (Hay un estudio que demuestra que la mera presencia de un teléfono hace que las personas sentadas a una misma mesa se sientan más distantes y menos dispuestas a entablar una conversación seria).[7]
- Escuchar lo que no se está diciendo.
- No rehuir los temas dolorosos. (Es lo que yo suelo hacer, antes incluso de ser consciente de lo que está pasando).
- Dejar que las personas te cuenten cuál podría ser la solución a sus problemas en lugar de proponérsela tú.
- En caso de duda, dejar de hablar.

Pasé varias semanas retocando mi manifiesto, luego lo imprimí y lo clavé en el tablero de corcho de mi oficina para tenerlo a la vista y muy presente.

Poco después tuve la oportunidad de poner en práctica el manifiesto. A Eleanor le encanta hacer planes, y se había pasado todo el sábado diciendo que haría un pastel de chocolate: había encontrado la receta perfecta, comprado todos los ingredientes y establecido un horario para alternar las tareas con los distintos pasos para elaborar el pastel.

El domingo por la mañana, como suelen hacer todos los adolescentes, se levantó tardísimo, y Jamie se adelantó y preparó él mismo el pastel. Eleanor se enfureció.

Cuando regresé a casa, después de haber dado un largo paseo por los alrededores, Eliza, que estaba pasando con nosotros sus vacaciones de primavera, corrió a mi encuentro y me contó lo que había sucedido.

—¡Mira que se lo tenía dicho! —se quejó Eliza—. Le dije que, si quería hacer el pastel él, que lo dijera antes. Pero decidió actuar por su cuenta.

—Sí... Eleanor se enojó mucho conmigo —admitió Jamie—. ¿Podrías hablar con ella, por favor?

—Claro —respondí—. Pero, dime, ¿por qué no la esperaste?

—Si quieres que te diga la verdad, pensé que le daría igual.

Encontré a Eleanor pensativa en su dormitorio.

—¿Qué pasó? —pregunté.

Eleanor me contó su versión de la historia, y yo resistí la tentación de empezar a hacer comentarios. Me limité a escuchar, y no solo oyendo lo que me contaba, sino también observando el modo en que recostaba la cabeza en el respaldo de la silla, la manera de argumentar su versión y la forma en que se iba convenciendo a sí misma para lograr un estado de ánimo más tranquilo.

Apenas hablé, pero la escuché atentamente, que era mucho más difícil que hablar. Al final, Eleanor había conseguido librarse de su enojo.

—Iré a echar un vistazo a alguna tienda de segunda mano —decidió—. Ese será mi descanso de las tareas.

Mi escucha atenta le había resultado mucho más valiosa a Eleanor que cualquier consejo que hubiera podido darle.

En ese instante, Jamie asomó la cabeza.

—Lo siento mucho, de verdad —repitió.

—Da igual... —respondió Eleanor, ya apaciguada—. Pero, la próxima vez, ¡pregunta primero!

—De acuerdo —dijo Jamie. Mostró el pulgar hacia arriba y se fue, claramente aliviado por haber sido perdonado.

Mientras yo escuchaba este intercambio, de repente me di cuenta de que la palabra *listen* era como un anagrama de la expresión *silent*.* Se ajustaba en todo.

Hacer la visita diaria

Gracias a mis visitas diarias al Museo Metropolitano de Arte de Nueva York, sabía que podría reservarme un tiempo cada día para explorar mis cinco sentidos —no solo lo que veía, sino también lo que oía, olía,

* N. de la T: las palabras en inglés *listen* (escuchar) y *silent* (silencioso) están formadas por las mismas letras, pero en distinto orden.

tocaba e incluso saboreaba—. Me fui dando cuenta de que cada vez tenía más ganas de que llegara el momento que me había marcado en la agenda. En cuanto atravesaba las puertas de cristal del museo, se apoderaba de mí una gran calma. Tanto si pasaba ahí más de una hora como si solo me quedaba quince minutos, mientras iba recorriendo las salas ignoraba lo que ese día captaría mi atención, o el modo en que llegaría a establecerse alguna conexión, aunque fuera mínima.

Un aspecto que me encantaba de mis visitas al museo era la atmósfera de silencio del Metropolitano. Nadie me hablaba, muchas salas estaban en silencio e incluso en las zonas más concurridas se percibía una calma tras el ruido. Rara vez oí un claxon, un golpe o un grito.

De vez en cuando escuchaba música mientras paseaba por las salas del museo. De la misma manera que una banda sonora es capaz de cambiar el tono emocional de una película, yo era capaz de cambiar mi experiencia museística escuchando una canción. Una tarde en que me sentía decaída —con poca energía, bajo estado de ánimo y falta de interés—, caminé pesadamente hacia el Metropolitano y, para animarme, me puse los audífonos, elegí la canción *Roam*, de B-52's, y la escuché varias veces. La música me devolvió la alegría. En otra visita escuché *Today*, de Jefferson Airplane, e *Into White*, de Cat Stevens. Eran dos canciones melancólicas que encajaban muy bien con mi estado de ánimo contemplativo, y noté que, alentada por la música, caminaba más despacio y observaba durante más tiempo las obras de arte.

De todos modos, casi siempre prefería hacer mis visitas en silencio. Hay una tendencia a que los museos —y las iglesias, los restaurantes y otros espacios— sean más informales, ruidosos y relajados, pero a mí me gusta más el ambiente formal, contenido y meditativo del Metropolitano. Cada vez que salía del balcón del vestíbulo principal y entraba en la sala donde se exhiben representaciones a gran escala de Buda, me sentía aliviada porque el eco de las conversaciones paraba de repente y daba paso al silencio.

Mientras estaba en el Metropolitano, casi siempre visitaba alguna de sus nueve fuentes. El murmullo tranquilo y natural del agua añadía una variedad a los paisajes sonoros del museo, y el movimiento del agua aportaba una energía renovada a unas salas donde el arte permanecía inmóvil.

Una tarde, tras detenerme a examinar una celosía india, me senté en una banca de madera en el pequeño patio marroquí. Admiré el modo en que habían separado esa zona de las salas contiguas con arcos y columnas tallados, y con un pánel iluminado en lo alto para dar la impresión de un patio soleado.

En el centro, enmarcado por unos azulejos esmaltados de intrincados e intensos dibujos verdes y azules, había una fuente de piedra blanca con bordes en forma de cuenco bajo. El agua burbujeaba justo por debajo del borde ondulado, por lo que no salpicaba, pero, a pesar de lo débil que era, el sonido del agua lograba que la sala cobrara vida.

El sonido del agua real era esencial; poner una grabación no habría causado el mismo efecto. El borboteo del agua formaba parte de ese momento, de esa experiencia real que nunca más se repetiría. No había hecho clic en un enlace ni había pasado una página; había ido hasta ahí para sentar mi propio cuerpo en ese banco, esa tarde. Nada podía reemplazar la experiencia tan especial de oír el eco del agua contra la piedra, la sensación de este momento, de la vida, en toda su intensidad y evanescencia.

Cuando empecé este experimento, esperaba disfrutar mucho mis visitas diarias al Museo Metropolitano, pero la verdad es que también pensaba que me resultaría un poco pesado, una tarea que debía tachar de mi lista diaria.

Pero no me sentía así. Me encantaba ir al Metropolitano.

Mis visitas contrastaban extremadamente con la manera en que yo solía pasar el tiempo. Caminaba, en lugar de quedarme sentada. Me quedaba en silencio en medio de la multitud, en lugar de estar sola en mi oficina o hablando con otras personas. Me centraba más en mi cuerpo que en mi mente. Hacía lo que me gustaba, en lugar de intentar que me rindiera al máximo el tiempo de que disponía.

Para ayudarme a mantener la atención, a veces recurría a las técnicas que Sarah me había propuesto: levantar una mano para tapar parte de una obra de arte, entreabrir los ojos o usar un espejo de mano para ver su reflejo. Otros días jugaba a «la ruleta del Metropolitano». Abría al azar el enorme catálogo de la colección del museo que había comprado, leía sobre un objeto y luego iba a buscarlo. Pero, por lo general, me limitaba a pasear.

Hiciera lo que hiciera en el museo, después de tomar un descanso, dar un paseo y satisfacer mis sentidos, volvía a la mesa de mi oficina con energías renovadas. Mi naturaleza es implacable, y me cansan mucho mis preocupaciones y ambiciones. Era un alivio poder salir de mí misma para sumergirme en el mundo exterior.

A lo largo de los años, había probado distintas estrategias para reducir el estrés y gestionar la ansiedad: llevar a cabo buenas obras, hablar con una amiga, hacer diez *jumping jacks*... Lo probé todo. Aquellas visitas diarias eran algo completamente diferente. En lugar de lidiar con los sentimientos negativos, en el Metropolitano pude dejarlos a un lado.

Hay personas que pueden despejarse yendo a un parque, a una librería acogedora o a un barrio que no conozcan. Jamie aprovecha cualquier excusa para ir al supermercado; en una ocasión llegó a ir tres veces en un solo día. Para mí, un museo era el lugar idóneo. El calmado ensimismamiento que me embargaba hacía que me sintiera conectada conmigo misma, comprometida y, sin embargo, libre.

Reducir el ruido

En el Museo Metropolitano, y, de hecho, en todas partes, me encantaba comprobar cómo había cambiado mi percepción del sonido y el silencio, pero mi mayor conciencia tenía un inconveniente: también era más consciente de los ruidos desagradables.

El ruido puede parecernos una molestia pasajera e intrascendente, pero la contaminación acústica tiene consecuencias terribles para nuestra salud y bienestar. El ruido se ha relacionado con la hipertensión, las enfermedades cardíacas, los accidentes cerebrovasculares, la pérdida de audición, la ansiedad y la depresión. El ruido dificulta el aprendizaje de los niños, interfiere en el sueño, aumenta los niveles de estrés y favorece la inflamación. Los hospitales ruidosos dificultan el sueño y la recuperación.[8]

Hay sonidos universalmente desagradables. Uno de ellos —no es sorprendente— es el llanto de un bebé, y otro es el típico y molesto sonido que producen las uñas al rascar un pizarrón. Los estudios demuestran que, con independencia de nuestra edad,[9] sexo o cultura, a nadie le gustan estos sonidos.

Las circunstancias y el control influyen en lo molesto que nos resulta un ruido. El día que fui con mi láptop a una pequeña biblioteca local para escribir en su silenciosa sala de estudio, me distraje con la tos de una persona, y, en cambio, trabajando en una bulliciosa cafetería, las conversaciones a mi alrededor me ayudaron a concentrarme. El ruido de la batidora no me molesta si soy yo quien la está usando, pero me irrita cuando es Jamie quien hace ruido en la cocina.

Como los cambios repentinos e inesperados de ruido pueden despertarnos o distraernos, muchas personas recurren al ruido artificial para ahogar el sonido de los ladridos de los perros o de colegas que no paran de platicar. El ruido blanco, el ruido rosa, el ruido marrón y el ruido azul nos brindan diferentes *colores* de señales continuas en determinadas frecuencias y amplitudes.

Entré a internet para comparar distintos colores de ruido. El blanco abarcaba todas las frecuencias audibles y me recordaba a la estática de la televisión; el rosa era una mezcla de frecuencias, con un número menor de altas frecuencias y un sonido parecido al de las olas del mar o la lluvia al caer; el marrón parecía más amortiguado, como el sonido lejano de los truenos o las ráfagas de viento; el azul era más agudo, como un siseo, como el agua al salir de una manguera; el verde supuestamente captaba el sonido de fondo de la naturaleza, y el ruido negro era... el silencio absoluto. Mi favorito era el ruido rosa, y también me gustaban las grabaciones de los sonidos de la naturaleza («Llovizna en el bosque» o «Murmullo de un arroyo»), que, según confirman los estudios, nos pueden ayudar a sentirnos más calmados y relajados. Me di cuenta de que podía recurrir a distintas clases de sonido para situarme en determinados estados mentales.

¿Un lugar ruidoso que me gustaría que fuera más tranquilo? Los restaurantes. Y no soy yo la única. Las encuestas a consumidores muestran que el ruido excesivo es una de las principales quejas de los comensales, y distintas modas han hecho a los restaurantes aún más ruidosos. En lugar del efecto amortiguador que tenían elementos anticuados como las alfombras gruesas, las cortinas pesadas, los manteles y la tapicería acolchada, los restaurantes ahora tienen cocinas abiertas y superficies duras, hechas de loseta, acero inoxidable o madera, que hacen que el ruido rebote por todo el comedor. Los restaurantes se han sumado a esta moda: el aspecto es más actual; es más económico (resulta más fácil limpiar una superficie dura, y los materiales que absorben el ruido son caros), y puede redundar en un aumento de los beneficios, porque los estudios demuestran que, en los lugares más ruidosos, la gente come con mayor rapidez. Sin embargo, las investigaciones también sugieren que los ruidos fuertes disminuyen nuestra capacidad gustativa.[10]

A mí nunca me han gustado los restaurantes ruidosos, y, sin embargo, jamás me había planteado tener en cuenta el ambiente ruidoso a la hora de decidir dónde ir a comer. Grave error.

Una noche quedamos con unos amigos en un restaurante donde se comía de maravilla, pero que no pasaba la prueba del grito. Cuando alguien tiene que gritarme para que yo lo oiga, o si no puedo entender lo que me dicen a un metro de distancia, es porque el sonido es demasiado alto, y puede terminar provocando pérdida de audición. Cuando salimos por la puerta al término de la velada, sentí un gran alivio a medida que el ruido se iba disipando. Me prometí que la próxima vez que eligiéramos un restaurante tendría en cuenta tanto la calidad del sonido como la de la comida.

Cuando empecé a prestar más atención a mi oído, me di cuenta de que me irritaba profundamente el zumbido constante de la música de fondo que se oye en tiendas departamentales, aeropuertos, restaurantes e incluso en las banquetas. Yo no había elegido esa música, pero no podía apagarla ni tampoco ajustar el volumen. En cualquier caso, esa música de fondo no suele ser para complacernos, sino para manipularnos. Así como los restaurantes recurren a la música rápida y con el volumen alto para animar a las personas a comer y a tomar más rápido, las tiendas de comestibles ponen música lenta para animar a los compradores a quedarse en el establecimiento. Y pasar más tiempo en la tienda supone más ingresos por comprador.

Un amigo mío descubrió la manera de aprovechar en beneficio propio el ruido musical.

—En la universidad —me contó—, para que la gente se fuera de una fiesta, ponía en bucle a Air Supply cantando *I'm All Out of Love* [Me quedé sin amor]. ¡Se iban corriendo!

En esa misma línea, algunas tiendas de las cadenas 7-Eleven y Rite Aid ponen la misma música (lo común, a Barry Manilow) una y otra vez para que la gente no se quede plantada frente a la puerta de entrada.[11]

En mi propia vida podía moldear mi entorno auditivo añadiendo sonidos que me gustaban y eliminando los que me resultaban desagradables. Así como hacía una limpieza periódica, tanto en casa como en la oficina, para librarme del desorden, necesitaba hacer una limpieza para librarme del alboroto.

Para reducir el ruido, le pedí a Jamie que usara los audífonos cuando hiciera videollamadas, y así no tendría que oír voces confusas. Para reducir las llamadas telefónicas indeseadas, registré el número de teléfono de casa y el de mi celular en el Registro Nacional de Llamadas no Deseadas. Y puse el teléfono en modo silencio para minimizar la distracción que me provocaba: la ansiedad del timbre o el síndrome de la vibración fantasma cuando imagino que oigo el timbre o la vibración del teléfono.

Jamie tenía un radiodespertador en su mesa de noche, y, por accidente, había apretado un botón que hacía que sonara todos los mediodías. Me pasé varios meses yendo a apagar la alarma cada vez que la oía, pero al final decidí averiguar si sería capaz de apagarla del todo (y tardé cuatro segundos). Se acabó el dolor de oídos.

Hablando del radiodespertador, desde que nos casamos, Jamie y yo habíamos estado utilizándolo para oír los noticieros nocturnos de la radio, y parece probable que esta constante exposición al ruido haya sido perjudicial para nuestros oídos. Eliza o Eleanor venían a nuestro dormitorio para quejarse:

—¡Está demasiado alto! ¡Bajen el volumen!

Logré convencer a Jamie de que debíamos cambiar nuestros hábitos de escucha, y ahora escuchamos un pódcast con el volumen muy bajo y ponemos el temporizador para que se apague a los treinta minutos.

Buscaba constantemente formas de reducir el ruido. En una conferencia, me quedé impresionada cuando el anfitrión silenció al público soplando una armónica —ni siquiera la tocaba, solo soplaba—. Me parece mucho más apropiado que pedir silencio a gritos, y también más agradable al oído que golpear un vaso con un tenedor.

Los pequeños cambios producen beneficios sorprendentemente grandes.

Subirle el volumen al silencio

Así como prestaba más atención al sonido, también intentaba disfrutar el silencio cada vez que lo encontraba. Siempre me han encantado los sonidos que rozan el silencio: la ceniza de la leña cayendo en la chimenea; los majestuosos y silenciosos movimientos de los gatos y los cisnes; el susurro del pelo al caer cuando me lo están cortando... Siempre me he sentido muy atraída por el silencio. Me fascinan las órdenes religiosas contemplativas que ponen su énfasis en el silencio —soy una devota estudiosa de santa Teresa de Lisieux, que perteneció a la Orden de las Carmelitas—, y he leído muchos relatos de personas comunes y corrientes sobre su búsqueda del silencio.

Cada vez que me dirigía a Central Park, en sus bulliciosos alrededores se oía el ruido de tráfico, de las obras y de los peatones. En lo más profundo del parque, en cambio, los ruidos de la ciudad disminuían hasta el punto de que se podía oír el canto de los pájaros y el sonido del viento al mover las hojas de los árboles. Este silencio urbano tiene una cualidad particularmente hermosa, y se aprecia en el exquisito silencio que se apodera de nosotros después de que pase un autobús, se apague el ruido de un motor o un aire acondicionado se detenga.

Había llegado a un momento de mi vida en que empezaba a anhelar la presencia del silencio.

En primer lugar, me daba cuenta de que estaba perdiendo las ganas de hablar, como si hubiera traspasado mis propios límites. A lo largo de la vida, por lo que he leído, parece ser que una persona pronuncia un promedio de unos quinientos millones de palabras, y, a diario, tanto hombres como mujeres dicen unas seis mil palabras.[12] Me preguntaba si no había excedido ya mi límite. Mis palabras parecían forzadas y escasas, como una capa demasiado delgada de mermelada sobre un pan tostado.

Una escritora amiga mía que también tiene un pódcast me dijo que a ella le había pasado lo mismo.

—Es como si cada día dispusiera de un número limitado de palabras —me explicó—, y de alguna manera noto cuándo ya las gasté.

—¡Exacto! —exclamé.

Pensé que una manera de conseguir más silencio sería asistir a un retiro de silencio, y me puse a buscar en internet algún lugar al que pudiera ir. Imaginaba vagamente que podría hospedarme en alguna especie de monasterio adaptado, pero cuando investigué más a fondo descubrí que la mayoría de los retiros de silencio se centraban en la meditación, y yo no quería meditar. Yo quería estar en silencio por el mero gusto de permanecer en silencio.

Me di cuenta, además, de que trasladarme a un lugar nuevo sería una aventura en la que me distraerían el paisaje, el hospedaje, la comida y, sobre todo, el resto de los participantes. Yo no quería hacer este ejercicio para vivir una aventura; quería silencio y, con él, soledad. Y, si me organizaba bien, podía encontrar el silencio y la soledad en mi propia casa.

Así, en lugar de dejar a mi familia para irme a otro sitio, los envié a pasar el fin de semana con mis suegros mientras yo me quedaba en casa. A mucha gente le encanta salir; a mí, quedarme en casa.

Pasé tres días sin pronunciar una sola palabra, sin escuchar un pódcast ni leer un audiolibro, sin ver la televisión ni escuchar música. Vivo en la abarrotada ciudad de Nueva York, así que, al salir a la calle, oía música y a la gente hablando, aunque no conmigo.

Me encantó la experiencia. El silencio me dejó como nueva. Me sentía más relajada que nunca.

Al mismo tiempo, y aunque me gustaba vivir en ese silencio, me sorprendió constatar la cantidad de veces que me olvidaba de él. Mis pensamientos creaban su propio ruido. Me daba cuenta del silencio cuando no podía escuchar un pódcast al iniciar mi paseo diario, pero una vez que empezaba a caminar, dejaba de pensar en ello.

Me sorprendió también descubrir que mi silencio estaba poblado de ruidos. Del exterior del edificio oía sirenas, camiones tocando el claxon, motos acelerando, perros ladrando y el ruido sordo de la música que llevaban puesta los carros que pasaban; del interior, el ruido metálico del elevador y los chasquidos y zumbidos sordos de los electrodomésticos. Esos sonidos no me molestaban, y entonces me di cuenta de que lo que buscaba no era un silencio puro, sino más bien un silencio humano. Se ha demostrado que, cuando estamos despiertos, pasamos una tercera parte del tiempo hablando o escuchando a los demás, y este era precisamente el ruido que deseaba silenciar.

Mi Retiro de Silencio en Casa me sirvió para comprender mejor mis costumbres. En las épocas en que me dedico intensamente a la escritura, suelo levantarme entre las cuatro y media y las cinco de la mañana. Siempre había dado por sentado que lo hacía para aprovechar mis patrones energéticos de persona mañanera, pero terminé dándome cuenta de que además lo hacía para arañar algunas horas de silencio antes de que mi familia y la ciudad despertaran.

Me fijé en algo paradójico: el silencio absoluto tenía un bullicio propio, mientras que unos pocos ruidos débiles hacían que ese silencio se convirtiera en algo más agradable, más amable. Hace unos años me encontraba profundamente dormida en un hotel de Tupelo, en Misisipi, cuando el silbido de un ferrocarril me despertó bruscamente. Aquel sonido me había transportado a mi infancia, recostada en la cama de la casa de mis abuelos en medio de las Grandes Llanuras, en North Platte, Nebraska. Ahí solía oír el silbato del ferrocarril en plena noche, y como mi abuelo era ferroviario y trabajaba en el ferrocarril Union Pacific, ese sonido me provocaba un sentimiento especial de orgullo y conexión. Era un sonido salvaje y libre, que además me hacía sentir segura y protegida. Tras ese silbido y ese recuerdo infantil, la habitación de mi hotel recuperó el silencio, convertida ya en un lugar mucho más acogedor.

Me encantó haber participado en ese retiro de silencio, aunque con tres días fue más que suficiente. Me sentí muy feliz cuando oí el portazo de la puerta principal y a Eleanor gritando: «¡Ya llegamos!».

Oír más

Antes de iniciar mi experimento, estaba entusiasmada con mis sentidos prioritarios de la vista y el olfato, pero había descuidado mi oído. Ahora, al sacar mi sentido del oído del segundo plano, era más consciente de los placeres de la música, del misterio de la conversación, de la pura diversión de la risa y del descanso del silencio.

Cuantas más escuchaba, más quería escuchar. Me detenía para disfrutar el crujido al sacar dos comprimidos de antiácido de su envase, o cuando, para mi sorpresa, oía el grito de una gaviota mientras estaba sentada a mi escritorio. Por otro lado, el fin de semana que había pasado a solas me había demostrado lo reconfortante que puede llegar a ser el silencio. Para mí, este es otro de los superpoderes del silencio: si el martilleo que notaba en la cabeza era demasiado fuerte, el silencio me ayudaba.

Ahora que ya entendía mi forma de apreciar la música, partiendo de canciones concretas, la disfrutaba mucho más. En lugar de sentirme algo culpable por no haberme esforzado nunca por escuchar otro tipo de música o ampliar mis conocimientos musicales, tomaba buena nota cada vez que oía una canción que me gustaba. Una tarde, en el restaurante donde esperaba a una amiga con la que había quedado, estaba sonando *Superstition*, de Stevie Wonder. En lugar de pensar distraídamente: «¡Qué canción más buena!», saqué el celular y la añadí a mi audiofarmacia.

Había dejado de lado la música durante tanto tiempo que este cambio me provocó un sorprendente subidón de alegría. Y además me dio una nueva identidad; en lugar de decirme a mí misma «No me gusta demasiado la música», podía decir «Me apasionan las canciones».

Quizá porque ahora escuchaba más música, estaba experimentando más gusanos auditivos, esos fragmentos musicales que se te quedan grabados en la mente y se repiten una y otra vez. Curiosamente no eran de música que había escuchado últimamente, sino de canciones que llevaba mucho tiempo sin escuchar, como el día en que *Kiss*, de Prince, seguía sonando en bucle dentro de mi cabeza. ¿Estaba teniendo más gusanos auditivos porque había activado la parte musical de mi cerebro? ¿O tan solo era que, en general, estaba prestando más atención a la música, incluso a la que sonaba en mi cabeza? No estaba segura.

Disfrutaba más la música y el silencio, pero lo más importante era la mayor conexión que sentía con las personas que me rodeaban. Escuchaba mejor, y eso me hacía ser una persona más cariñosa, más comprensiva y más útil para los demás. Cuando Eleanor me contó con todo lujo de detalles que se había visto envuelta en una situación incómoda con sus amigos, en lugar de interrumpirla con consejos, conseguí (casi siempre) ceñirme a comentarios como «¿Y qué dijiste?» o «¡Debió de ser muy incómodo!».

Por si fuera poco, me reía más. Acababa de descubrir que me encantaba el consomé, y una tarde me puse a cantarle sus excelencias a Eleanor y a Jamie.

—Pero ¿qué es? —preguntó Eleanor con desconfianza.

—Es solo caldo —expliqué, y ya no pude parar de reírme. El sonido de esa palabra me había parecido sumamente gracioso—. ¡Caldo, caldo, caldo! —canté—. ¡La palabra ya no tiene sentido!

No entendían por qué me provocaba tanta gracia y, la verdad, yo tampoco, pero cuando empezamos a reírnos, ya no pudimos parar.

Al reflexionar sobre lo que había aprendido acerca de la vista y el oído, me di cuenta de que mi experimento me estaba sirviendo para mantenerme conectada con mi cuerpo.

En líneas generales, yo era una persona muy nerviosa y asustadiza, y me inquietaba y agitaba con facilidad. Cuando me sentía ansiosa, hablaba muy deprisa, caminaba de un lado a otro y me retorcía las manos como un mal actor.

Prestando atención a mis sentidos, podía concederme a mí misma un saludable respiro y librarme de mis preocupaciones habituales. Podía aplacar las malas sensaciones deteniéndome a observar la crema líquida vertida sobre mi café trazando una filigrana, o escuchando el chirriante traqueteo de la máquina quitanieves abriéndose paso por una avenida durante una ventisca, sonido que, por alguna razón, siempre me ha encantado.

A diferencia de las distracciones que te ocasiona el mundo digital, que intentaban apoderarse de mi mente, este redireccionamiento intencional de mi atención hacia mi entorno físico me dio más vitalidad y una mayor sensación de conexión.

Mi cuerpo era un refugio al que podía regresar una y otra vez para calmar mi alma.

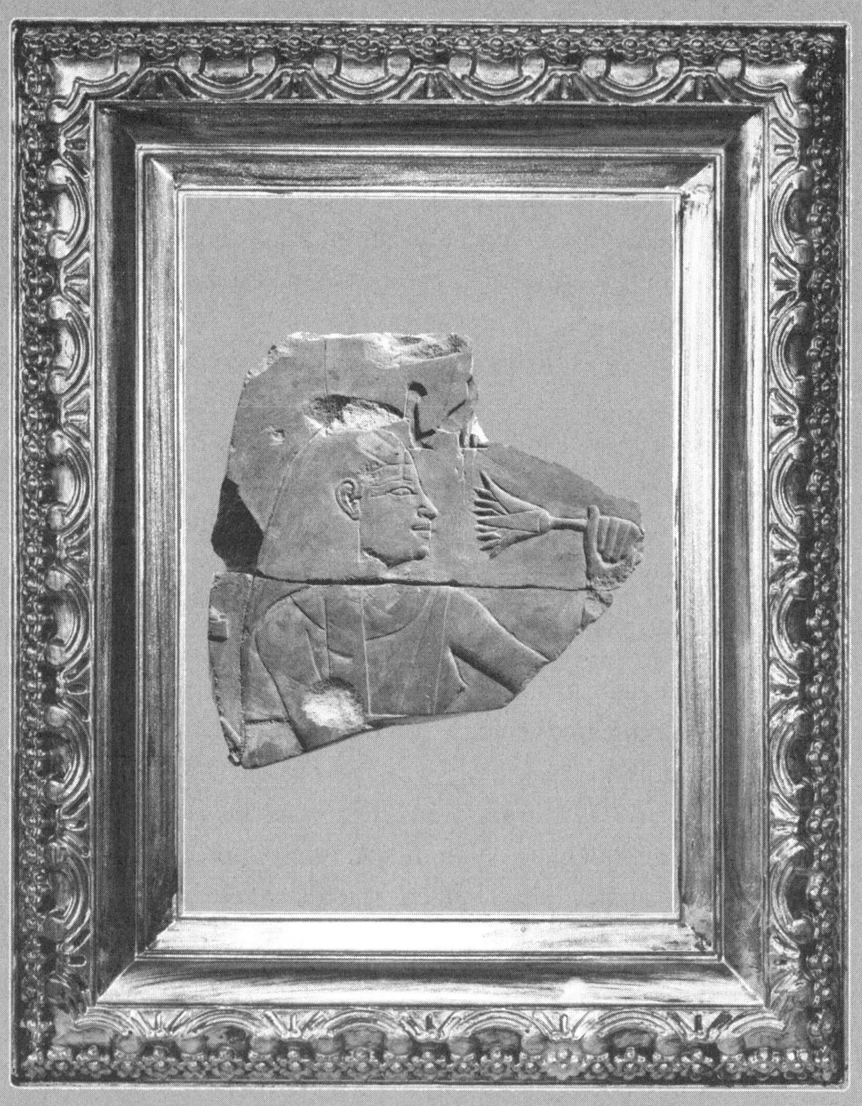

Mesu oliendo una flor de loto.

1524-1504 a. C.
Imperio Nuevo de Egipto
Reinado de Amenhotep I

El olfato

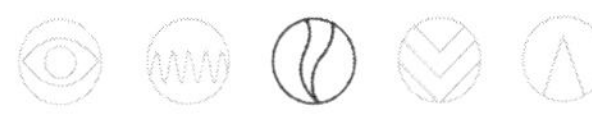

La fragancia del calor del sol o por qué «sin perfume» es un olor

> Su primera sensación consciente fue la de un viento leve y seco que se colaba por las ventanas con las fragancias del calor del sol, la artemisa y el trébol dulce; un viento que te hacía sentir ligero y gritar de corazón «¡Hoy, hoy mismo y solo hoy!», como hacen los niños.
>
> WILLA CATHER, *La muerte llama al arzobispo*

No hace mucho entré en un edificio de oficinas cuyo vestíbulo estaba presidido por una escultura acuática rodeada de plantas, un espacio que bien hubiera podido considerarse sofisticado en la década de 1970. Las plantas estaban descuidadas y la escultura se veía anticuada, pero eso no importaba. Lo que hizo que me detuviera no fue su aspecto, sino su *olor*.

Cuando era niña, íbamos todas las semanas a la biblioteca del barrio. Los libros infantiles estaban en la planta baja; los de los adultos, en la planta superior, y a lo largo de uno de los laterales del edificio, tras un cristal, había una fuente de dos pisos rodeada de plantas. Esta fuente tan peculiar era un tubo vertical estrecho y transparente, de unos cinco metros de altura, donde el agua burbujeaba subiendo hacia lo alto hasta que, al llegar arriba, se desbordaba y bajaba con suavidad por los costados.

La fuente de la biblioteca tenía un olor especial, una mezcla de agua y tierra. El olor no era ni bueno ni malo, solo particular, y era curioso también que un olor de exterior se daba en un espacio interior. (Me fascina cuando lo interior sale al exterior o lo exterior penetra en el interior, como un paraguas en un escenario). Terminaron renovando la biblioteca y la fuente desapareció; hacía décadas que no pensaba en ella. Al entrar en aquel edificio de oficinas, el olor del vestíbulo me transportó directamente a aquella biblioteca.

Me sorprendió el recuerdo de estar de pie sola, contemplando el lento avance del agua mientras mi madre y mi hermana pequeña me esperaban pacientemente junto al mostrador de préstamos. Sentí el profundo placer infantil de ir a la biblioteca un frío día de invierno.

Ese olor me había transportado de vuelta a aquella biblioteca perdida: uno de los lugares que más he querido en mi vida. Reconocía a todos los bibliotecarios, conocía cada uno de los rincones de sus dos plantas y, al mismo tiempo, sus libros me tentaban con la promesa de interminables aventuras.

Respiré hondo varias veces, y luego, renovada, me dirigí hacia el elevador.

A pesar de que había iniciado mi investigación sobre los cinco sentidos sin valorar demasiado el sentido del oído, ya era en una auténtica entusiasta del olfato.

Me encantaba mi sentido del olfato. Como no podía experimentarlo durante mucho tiempo, el olor me vinculaba al momento presente y, al mismo tiempo, era capaz de transportarme al pasado: el olor a eucalipto siempre me recordaba los diez meses que había estado viviendo en San Francisco. Podía permitirme deleitarme en los buenos olores sin gastar dinero, tiempo ni energía. Además, me servía de mi olfato para ejercer de reportera entrometida. Un radiante miércoles por la mañana, al salir de mi edificio, recibí diversas actualizaciones sobre el estado de mi barrio: era el día de recoger la basura; en el puesto de comida de la esquina estaban friendo tocino, y un peatón estaba disfrutando un poco de marihuana a primera hora de la mañana.

Esos olores parecían llegarme a través de mis fosas nasales, pero, de hecho, la capacidad de oler surge de unas células receptoras sensoriales especializadas que están situadas en la parte superior de la nariz. Al abrir una caja de pizza, unas moléculas microscópicas atraviesan las fosas nasales y estimulan esos receptores, que envían señales eléctricas al bulbo olfatorio, ubicado en el cerebro. Desde ahí, la señal se transmite a otras áreas cerebrales para su identificación, asociación con la memoria y las emociones e integración sensorial.

Sin embargo, me sorprendió saber que un olor también es capaz de alcanzar esas neuronas sensoriales olfativas a través de la boca. Olemos la pizza aspirando por la nariz, por supuesto, pero en la olfacción retronasal también olemos la comida cuando la tenemos en la boca; al exhalar, los aromas de los alimentos suben hasta la nariz a través de una abertura situada en la parte posterior de la boca.

Este proceso desempeña un papel crucial al permitirnos experimentar los placeres de la comida y la bebida. Cuando nos llevamos algo a la boca, el olfato y el gusto se combinan para darnos su *sabor*. Necesitamos el sentido del olfato para experimentar un sabor complejo, porque, sin él, solo obtenemos los sabores básicos de dulce, salado, amargo, ácido y umami. Quise probar este fenómeno: me tapé la nariz, me metí un caramelo masticable en la boca y me invadió una oleada de dulzura; cuando me destapé la nariz, noté un sabor complejo e inconfundible a cereza. (Aprendí que, para agudizar mi sentido del olfato, podía intentar aumentar el flujo sanguíneo a la nariz. Parece ser que los investigadores y los perfumistas a veces suben y bajan corriendo las escaleras para despertar la sensibilidad de su nariz).

El olfato, como todos los sentidos, nos proporciona información valiosa sobre nuestro entorno. Nos alerta captando olores que hemos aprendido a asociar al peligro, como el fuego, la comida en mal estado y la suciedad, así como de tentadoras posibilidades, como un carro nuevo o una librería de viejo.

Me gusta el olor de la nuez moscada y me desagrada el del moho, pero, aunque parezca contradictorio, descubrí que, mientras que nacemos con reacciones innatas a los sabores, no tenemos esas mismas reacciones innatas e intensas ante los olores. Y tiene sentido: la comida puede caernos mal, por lo que es importante que incluso los recién nacidos sean capaces de manifestar rechazo ante un sabor amargo, que a menudo es señal de que el alimento puede ser venenoso, y prefieran el sabor dulce que suele asociarse a la nutrición. Sin embargo, la naturaleza no nos amenaza con olores letales, y el hecho de que nos parezca que el olor a jacinto, mofeta o leche agria sea bueno o malo depende de lo que comiera nuestra madre durante nuestra gestación, de nuestra cultura, nuestra historia personal, nuestro estado de salud y de las modas actuales. Como nuestras expectativas modelan nuestra experiencia, reaccionamos de manera distinta a un mismo aroma si en su contexto nos está diciendo «queso parmesano» en lugar de «vómito», o «pino» en lugar de «limpiador desinfectante».

¿La gasolina huele bien o mal? Hay respuestas para todos los gustos. ¿A qué huele el *frescor*: a pino, a flores, a mar? Las afirmaciones de que lo cítrico da alegría y la menta es energética se basan puramente en asociaciones aprendidas. Los estadounidenses encuentran relajante el olor de la lavanda, pero para los brasileños es vigorizante. Cuando el Ministerio de Defensa pidió a la psicóloga cognitiva Pamela Dalton que creara una bomba fétida, su trabajo demostró el franco desacuerdo que existía cuando se trataba de calificar lo que olía mal.[1] Un agente inmobiliario me dijo: «Siempre les recuerdo a mis clientes que lo limpio no huele. Nunca sabes cómo reaccionará la gente, por eso lo mejor es no perfumar los espacios. Simplemente deshazte de los olores».

Como ocurre con todos los sentidos, familiarizarnos con un olor puede cambiar nuestra percepción de él. De la misma manera que la canción *'81* me había tenido asombrada hasta que la había oído varias veces, siempre me había desagradado Carnal Flower, un perfume floral pesado, penetrante y demasiado maduro, hasta que un día me regalaron una muestra en una tienda departamental. Lo olí y de repente me gustó tanto que compré un frasco y lo estuve usando a diario durante varias semanas.

Sin embargo, y a pesar el entusiasmo que despertó en mí Carnal Flower, no era capaz de oler la fragancia como a mí me habría gustado. La nariz es un detector de diferencias: su trabajo no es proporcionarnos una impresión constante de los olores, sino más bien señalarnos los cambios que podrían indicar la presencia de una posibilidad o un peligro. Por consiguiente, en lo que se denomina *fatiga olfativa* o *adaptación olfativa*, un olor empieza a desvanecerse tan pronto como lo procesamos.

Un solo minuto de respiración profunda puede hacer que el olor comience a desaparecer. Cuando entro en una cafetería, me encanta notar que huele a café, pero ese olor no tarda en desvanecerse. Si trabajara de barista durante unos meses, ese ajuste se produciría casi en el mismo momento de atravesar la puerta de entrada. De hecho, cuanto más fuerte y constante es un olor, más nos adaptamos a él. Como señala la especialista en el olfato Avery Gilbert: «Diez minutos en la planta procesadora de una fábrica de ajos lograrán que te adaptes más a ese olor que diez minutos hablando con alguien cuyo aliento huela a ajo».[2]

Esta adaptación no me permite oler mi casa del mismo modo que lo haría un extraño. Me preocupa que mi departamento huela a comida de perro y yo no me dé cuenta. Con el sonido, soy capaz de ignorar los ruidos de fondo, pero, si les presto atención, puedo oírlos. No ocurre lo mismo con el olor: tiene que dejar de resultarme familiar para poder detectarlo de nuevo. Para saber cómo huele mi departamento, tendría que pasar afuera una semana.

Una noche de 2015, mi sentido del olfato me sorprendió. Me desperté para ir al baño, y mientras me incorporaba en la cama, me alertó el olor a humo.

—¡Despierta! —le dije a Jamie sacudiéndolo—. ¡Huelo fuego!

Me levanté de un salto y corrí por todo el departamento, pero no vi nada fuera de lo habitual.

Regresé corriendo al dormitorio, donde Jamie seguía en la cama.

—¿No lo hueles? ¿Qué se está quemando?

Tiendo a exagerar, así que me sentí aliviada, aunque también preocupada, cuando dijo tranquilamente:

—Sí, yo también lo huelo.

Entonces se me ocurrió abrir la ventana y el olor se volvió mucho más fuerte.

—Pongamos la radio —dijo Jamie—. Parece que viene de afuera.

No tuvimos que escuchar mucho para enterarnos de que había un gran incendio en un edificio de apartamentos de Nueva Jersey, cerca del río Hudson.

Si el incendio se hubiera producido en nuestro edificio, habría sido muy afortunada por necesitar aquella visita nocturna al baño. A diferencia del sonido, según he podido saber, el olor no nos despierta cuando estamos dormidos.

Aunque pocas personas nacen sin sentido del olfato, a medida que envejecemos la pérdida de olfato es común. Normalmente, en Occidente, tendemos a infravalorar el olfato y a considerarlo un sentido poco importante —una especie de rasgo añadido agradable—, mientras que otras culturas le dan mucha más relevancia. Por ejemplo, el pueblo onge, de las islas Andamán, da mucha más importancia al olfato: su calendario está estructurado en torno a las fragancias de las plantas que florecen en determinadas épocas, y se saludan preguntando: «¿Cómo está tu nariz?».

En Estados Unidos, como en otros países, la pandemia de Covid-19 cambió esta tendencia a minusvalorar el sentido del olfato. Como esta enfermedad puede provocar la pérdida o la alteración del sentido del olfato —y, con él, el del gusto—, la gente empezó a darse cuenta de la importancia del olfato.

Después de tener Covid-19, una amiga mía perdió los sentidos del olfato y del gusto durante varios meses. «Sentí claustrofobia —me contó—. El mundo me parecía un lugar estancado, en el que no corría el aire. Tomaba mucha kombucha porque la combinación del vinagre con las burbujas me hacía sentir algo. Tenía que añadir nueces y otros frutos secos a la avena para darle más textura».

Fueran cuales fueran las causas, las personas que son incapaces de oler se pierden mucha información, como, por ejemplo, el olor de la carne en mal estado, el del humo y el de las fugas de gas. Les cuesta mucho comer bien. Hay quienes pierden peso porque la comida ya no les sabe bien, mientras que otros lo ganan porque los alimentos nunca les satisfacen.

Sin la presencia de olores, las personas refieren sentirse aisladas de su entorno. Yo misma sufrí esta desconexión durante un tiempo por un fuerte resfriado. No podía oler los carruajes de caballos que aguardaban a sus pasajeros para darles una vuelta por Central Park, ni el olor acuoso del estanque donde se puede ir en bote. Por eso mis paseos por el parque me parecían insulsos e irreales. Tenía la sensación de estar viendo una película o de estar situada tras una cristalera.

Lo peor de todo es que la pérdida del olfato puede hacer que la gente se sienta aislada. Una mujer me escribió un correo en el que decía: «Cuando perdí el sentido del olfato por la Covid-19, el olor que más extrañé fue el de mi marido cuando apoyaba la cabeza en su pecho todas las noches».

Comparado con el resto de los sentidos, el olfato parece el más primitivo. Hay algo animal y poco refinado en oler o incluso en hablar de un olor, sobre todo de uno corporal. La tradición de que haya un baño privado en las oficinas siempre me ha sorprendido, porque es como reconocer con franqueza este aspecto de la sociedad humana.

Suele considerarse de mala educación que te sorprendan oliendo algo en público, incluso aunque se trate de comida. Una vez, mientras estaba en la fila de un bufé, vi una olla inmensa de sopa. No sabía si me gustaría o no el «*cioppino* de marisco», así que me incliné hacia delante y aspiré profundamente. En ese mismo momento pensé: «Esto es una violación flagrante de las normas sociales», y, efectivamente, la mujer que estaba a mi lado dijo: «¡Pero bueno! ¿Qué está haciendo?». Me disculpé y salí de ahí a toda prisa, pero realmente ¿dónde estaba el problema? Mi cara ni siquiera estaba cerca de la sopa, pero, aun así, no me parecía bien olfatear de esa manera. Quizá solo con las flores o las muestras de perfume podemos permitirnos oler profundamente sin perder los buenos modales.

Educar la nariz

Como lo valoraba tanto, quería emplearme más a fondo para investigar y disfrutar mi sentido del olfato. Me encantaba el aroma navideño de las flores de narciso, blancas como el papel, pero cada diciembre me decía: «¿Para qué voy a gastar dinero y tomarme la molestia de conseguirlas? Ya compraré flores el año que viene». Y nunca lo hacía. Ahora estaba decidida a comprar narcisos.

A menudo dejaba que las sensaciones quedaran en un segundo plano y apenas era consciente de la información que me proporcionaba mi nariz. Aunque valoraba el sentido del olfato, me di cuenta de que prácticamente no sabía nada de él. Cuando descubrimos algo que nos encanta, queremos saber más; cuanto más aportamos a una experiencia, más obtenemos de ella. Así como hay muchas personas que se dedican a estudiar música, arte, cine, gastronomía y enología para llegar a apreciar mejor estas disciplinas, pocas son las que intentan educar su sentido del olfato. Por eso decidí asistir a clases.

Una de las ventajas de vivir en Nueva York es que encuentras cursos de todas las disciplinas. Vi que en el Instituto Pratt ofrecían dos cursos de seis semanas: «Introducción a la técnica de la perfumería y el lenguaje de las fragancias» y «Perfumería avanzada», y me inscribí en ambos.

El primer día, un sábado por la mañana, tomé el metro para ir a la calle Catorce con la Séptima Avenida, donde el Instituto Pratt, con sede en Brooklyn, tiene un campus. Como me encanta pasearme por lugares de trabajo o de estudios, espiar cómo pasan su jornada los demás y cómo organizan su espacio, llegué pronto. Leí el tablón de anuncios, me fijé en los aperitivos de las máquinas expendedoras y eché un vistazo a las oficinas de los profesores. Finalmente, me encaminé hacia el aula.

Nos sentamos en unos incómodos taburetes alrededor de unas mesas de laboratorio, que reforzaban el carácter científico del curso. La mayoría de mis compañeros de clase tenían veinte, treinta o cuarenta años, y una variada mezcla de formación, extraversión y simpatía. Nos presentamos y descubrí que muchos de ellos querían ser perfumistas, pero otros trabajaban en campos completamente distintos, como, por ejemplo, la abogacía en defensa de los refugiados, y lo que querían era profundizar en algún tema que no tuviera nada que ver con sus ocupaciones habituales. Como yo escribo tanto sobre la felicidad, me pareció una señal que nuestro profesor, Raymond Matts, fuera el diseñador perfumista del gran éxito de ventas de la fragancia Happy, de Clinique.

Durante las siguientes semanas, nos dedicamos a estudiar la historia del perfume, la mecánica del sentido del olfato, el lenguaje descriptivo de las fragancias y la composición de un perfume.

En cada clase, el profesor nos daba consejos, nos hacía advertencias y emitía juicios, y yo iba llenando mi cuaderno de notas con todo lo que nos contaba.

—No usen granos de café para despejarse la nariz, eso es un mito. En lugar de eso, huelan la cara interna del codo. Ese es su olor.

—No vayan capa por capa. Las fragancias más delicadas son complejas, y se crean con un equilibrio muy delicado.

—No juzguen una fragancia oliendo directamente el vaporizador de la botella. Pruébenla en su piel.

—No confundan *afrutado* con *cítrico*. Son totalmente distintos.

—No vaporicen el perfume en el aire y se muevan a través de él.

—Para lograr una fragancia atractiva, a menudo es necesario añadirle unas notas malolientes.

—Algunas personas dicen que no quieren perfumes con productos químicos, pero todo es un producto químico. El agua es un producto químico.

—Huelan todo. Rompan una ramita, huelan el interior de un bolso de piel, rasquen una naranja, huelan los pies cuando noten que huelen mal.

—Para usar correctamente las tiras de papel secante, sujétenlas por un extremo, vaporicen o sumerjan la punta, esperen a que se sequen y luego muevan la tira de un lado a otro bajo sus fosas nasales. Cada fosa nasal percibe de una manera distinta.

Nunca me había dado cuenta de que, así como tener dos ojos nos permite percibir la profundidad, y tener dos oídos nos permite distinguir de dónde proceden los sonidos, tener dos fosas nasales nos proporciona una percepción olfativa más sofisticada. Las fosas nasales difieren levemente en la velocidad a la que aspiran el aire, y esta diferencia permite que cada una de ellas envíe una información ligeramente distinta al cerebro. Cuando llegué a casa, tomé un frasco de alcaparras y las olí, primero con la fosa nasal izquierda, y luego con la derecha. El olor, en efecto, era distinto cuando cambiaba de una a otra fosa, y era mucho más fuerte cuando olía con las dos a la vez.

En clase aprendimos que las fragancias se componen de notas, o fragancias percibidas, que se clasifican en tres categorías según la rapidez con la que la nota aparece una vez aplicada la fragancia. Las distintas categorías de notas forman una pirámide olfativa en la que las notas altas son las que se perciben de inmediato, las notas medias surgen cuando las altas se disipan, y las notas de fondo aparecen más tarde y ayudan a sostener las otras. Juntas, estas notas crean la experiencia de la fragancia.

En las clases de Perfumería Avanzada, nos dedicamos a oler de arriba abajo las dieciocho categorías de la pirámide olfativa. Empezamos con las notas altas o de salida, con lo cítrico en la cúspide de la pirámide, junto con otras como lo fresco y lo aromático; luego seguimos con las notas medias, como las verdes y las aldehídicas, y concluimos con las de fondo, como ámbar, talco y, en la base, almizcle. Mi categoría favorita (muy poco original) era la floral.

Era todo un reto sumergir una tira de papel secante en un vial de un líquido transparente, sacarlo, olerlo e intentar expresar esa experiencia en palabras. Mis compañeros de clase y yo decíamos cosas como: «Este me recuerda a la hierba recién cortada secándose al sol», «Este huele a detergente de lavavajillas», «Este me hace pensar en un fantástico ropero de cedro», o en maíz enlatado, en papel higiénico mojado, en zanahorias cocidas o en una piscina.

Un sábado tras otro, no sentábamos en nuestros taburetes y olíamos. Durante el estudio sobre las notas de fondo, descubrí que me gustaba la mirra y no me gustaba el láudano, pero cuando llegamos a la categoría con la que termina la pirámide, el almizcle, me quedé perpleja. Como de costumbre, sumergimos los papelitos en los viales y aspiramos profundamente, pero no noté nada. ¿Se trataba de un caso del traje nuevo del emperador? Los demás seguían como siempre.

—¿Tú hueles algo? —pregunté a mi compañero de al lado en voz baja.

—Claro —respondió sorprendido—. ¿Tú no?

—La verdad es que no.

—A lo mejor no has sumergido bien la tira. Prueba con las mías.

Me dio sus tiras de papel secante, pero nada.

Me sentí avergonzada cuando levanté la mano y dije:

—Creo que no huelo nada.

—Es posible —contestó el profesor con naturalidad—. Hay mucha gente que no puede oler el almizcle.

Al principio me sentí aliviada, pero, espera, ¿me faltaba un olor? El almizcle se había vuelto muy popular desde la década de 1990; es fácil de combinar con otros aromas y redondea las fragancias; además, resulta bastante económico fabricarlo. Me sentí un poco excluida mientras mis compañeros de clase se dedicaban a oler profundamente y a escribir en sus notas sobre ambretólidos o brasilato de etileno. Nunca me había dado cuenta de que no era capaz de experimentar una categoría olfativa.

Cuando recorrimos toda la pirámide olfativa, aprecié aún más el poder de mi nariz. Antes de inscribirme en ese curso, jamás habría dicho que llegarían a gustarme tanto olores con unos nombres tan poco poéticos como *gamma-metilionona*, que me recordaba a los sofisticados caramelos duros con sabor a frutas europeos; *stemona*, que me evocaba el olor penetrante, vegetal y a hojas aplastadas de las florerías, y, quizá mi favorito, alcohol fenetílico, con su frescura de pétalos de rosa al amanecer.

Estudiar las fragancias me animó a usar perfume más a menudo. Como la mayoría de la gente prefiere hoy en día un ambiente sin perfume, no me lo pondría para ir a una reunión o a un restaurante, pero normalmente trabajaba en casa, así que ¿por qué no ponérmelo? También empecé a perfumarme todas las noches. Me parecía sofisticado.

Decidí darme un gusto y me compré un cofre de perfumes. Me encantan las cosas sistemáticas y taxonómicas: la paleta de un artista, un organizador de pastillas, una caja de señuelos de pesca, la taxonomía de Linneo, los calendarios de adviento o la tabla periódica de los elementos. Me fascinaba rociar en mi piel una fragancia elegida de entre una ordenada hilera de preciosas botellitas.

Antes de iniciar mi experimento de los cinco sentidos, había considerado que el olfato era uno de mis sentidos prioritarios, pero, mirándolo en retrospectiva, comprendí que no estaba tan conectada al olfato como había creído. Esa clase me enseñó a estar mucho más atenta.

Además, decidí que, si alguna vez me animaba a abrir un negocio de fragancias, lo llamaría La Olfativa, aromas que te hacen sentir.

¿Qué es ese olor?

En mis cursos sobre fragancias, mi profesor no dejaba nunca de recordarnos que estuviéramos atentos a todos los olores que nos rodeaban.

Cuando pregunté en redes sociales «¿Prestas atención a tu sentido del olfato?», las respuestas me mostraron que unas personas están más conectadas con su olfato que otras. Algunos tienen un interés profesional, como un especialista en aromas industriales que respondió: «Me dedico profesionalmente al olfato, soy lo que se llama *una nariz*. Soy el primero en notar si alguien ha cambiado de perfume». Un microbiólogo explicó cómo usan el olfato los científicos de su laboratorio del hospital clínico:

> A menudo somos capaces de detectar el organismo de un cultivo por su olor. Pueden tener un olor a uvas, a caramelo de tofe, a pastel de chocolate, a fruta, a lejía, a tierra, y hay otros que tienen un olor inconfundible. Algunos de nosotros podemos oler mejor que otros determinados organismos, pero hay otros que son incapaces de detectar el olor de algunos organismos.

Otras personas aficionadas al olfato simplemente son buenas prestando atención, como una amiga que me contó: «Sé cuándo mi hijo adolescente ha estado bebiendo con los amigos, ¡pero él no tiene ni idea de cómo me entero! Debe de haber oído por ahí que la crema de cacahuate disimula el olor a alcohol. Por eso, cada vez que noto que huele a crema de cacahuate, deduzco que mi hijo ha hecho alguna travesura».

Como parte de mi empeño en cultivar el sentido del olfato, intenté poner nombres precisos a los olores. ¿El jabón olía a naranja o a toronja? ¿A qué especia olía mi cocina, a romero o a tomillo? Fue un reto divertido.

Siempre que se habla del olfato, me cruzo con una expresión: «fenómeno de la punta de la nariz». Si notamos un olor que nos resulta familiar pero no sabemos su procedencia, nos cuesta mucho identificarlo. El cerebro se esfuerza en recuperar la información verbal relacionada con ese olor. (En cambio, si se nos da a elegir entre varias opciones posibles, nos resulta más fácil). Los estudios demuestran que, en función de la cultura a la que pertenezcamos, se nos da mejor o peor esta tarea; por ejemplo, el pueblo jahai de Malasia tiene términos más sofisticados para describir los olores y son más precisos para dar un nombre a lo que están oliendo que las personas pertenecientes a otras culturas.

—Les propongo un juego —dije a Eliza y a Eleanor una tarde—. Pondremos a prueba nuestro olfato y veremos quién saca la puntuación más alta.

—¿Tendremos que oler cosas asquerosas? —preguntó Eleanor.

—No, solo lo que hay en el departamento —contesté.

Por turnos, nos vendamos los ojos y olimos aromas misteriosos, como mostaza, jugo de limón y café. Aunque parecía que íbamos a enfrentarnos a todo un reto, todas fuimos capaces de poner nombre a la mayoría de los olores sin mayor dificultad. Yo no supe qué responder con el vinagre; Eliza confundió el clavo de olor con la nuez moscada, y Eleanor confundió el caramelo de tofe con la salsa de caramelo.

No fue tan difícil como esperábamos.

Sin embargo, unas semanas más tarde, compré Follow Your Nose [Sigue tu nariz], un juego de mesa parecido al bingo en el que los jugadores compiten para identificar olores familiares. La caja contenía treinta pequeños recipientes blancos de plástico con tapas que se abrían para liberar distintos aromas, como avellana, jabón o hierba. Para ganar, los jugadores tenían que emparejar los olores de los recipientes con los dibujos que los representaban. Eliza, Eleanor y yo jugamos por turnos, y luego dejamos de competir entre nosotras para intentar identificar los olores trabajando en equipo. Nos sorprendió lo difícil que resultaba.

—Reconozco este olor —dijo Eliza agarrando un recipiente—, pero no logro situarlo. —Me lo pasó—. ¿Por qué era mucho más fácil reconocer los olores cuando eran los del departamento?

—No tengo ni idea —respondí tras oler el recipiente—. Esto es mucho más difícil, pero no sé por qué.

Era una sensación tan extraña... Estaba oliendo algo que me resultaba muy familiar, pero no tenía ni idea de cómo etiquetarlo, y, tras haber revisado las treinta opciones y decidir que olía a «chimenea» o a «rosa», el aroma se volvía inconfundible de inmediato. Cuando di con la palabra para lo que acababa de experimentar, mi cerebro y mis sentidos encajaron.

La gracia que tenía Follow Your Nose me recordó a las calcomanías de rasca y huele, que me encantan para poner a prueba mi olfato. Siempre me han fascinado las calcomanías de rasca y huele, lo más parecido a una foto de un aroma.

De pequeña, mi hermana Elizabeth coleccionaba calcomanías de rasca y huele, y no hace mucho, en una visita a mis padres, busqué la cesta de mimbre en la que ella todavía guarda su colección y me dediqué a oler mis favoritos. A pesar de los años que habían pasado, seguía notando el delicioso aroma de la uva, el pepinillo y las palomitas.

Encontrar esas viejas calcomanías despertó mi curiosidad por averiguar los aromas de rasca y huele que venden en la actualidad, y no pude resistir la tentación de comprar un paquete. Todavía me divertía rascar y oler a tarta de cerezas, a pastel de cumpleaños o a plátano. La siguiente vez que le di a Eleanor su lista de tareas, le añadí una calcomanía de rasca y huele de arándanos junto con mis instrucciones.

Jugueteando con todos estos olores me acordé de que las sales de olor siempre habían despertado mi curiosidad. Aunque yo asociaba estas sales con frasquitos de cristal y delicadas damas victorianas, me enteré de que, en la actualidad, se llaman *inhaladores de amoníaco* y los usan los deportistas. Pedí una caja.

Las sales de olor funcionan porque el gas de amoniaco irrita las membranas mucosas de la nariz y los pulmones desencadenando un reflejo de inhalación, lo que sonaba un tanto espeluznante. Tardé unos días en reunir el coraje para abrir una cápsula, pero al final apreté una entre los dedos e inhalé. El olor no era desagradable, sino más bien insólito. No parecía que fuera un olor, sino más bien que estuviera entrando agua clorada por mi nariz. En un acto reflejo, eché la cabeza hacia atrás.

Curiosidad satisfecha.

Añadir fragancias y eliminar malos olores

Una manera de aumentar la felicidad es incorporar lo que nos hace sentir bien (como un rasca y huele de piña) y eliminar lo que nos hace sentir mal.

Fui consciente de lo extremadamente pasiva que me había mostrado hasta el momento en la aceptación de mis experiencias sensoriales. No había pensado demasiado en cómo podía disfrutar más lo que me rodeaba, ya fuera aumentando lo agradable como eliminando lo desagradable. Decidí que buscaría la manera de conseguir que hubiera más olores agradables en mi vida y de deshacerme de los que me desagradaban.

En primer lugar, me ocuparía de lo más divertido: incorporar olores agradables.

Las investigaciones demuestran que un aroma que nos agrade o que tengamos asociado a buenos recuerdos puede mejorar nuestro estado de ánimo. Durante un viaje que hice a Francia, vi enormes campos de lavanda bajo el sol, y desde entonces me encanta su olor. Cada vez que veo una planta de lavanda, tengo la costumbre de frotar una ramita entre los dedos para respirar su olor dulce y a talco. En casa de unos amigos, me llamó la atención el delicioso aroma de su jabón, y cuando se terminó el nuestro, en lugar de sustituirlo por el común y corriente de siempre, compré el de esa marca que olía mucho mejor. Como tiendo a guardar las cosas que más me gustan, me obligué a encender mi vela favorita con aroma de gardenia cuando me sentaba a mi escritorio (pero no todos los días, para evitar acostumbrarme demasiado a ella y perder la capacidad de olerla).

Además, decidí que uno de mis aromas preferidos sería mi perfume de la suerte. Se trataba del acorde Heno, una combinación de ingredientes de fragancias, que había comprado hacía años a la empresa de perfumes poco convencionales CB I Hate Perfume. Lo que me encantaba de Heno era su intenso y dulce olor a heno, que asociaba al campo abierto y a los cielos despejados, y me propuse guardar Heno para los momentos en que necesitara buena suerte.

Aunque pueda parecer que ponerte una determinada fragancia tiene poco que ver con saber gestionar una reunión difícil, hay estudios que indican que las personas que creen que la suerte está de su lado se sienten más eficaces, y esta creencia en realidad aumenta su rendimiento. Por ejemplo, los golfistas a quienes se les decía que una determinada pelota de golf había sido una «bola de la suerte», hacían un mejor *putt* que aquellos a quienes no se les dio esa seguridad. El aroma del heno me permitía darme un buen impulso de valor.

También había descubierto otro patrón muy útil: cuando uno de mis sentidos estaba especialmente satisfecho, tenía menos ganas de estimular los restantes. Cuando se me antojaba picar algo por aburrimiento, si me ponía perfume o hacía algo para gratificar uno de mis sentidos, el impuso de picotear desaparecía.

Además de añadir buenos olores, quería eliminar los malos; deshacerme de las sensaciones desagradables me hacía más feliz.

En el congelador tenemos una caja abierta de bicarbonato de sodio para absorber los malos olores, y, cuando abrí la puerta del refrigerador, por el olor ya sabía que había llegado el momento de cambiar la caja por otra nueva. Al tirar la caja vieja, me di cuenta de que, aunque nuestra marca de bolsas de basura iba perfumada con un «aroma a limpio», a mí no me gustaba nada ese olor. Así que, tras años soportándolo, me pasé a las bolsas «sin perfume», aunque, por supuesto, «sin perfume» también es un olor. (Así como la cancelación de ruido funciona añadiendo más ruido, cuando se dice que un producto carece de aroma, suele ser porque se le ha añadido más aroma para enmascarar el olor natural de sus ingredientes).

También me di cuenta de que Barnaby, además de su olor habitual a perro, tenía un olor nuevo que me parecía familiar.

—Eleanor, ¿te has dado cuenta de que Barnaby huele de manera distinta? —pregunté.

—Sí —me respondió—. ¿Qué es?

—Te parecerá raro, pero a mí me parece que huele... como a frituras de maíz —contesté—. Pero es imposible que haya comido frituras de maíz, ¿no?

Mi sensación de ese olor me parecía tan extraña e incongruente que no se me había ocurrido la idea de documentarme, pero Eleanor sacó su celular y lo buscó.

—He encontrado un artículo titulado «Las patas de mi perro huelen a Fritos: ¿es normal?» —me informó dos segundos después.

—¡Entonces no son imaginaciones mías! —exclamé sintiéndome aliviada—. ¿Y es normal?

Eleanor leyó el artículo de forma rápida.

—Sí, dice que es inofensivo. Son unas bacterias que tienen en las patas. Podemos bañarlo con su champú.

Sin microscopio, sin licenciatura en ciencias y tan solo de pasada, mi poderosa nariz se las había arreglado para detectar algo tan pequeño que yo no podía verlo. Bañamos a Barnaby y el olor desapareció.

Rescatar recuerdos olfativos

Los cinco sentidos nos proporcionan información sobre el estado actual del mundo (como el estado de las patas de nuestro perro) y también nos ayudan a evocar recuerdos. Vemos en una foto una habitación ya desaparecida, oímos el fragmento de una vieja canción en la radio, mordemos un alimento que no comíamos desde la infancia, sentimos el peso de un viejo par de botas... y nos invaden los recuerdos.

Sin embargo, para muchas personas, el sentido del olfato parece tener un poder especial para evocar el pasado, quizá por alguna razón relacionada con las conexiones cerebrales, o quizá porque los recuerdos que despierta el olfato a menudo nos toman tan desprevenidos que impactan en nosotros con más intensidad. Podemos estar caminando por la calle, o entrando en casa de alguien, y basta con un simple olor para que los recuerdos nos abrumen.

No hace mucho, la alcaldía repavimentó las calles de los alrededores de mi edificio, y el barrio olía exactamente igual que la fábrica de pavimento donde trabajé mientras iba a la preparatoria. Ese olor me trajo el recuerdo del constante ruido de los camiones, de los pitidos de la maquinaria y de la sensación del miedo a cometer algún error: unos recuerdos que ya había olvidado.

Andy Warhol recurrió al poder del olfato para evocar recuerdos. Solía llevar un perfume durante tres meses, y luego ya no se lo volvía a poner, para que su aroma le recordara esa época.[3] «Ver, oír, tocar y saborear no es tan intenso como lo es oler, si lo que quieres es que todo tu ser se retrotraiga durante un segundo al pasado», fueron sus palabras. «Encerrando los olores en un frasco [...] consigo rescatar los recuerdos que me interesa evocar».

Inspirada por Warhol, compré un frasco de perfume Tea Rose. Aunque siempre me había gustado esa fragancia, dejé de llevarla hace mucho porque es particularmente intensa y sofisticada. Pero cuando me di cuenta de lo mucho que me recordaba a mi último año en la universidad, cuando lo usaba si tenía que ir a alguna fiesta especial, decidí guardar el frasco en un estante como una forma fácil de evocar recuerdos de aquellos tiempos.

Hacer la visita diaria

Mis visitas diarias al Museo Metropolitano continuaron, por supuesto, y quería emplear mis cinco sentidos para enriquecer mi experiencia ahí, así que proseguí mi estudio sobre el olfato en el museo. ¿Tenía olor ese museo? Sí, muchos olores.

El vestíbulo olía a aire libre, el jabón de manos de los lavabos tenía un aroma francamente agradable, y el olor de una escalera muy poco concurrida me recordaba a la facultad de Derecho. Cada semana, un equipo decoraba el Gran Vestíbulo con unos arreglos florares espectaculares, de más de tres metros de altura, que colocaba en cinco jarrones de piedra, y cada vez que pasaba por delante de alguno, intentaba captar el aroma de las hojas y las flores. Pensé que los materiales de madera o de piedra de las distintas salas influían en el olor resultante, ¿o no? Quizá no. En cierta medida, y sorprendentemente, todos experimentamos lo que esperamos experimentar, y quizá mi sentido de la vista me estaba diciendo lo que tenía que oler.

Una de mis salas favoritas tenía una mezcla de olores que me sorprendieron. En el segundo piso, escondido casi entre un laberinto de salas, el espléndido Patio del Jardín Japonés era un auténtico jardín, con sorprendentes olores a tierra, a plantas y al agua del diminuto estanque donde unas carpas koi moteadas nadaban en círculos lentamente. Estos olores eran más sutiles de lo que me había imaginado; quizá el sistema de ventilación y filtración del museo los eliminaba.

Durante una de mis visitas diarias, mientras me encontraba en la Sala de Arte Americano dando la espalda a *La pantera y sus cachorros*, de Edward Kemeys, con la intención de ver la obra reflejada en mi espejo de mano, detecté un olor a comida que provenía de la cafetería. Aunque me gusta la vida y el ajetreo de los restaurantes, para mí, ese olor a comida le restaba valor al ambiente del museo que tanto me agradaba. Las obras de arte parecían menos importantes al sentirse relegadas a la periferia de otras actividades.

En otra visita, mientras estaba contemplando varios incensarios en la sala de arte de Irán y Asia Central, pensé: «Sería fantástico que oliera a incienso mientras voy caminando por esta sala». El museo recurría a la luz del sol y al sonido del agua para dar más vida a sus espacios; ¿y si utilizara también los olores? A mí me encantaría. (Aunque unos segundos después me di cuenta de que podría resultar desagradable para algunas personas. ¿Y una fogata? También pude imaginarme las objeciones).

Mientras iba pasando de una sala a otra, el sentido del olfato aumentaba mi sensación de estar presente. Solo podía percibir un aroma concreto aquí y ahora. En cada visita, los olores del museo iban variando respecto a los del día anterior, aunque fuera solo un poco. Podía oler el protector solar de coco o un abrigo mojado por la lluvia de algún visitante, o el olor rancio que siempre desprende la sala de los instrumentos musicales.

Estas diferencias invisibles ilustraban la importancia de la periodicidad de mis visitas. Antes, cuando visitaba el museo, siempre lo hacía con un objetivo concreto. «Quiero ver esto —me decía—, así que no puedo distraerme con eso». Esta actitud me servía para ceñirme a mis prioridades, pero también me dificultaba cultivar una mentalidad abierta y curiosa que me estimulara.

Cuando empecé a visitar el Metropolitano a diario, ya no necesitaba racionalizar mi tiempo y pude explorar cada una de sus salas. Para mi sorpresa, el departamento donde se encontraban las vitrinas del ala americana se convirtió en uno de mis lugares favoritos para pasear. Situada en una entreplanta y en penumbra, contenía artículos que quizá no alcanzaban el grado de importancia necesario para ser expuestos en las salas principales, pero que estaban cuidadosamente conservados y organizados en la versión del Museo Metropolitano de un vestidor. Mientras iba desplazándome por los abarrotados pasillos, esos objetos que, presentados de otra manera, me habrían parecido aburridos (sillas de madera, jarrones de cristal iridiscente, cucharas de plata), se volvían interesantes. Y tenía tiempo para contemplar cada jarrón y cada cuadro, y para darme cuenta de que el aire olía diferente entre esas hileras apretujadas que en las grandes salas abiertas del museo.

El escritor Henry David Thoreau observó: «Me encanta darme un amplio margen en la vida».[4] Hay quienes dicen que deberíamos dedicarnos a no hacer nada, o a perder directamente el tiempo, pero es evidente que hacemos algo con el tiempo, de un modo u otro. Yo siempre estoy haciendo algo, aunque sé que para alimentar mi imaginación también necesito hacer algo en concreto y dedicarle tiempo, y me refiero a algo que me gustaría hacer, en el momento, con un espíritu lúdico. Mirar, escuchar y oler mientras iba caminando por las salas me servía para mantenerme en un estado mental de libre asociación. Los estudios demuestran que cuando nuestra atención no está centrada, somos más capaces de hacer asociaciones e interpretaciones inesperadas que aporten ideas y soluciones.

Cada día que pasaba en el Metropolitano buscaba algo interesante o divertido. Visitaba a mi querida vaca dientona. Buscaba objetos relacionados con algún libro que estuviera leyendo (Cuando leí *Memorias de Adriano*, de Marguerite Yourcenar, busqué imágenes de Antínoo). Jugaba a encontrar representaciones de cisnes, ranas y calaveras. Me interesaba especialmente cualquier objeto con poderes sobrenaturales, como una varita mágica, un amuleto, un *boli*, una reliquia de algún santo, un *kafigeledjo* o un conjuro escrito. Buscaba objetos que me sorprendieran, porque solo sería capaz de asombrarme si prestaba mucha atención. Me sorprendió que el museo hubiera expuesto un pasapurés y unos imperdibles, y también la cantidad de veces que aparecía Buda representado con bigote.

Un día, caminando por una de las salas y disfrutando la fragancia familiar de la colonia de uno de los visitantes —creo que se trataba de Sauvage, de Dior—, de repente me sobresalté al sentir una mirada. Unos ojos antiguos de bronce parecían asomarse y examinarme mientras pasaba por ahí. Aunque más hermosos, unos labios de jaspe no provocaban un efecto tan inquietante.

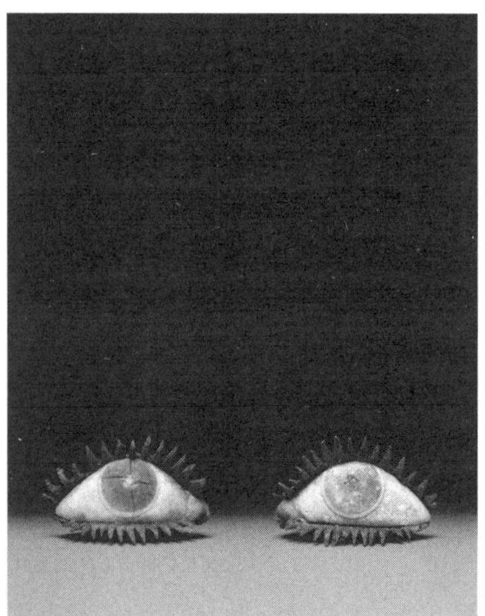

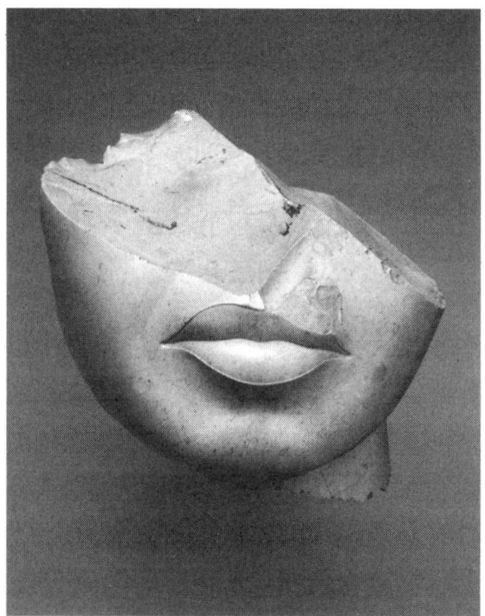

Pese a estar aislados de un rostro, tener un tamaño considerable y reposar en un estante, esos ojos parecían estar llenos de vida. Y ahora, cada vez que huelo esa colonia, me acuerdo de aquellos ojos.

Sentirse más cerca de los demás gracias al olfato

Tanto en el Metropolitano como en cualquier otro lugar, el sentido del olfato suele ser fácil de ignorar, pero es una manera poderosa de relacionarse con el mundo y con los demás.

Es embarazoso hablar del deseo de oler a otra persona. Hay algo muy íntimo en oler el pelo de alguien o en recoger su camiseta del suelo y olerla profundamente. Sin embargo, percibir esos olores genera una profunda sensación de conexión.

Hay animales e insectos que liberan feromonas, unos compuestos químicos que actúan de manera silenciosa, invisible y poderosa para comunicar información e inducir un comportamiento determinado. Por ejemplo, las feromonas ayudan a los animales a encontrar pareja, instan a los recién nacidos a mamar y median en las actividades de las colonias de insectos, como las de las hormigas y las abejas.

A pesar de que una improbable combinación de científicos, vendedores de perfumes y pociones amorosas, y organismos militares han buscado feromonas sexuales humanas, no se han encontrado pruebas concluyentes. Parece que es posible que los humanos, al igual que otros animales, se comuniquen a través de las feromonas, pero los investigadores todavía no han sido capaces de identificar ninguna.

Ahora bien, tanto si los seres humanos usamos o no las feromonas de la misma manera que otras criaturas, los olores de los demás nos influyen profundamente. Una amiga me contó:

—Una noche, al principio de nuestra relación, me desperté y olí a mi marido mientras dormía para asegurarme de que me gustaba su olor.

—¿No estabas segura?

—¡Me daba miedo que no me gustara! Me sentí muy aliviada cuando comprobé que me gustaba su olor.

Dado nuestro interés general por la información sobre los demás, quizá resulte sorprendente —o quizá no debería sorprendernos en absoluto— que nos esforcemos tanto en disimular los olores corporales. Para oler mejor ante los demás, usamos desodorantes, perfumes, baños, enjuagues bucales y caramelos de menta para crear lo que ya se conoce como nuestro olor *diplomático*. Yo misma compro muchísimos productos que influyen en el olor, pero hasta hace poco nunca había oído hablar del desodorante interno Devrom, un medicamento aprobado por la Administración de Alimentos y Medicamentos de

Estados Unidos que se vende sin receta y que «elimina el olor de los gases y las heces». (No salí corriendo a comprarlo, pero me alegró saber de su existencia).

El aspecto íntimo —casi ilícito— del sentido del olfato implica que obtenemos un enorme disfrute a través de él. Es un placer que consideramos prohibido, atrevido. Me cuesta mucho admitirlo, pero una de las razones por las que me gusta el perfume Jannat es por su nota distintiva de... cuerpo sudoroso.

A veces, es posible que ni siquiera seamos conscientes de la poderosa influencia de los aromas. En un congreso, conocí a un hombre que me gustó instantáneamente; luego me di cuenta de que probablemente me había dejado influenciar por el hecho de que olía levemente a champú Neutrogena, olor que yo asociaba a Jamie.

Cuando nos mudamos a nuestro departamento, recuerdo lo inquieta que me sentí por los olores extraños que desprendía. El pasillo trasero, el lavavajillas, el dormitorio..., no es que olieran mal exactamente, pero no olían a nosotros, que es como se supone que debe oler el hogar. Ahora, en cambio, siento todo lo contrario: esos olores me resultan tan familiares que ni siquiera los percibo. Pero cuando regreso a casa tras unos días de viaje, los olores hogareños me dan la bienvenida a un lugar donde me siento a salvo y amada.

En la actualidad, cuando tiendo la cama por las mañanas, en lugar de colocar simplemente todo en su sitio, me tomo un momento para llevarme la almohada de Jamie a la nariz, inhalar profundamente y disfrutar con el aroma que tanto amo.

Oler más

Cuando una mañana de primavera me adentré en Central Park, en la exuberancia silvestre, limpia y descuidada, pensé: «Me encanta el silencio del parque». Luego escuché con atención y me di cuenta de que el parque no era en absoluto silencioso. Evidentemente, había más silencio que en las calles circundantes, pero oía el ladrido de los perros, el canto de los pájaros, el ruido lejano de una bocina, la vocecilla estridente de un niño, y también pude escuchar las palabras de un hombre que iba hablándole al aire muy animado. El *silencio* del parque estaba lleno de sonidos, de vistas... y también de olores.

Llevaba años paseando por el parque. Normalmente siempre seguía la misma ruta, por lo que ese camino me resultaba muy familiar. Sin embargo, cuando empecé a prestar más atención a los olores, me sorprendió darme cuenta de que, día tras día, y a lo largo de unos quince metros, notaba un aroma distintivo y agradable que parecía fuera de lugar. Finalmente, tal y como había hecho en mi clase de perfumería, me detuve, me centré en mi nariz e intenté poner palabras a la sensación. El olor era condimentado, cálido..., me recordaba a la sidra... ¡al clavo! Busqué alguna planta o puesto de comida que pudiera explicar aquel olor inesperado, pero no vi nada que me llamara la atención. Supuse que había sido la única en detectarlo, hasta que se me ocurrió buscar en internet... y misterio resuelto. Lo que había estado oliendo era el herbicida orgánico de aceite de clavo que usaban en el parque.

Tanto en el parque como en cualquier otro lugar, con mi renovada atención, experimentaba los olores con más intensidad. Al pasar por delante de una peluquería, un cliente abrió la puerta, inhalé profundamente y me llegó un penetrante olor a productos capilares. En casa de una amiga, ayudé a su hijo a abrir la tapa de un bote de plastilina y percibí su característico olor salado y harinoso. Disfrutaba incluso los olores desagradables, como el aroma que desprende el bote de la basura de la cocina y el de una estación de metro tras una fuerte lluvia: daban profundidad a la sensación.

Mi sentido del olfato tenía el superpoder de lograr que me sintiera presente en mi propio cuerpo, en el momento presente. La evanescencia es la cualidad distintiva de un aroma. No podemos olerlo indefinidamente; no podemos marcarlo, rebobinarlo, almacenarlo o guardarlo para después. Centrar explícitamente mi atención en el olor de una zapatería o en el vestíbulo del colegio de mi hija me proporcionaba la sensación de estar presente, de estar exactamente donde estaba, en ese instante preciso. Cuando iba a algún lugar, quería que mi cuerpo fuera conmigo.

Por otro lado, me había vuelto más consciente de cómo los olores pueden evocar el pasado, y prestaba atención a cualquier recuerdo que surgiera. En un paseo por el barrio, pasé junto a una caseta de obra: el olor a madera, y ligeramente húmedo, me evocó imágenes de campamentos de verano y momentos divertidos estando hospedada en aquellas cabañas endebles y abarrotadas.

Gracias a mis investigaciones sobre los cinco sentidos, empecé a establecer distinciones más evidentes, sobre mí misma y sobre los demás. Por ejemplo, me había dado cuenta de que hay personas que disfrutan menos las experiencias sensoriales, mientras que otras les saben sacar un gran partido; algunas siguen criterios muy rígidos, mientras que los de otras son más relajados.

Por ejemplo, un crítico gastronómico es más exigente que el comensal promedio, y además valora profundamente una comida verdaderamente excepcional. Un aficionado a la comida puede tener también un alto nivel de exigencia, pero es capaz de disfrutar tanto un fabuloso *hot dog* como del *foie gras*. Elizabeth se comía entusiasmada todo lo que le poníamos en el plato, pero carecía de discernimiento. Cuando inicié este proyecto, al igual que Elizabeth, mi nivel de exigencia no era nada sofisticado, pero, a diferencia de ella, yo no disfrutaba tanto. Con mi exploración de los cinco sentidos, quería notar más y disfrutar más. Y, por el momento, no podía decirse que no hubiera hecho grandes progresos.

Cuando empecé a prestar más atención a la música, de repente me di cuenta de que me encantaban los villancicos. Había dado por sentado que, dado lo poco educado que tenía el paladar, todos los tequilas me sabrían igual, pero después de que Jamie y yo asistiéramos a una degustación durante unas vacaciones, terminé siendo capaz de distinguir entre cinco tipos distintos de tequila, y me incliné por el reposado. Ahora que ya me conocía a mí misma un poco mejor, podía salirme de mi rutina habitual para ponerme villancicos y tomar mi tequila preferido.

Una tarde, mientras caminaba por el barrio, agudicé mi sentido del olfato para captar aquel momento, aquel lugar. Atravesé el fresco olor a pescado que surgía desde la puerta de la bodega de una tienda y el dulce aroma que emanaba del puesto de frutas de al lado, y respiré la fragancia untuosa de la gardenia que había en la puerta de una florería. Me encantaba sentir ese toque de naturaleza (el pescado, la fruta, las flores) mientras caminaba hacia mi casa por una banqueta abarrotada.

Y me encantaban todos los aromas familiares de mi hogar.

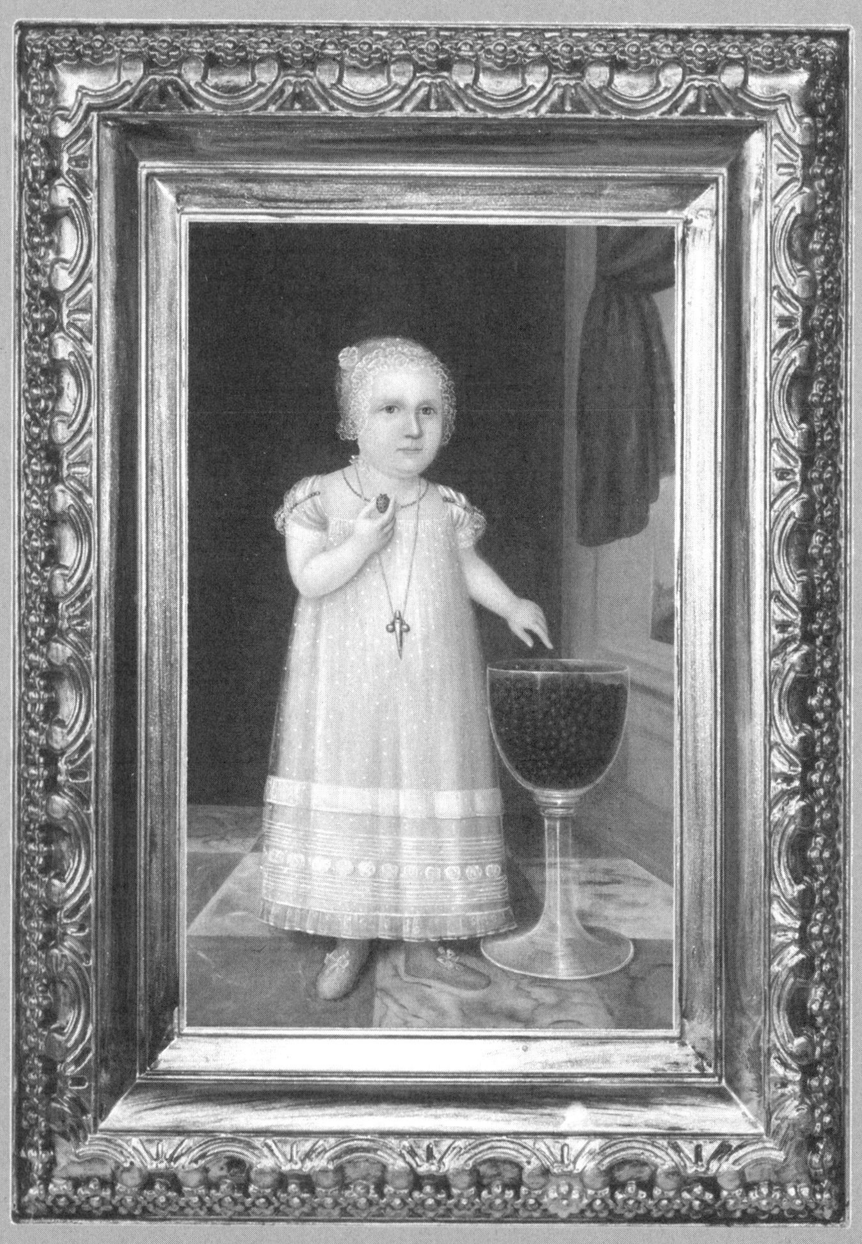

Emma Van Name

ca. 1805
Joshua Johnson

El gusto

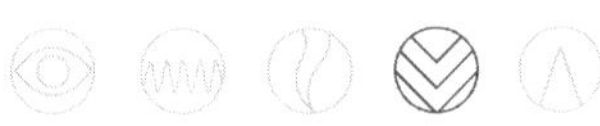

El sabor de la magdalena con el té o por qué la cátsup es mágica

> ¿De dónde me vendría esta poderosísima alegría? Era consciente de que estaba vinculada al sabor de la magdalena con el té, pero de que, asimismo, trascendía infinitamente esos sabores.
>
> MARCEL PROUST, *Por el camino de Swann*

Estábamos en pleno verano, y el aire, estancado, parecía un horno. Salvo cuando me protegía la sombra de algún edificio, el sol me daba directo, y el calor de las banquetas y las calles irradiaba hacia arriba. La brisa que creaba el tráfico levantaba polvo y basura sin aportar frescor ni alivio alguno. El cielo era tan luminoso que, si hubiera olvidado los lentes de sol en casa, habría tenido que volver por ellos.

Me dirigía hacia el metro tras una reunión cuando, de repente, sentí mucha sed. No tuve que caminar mucho antes de encontrar una práctica tienda de barrio, y entré para inspeccionar la máquina expendedora de las bebidas refrigeradas. Junto al surtido habitual de refrescos y bebidas energéticas, alcancé a ver un té helado de durazno, sin azúcares añadidos, de la marca Snapple. Llevaba años sin ver esa etiqueta. Pagué y, en cuanto pisé la calle, le di un gran sorbo.

El sabor dulce, suave y afrutado me transportó de inmediato a la facultad de Derecho. Los estudiantes teníamos que gastar una determinada suma de dinero en la cafetería de la facultad, y ahí bebí litros y litros de té de durazno Snapple. Cuando me gradué, ya estaba harta de él.

Ahora, sin embargo, después de tantos años, encontraba delicioso ese té. Tras el primer trago, fui bebiendo más despacio para saborearlo como hacen los expertos: lo moví de un lado a otro de la boca con la lengua para apreciar su intenso sabor a durazno y su sorprendente toque terroso. Su sabor me llevó de vuelta al ambiente intenso y enclaustrado de aquellos tiempos.

Jamie había estudiado Derecho conmigo, así que, no sin cierta dificultad, me contuve para no terminar toda la botella. Me la llevé a casa para compartir el sabor y el recuerdo.

El gusto es uno de los sentidos más populares, y, a lo largo de la historia, las personas han puesto todo su empeño en la búsqueda de lo delicioso; la demanda de ingredientes saborizantes como la pimienta, el clavo y la canela alteró la forma y las fortunas de los imperios. Las personas sienten una predilección especial por las actividades relacionadas con el gusto, como cocinar, visitar mercados de productos agrícolas, probar nuevos restaurantes, catar vinos e incluso hablar, leer y ver programas de televisión sobre experiencias gustativas.

Qué comemos, con quién, cómo y cuándo son elecciones esenciales que nos vinculan a nuestra identidad, a nuestros recuerdos y a nuestra cultura.

Aunque los cinco sentidos son capaces de proporcionarnos un rápido subidón o una agradable distracción, a veces también caemos en tentaciones sensoriales —y, en concreto, a las gustativas— poco saludables. A casi nadie parece preocuparle que le encante el rap o el expresionismo abstracto, pero muchos se lamentan de ser incapaces de resistirse a una dona.

Por mi parte, nunca he sido demasiado aventurera explorando sabores. Me gustaba mucho la comida, pero no me interesaba ampliar mi horizonte de sabores tanto como a otros.

Como seres humanos que somos, nos encantan los patrones y la previsibilidad, y también la novedad y la sorpresa, pero las personas difieren en el grado de previsibilidad o sorpresa que desean. Yo como casi todos los días lo mismo, y preparado de la misma manera. «Estás desperdiciando Nueva York —me regañó un amigo—. Podrías probar cualquier tipo de comida, pero solo quieres comer salmón a la plancha». Pues sí.

Como el amor por la comida se suele presentar como un indicador del entusiasmo que nos despierta la vida, mi falta de pasión siempre me ha hecho sentir como si fuera una inadaptada. Julia Child, ícono de la cocina, declaró: «Las personas a las que les gusta comer siempre son las mejores».[1] El ensayista gastronómico Jean-Anthelme Brillat-Savarin escribió: «Dime lo que comes y te diré quién eres».[2] ¿Qué decía eso de mí?

Mi mandamiento personal más importante era: «Sé Gretchen». Quería aceptarme a mí misma sin tener que renunciar a esperar más de mí misma. El sentido del gusto proporciona tantas satisfacciones a un número tan considerable de personas que no podía evitar sentir que me estaba perdiendo algo importante, y que podía aprender a valorar más el sentido del gusto.

La mayoría de nuestras reacciones a los sabores están determinadas desde nuestro nacimiento, porque el gusto transmite una información vital para saber si un alimento puede ser venenoso o nutritivo. Ahora bien, ¿cuántas categorías básicas de sabor podemos percibir? ¿Cuatro, cinco, seis, catorce? Me sorprendió saber que ese número sigue siendo objeto de debate. Como sabores como el graso, el jabonoso, el metálico y el almidonado todavía no están completamente aceptados, decidí investigar los cinco sabores que se consideran normativos en Occidente: dulce, ácido, amargo, salado y umami.

Los alimentos dulces a menudo nos proporcionan energía y nutrientes, y por eso nacemos con una inclinación especial por lo dulce, que buscamos constantemente y que, durante los últimos quinientos años, ha dominado el mundo.

También nos gusta lo salado; si no tomamos sal suficiente, nos morimos. Es el único mineral que consumimos. La sal es un potenciador universal del sabor que intensifica lo dulce, profundiza lo umami y enmascara lo amargo (razón por la cual hay quien echa sal a la toronja o al café). La tendencia general es ir añadiendo cada vez más sal a los alimentos hasta alcanzar ese puntito intolerable demasiado salado.

Un sabor amargo puede señalar la presencia de alguna sustancia tóxica, por lo que nos resulta desagradable (hasta que aprendemos a apreciar el sabor del café o la escarola).

Un sabor ácido indica la presencia de ácido en productos como los limones, los arándanos, el yogur, el vino o el vinagre. Esa sensación punzante que nos hace torcer el gesto da un toque de sabor a los alimentos insípidos, aunque llega un momento (y la gente no se pone de acuerdo en decir cuándo) en que las personas encuentran ese sabor demasiado ácido.

Lo umami, o lo *sabroso*, curiosamente ha entrado en nuestra lista de sabores desde hace muy poco. En 1908, el químico Kikunae Ikeda propuso su existencia para describir las características de cuerpo y carnosidad que se encuentran en caldos, carnes cocidas, derivados del jitomate, nueces, salsa de pescado, salsa de soya, queso parmesano curado y vino tinto. El glutamato monosódico (GMS) es un condimento que potencia el umami (y, contrariamente a todo lo que se dice por ahí, no perjudica la salud).

Solemos confundir lo amargo con lo ácido, quizá porque a menudo ambos se presentan de manera conjunta. Utilicé una naranja para recordar la diferencia: si mordía un gajo de la fruta, el sabor era ácido, pero si masticaba un trozo de piel, era amargo.

Las combinaciones adecuadas logran que la comida y la bebida resulten deliciosas. La sal del queso parmesano contribuye a realzar los sabores de una ensalada. El umami de los champiñones mejora una salsa insípida. El azúcar del agua tónica reduce el amargor de la bebida. Sorprendentemente, una lata de agua tónica Schweppes contiene casi tanta azúcar como una lata de Coca-Cola, pero el amargor de la quinina hace que no sepa tan dulce. Hacía años que no probaba el agua tónica, así que abrí una botella y bebí un sorbo prestando atención. Era dulce y amarga a la vez, y con un punto burbujeante.

Cuando se trata del sentido del gusto —y de los sentidos en general—, puede que un producto nos resulte desagradable si no se ajusta a los patrones sensoriales que esperamos. ¿Quién quiere Oreos de melón, bálsamo labial de Cheetos, limonada de nachos, champú con aroma de yogur o helados de Colgate? Pues por muy raro que parezca, estos productos existen. (Ahora bien, las mezclas extrañas son útiles para gastar bromas: nadie espera encontrar un bastón de caramelo con sabor a jamón entre sus regalos navideños).

Como había aprendido mientras investigaba el sentido del olfato, un sabor simple es muy diferente al del más complejo, que combina el gusto y el olfato. Podemos saborear lo dulce, pero para experimentar específicamente el chocolate, las fresas o el caramelo, necesitamos el sentido del olfato. En lo que se denomina la *ilusión olfativa de la localización*, o *referencia oral*, notamos el sabor de los alimentos como si procediera de la boca, aunque es la nariz la que nos proporciona la mayor parte de ese sabor.

Los factores genéticos hacen que algunas personas detecten con más intensidad determinados aspectos de los alimentos, como el amargor, la dulzura o la untuosidad. Por ejemplo, durante mis clases de perfumería, hicimos la prueba de ponernos unas tiras reactivas con feniltiocarbamida en la boca. Para mí, el papel tenía un sabor ligeramente amargo, lo que me calificaba como *catadora*, mientras que algunos de mis compañeros *supercatadores* encontraron las tiras muy amargas.

La edad también influye en nuestro gusto. A medida que envejecemos, podemos perder parte de nuestro sentido del gusto, y eso suele pasarnos porque nuestro sentido del olfato ya no es tan agudo como antes. A los niños les encantan los dulces, y su amor por ellos no es solo cultural; los niños están programados para preferir sabores dulces y salados más intensos que los adultos, y parece que también muestran una mayor sensibilidad ante lo amargo. Además, por razones que todavía no están claras, a los niños les encanta lo ácido. En

Nueva York, los pasillos de golosinas de los supermercados están abarrotados de populares caramelos de sabores superácidos, y los estudios demuestran que, desde los cinco hasta los nueve años, los niños en realidad prefieren los sabores ácidos mucho más que los bebés o los adultos.

También es cierto que las preferencias gustativas pueden cambiar de un momento a otro porque disfrutamos menos un sabor —aunque nos encante— con cada bocado que damos. En un experimento inesperado, viví lo que se conoce como *saciedad sensorial específica* y su contrario, el *efecto bufé*, durante una cena.

A Jamie le gusta cocinar, pero cuando nos prepara la cena, no le preocupa demasiado que todo esté listo al mismo tiempo. Una noche, Eleanor, Jamie y yo estábamos sentados a la mesa comiendo las albóndigas que nos había hecho y, tras haber comido tres, dije:

—Uff... Ya no me cabe ni una más.

Jamie sacó entonces una charola de coliflor asada, uno de mis platillos favoritos. Mientras llenaba mi plato hasta el tope, Eleanor dijo:

—Pensaba que habías dicho que estabas llena.

—Estoy demasiado llena para comer más albóndigas [saciedad sensorial específica] —dije—, pero me queda sitio para la coliflor [efecto bufé].

Por esa razón hay restaurantes que ofrecen una serie de platillos pequeños: para que la sensación de gratificación sea mayor.

Somos capaces de engañar a las papilas gustativas. Para divertirme, me metí una pastilla de fruta milagrosa en la boca. La pastilla, hecha con las bayas de un arbusto procedente de África occidental, contenía una proteína que, en presencia de un ácido, engañaba a mi lengua para que activara la sensación del sabor dulce. A continuación, chupé una rodaja de limón y me supo como si me estuviera tomando una limonada superdulce; cuando más tarde mordí una fresa que no estaba madura, me supo como si estuviera comiendo un caramelo.

También probé a masticar flores de Sichuan, que me hicieron sentir como si me hubiera metido un timbre eléctrico en la boca. Estas flores, llamadas también *flores eléctricas*, estimularon mi nervio trigémino (ese nervio de vasto recorrido que también nos permite experimentar la astringencia del vino tinto, el ardor de los chiles y el frescor de la menta).

Nuestra educación familiar, nuestra cultura y nuestros valores nos ayudan a decidir qué comer. Incluso en las culturas menos restrictivas, las personas no están dispuestas a comer todos los alimentos considerados nutritivos que tienen a su disposición: algunos se consideran aceptables, y otros, prohibidos. ¿Por qué como carne de vaca, pero no de caballo? ¿Por qué como músculo de vaca y no su hígado, que, hasta hace bien poco, era un platillo muy popular en Estados Unidos? Nunca he probado los grillos, aunque son nutritivos, sostenibles y, por lo que me han dicho, sabrosos. En general, si existe algún alimento con el que no hayamos tenido una experiencia positiva antes de haber cumplido los veinticinco años, es difícil que llegue a gustarnos.

A pesar de que nuestro sentido del gusto impera sobre la experiencia que vivimos al comer, los otros cuatro sentidos también contribuyen de forma significativa. En primer lugar, las apariencias importan. En el siglo I d. C., el gastrónomo romano Apicio escribió: «El primer sabor se detecta siempre con los ojos». El naranja chillón de los Cheetos está diciendo a nuestro cerebro que se prepare para un sabor intenso, y las verduras al vapor parecen más apetitosas cuando conservan la viveza de su color. En Estados Unidos, asociamos el color azul a lo salado, el rojo a lo dulce, y el verde a lo ácido.[3] Las personas encuentran que las palomitas de maíz están más saladas si las comen en un tazón azul, y más dulces si las toman en un tazón rojo.

El sonido también influye en el sabor de las cosas. ¿Un chabacano tendría el mismo sabor si no oyéramos ese suave sonido acuoso de chapoteo al morderlo? En un estudio, las personas calificaron más las papas fritas como recién hechas cuando oían un crujido más fuerte.[4] En otro estudio pidieron a los participantes que valoraran dos vinos (idénticos),[5] uno servido de una botella con tapón de corcho y otro de una con tapón de rosca. Cuando los participantes oían el chasquido del corcho al abrir la botella, otorgaban una puntuación más alta al vino, y además lo consideraron más adecuado para proporcionar un estado de ánimo festivo. Y es el chasquido, el crujido y el estallido lo que hace que los cereales de arroz inflado nos resulten tan divertidos de comer.

El olfato, por supuesto, es esencial para el sabor de los alimentos. Por eso la comida para llevar no suele sabernos tan bien como la que preparamos en casa, porque no captamos los olores que se desprenden cuando se asa, se carameliza, se cocina a la parrilla o se hornea, y que, de otra manera, impregnarían el aire generando mayores expectativas y potenciando con ello el sabor de la comida.

Cuando decidimos si algo sabe bien, también influye mucho su textura en boca: si es pastosa, crujiente, cremosa, sedosa, viscosa, cartilaginosa, untuosa, esponjosa, blanda, quebradiza, crocante o fibrosa. (Me encanta la expresión *textura en boca*: tan gráfica y tan adecuada). Las diferentes culturas aprecian distintas texturas; por ejemplo, las cocinas del Asia Oriental y del Sudeste Asiático abarcan una gama mucho más amplia de texturas (resbaladiza, elástica, gomosa o chiclosa entre ellas) que la de la cocina occidental.

Experimenté el placer de los cinco sentidos en la comida un domingo por la mañana, cuando entré en la cocina y sorprendí a Jamie atareado en la barra. Estudié los ingredientes que había reunido:

—¿Estás preparando una *frittata*?

—Sí, señora.

—¡Fantástico!

Me encantaban las *frittata* de Jamie: el chisporroteo de las cebollas y los pimientos rojos y el aroma que desprendían mientras los salteaba, la textura esponjosa fundiéndose en mi boca y el intenso color amarillo tostado que brillaba en el molde redondo.

Mientras Jamie calentaba el sartén, no pude resistir la tentación y salpiqué con unas gotitas de agua la superficie caliente solo para darme el gusto de oírla chisporrotear, un sonido que recientemente me había dado cuenta de que me encantaba.

Más tarde, mientras comíamos, le dije a Jamie: «Haces la mejor *frittata* del mundo».

Compartir la comida es una costumbre antigua, universal y reverenciada, y es una de las expresiones más importantes de todas las comunidades. Comer juntos es una manera de reforzar las relaciones, y ofrecer comida es un elemento fundamental de la hospitalidad. De hecho, a menudo comemos cosas que no nos gustan, o comemos una mayor o una menor cantidad de lo que desearíamos como muestra de respeto o de aprecio. Para mucha gente, compartir una comida significa expresar amor.

Los gustos compartidos constituyen una parte fundamental de la identidad compartida, tanto en una cultura como en el seno familiar. A mí me gustan determinadas comidas, como, por ejemplo, la ensalada de atún, el chile y el relleno, solo como los preparamos en casa. (Hay quienes agregan ingredientes como uvas pasas o nueces donde no corresponde, y no entienden que unos huevos rellenos no mejoran al añadirles cebolla, ni que las albóndigas jamás deben llevar trocitos de champiñón). Cuando nos sentimos tristes o estamos preocupados, solemos recurrir a alimentos reconfortantes, que, en nuestra gastronomía particular, simbolizan la paz y la seguridad.

Comer satisface los cinco sentidos, y también cocinarlos. Todos los años, en Navidad, preparo galletas de jengibre con mi familia, porque comprarlas hechas no sería lo mismo. Como la aclamada chef Carla Hall indicó en una entrevista que le hicimos para nuestro pódcast, *Happier with Gretchen Rubin*: «Una cosa es repartir el pan cuando estamos juntos, y otra muy distinta es preparar pan todos juntos».

Quizá no sea una experta en el sentido del gusto, pero hay pocas cosas que me aporten más felicidad que disfrutar una comida con las personas que más quiero.

Escribir un cronograma de sabores

Cuando el escritor Marcel Proust mojó una magdalena en su té, se vio embargado por los recuerdos, y hoy se habla del *efecto Proust* para referirnos a un intenso y emotivo recuerdo que nos evocan los sentidos. Sin embargo, así como la anécdota de la magdalena de Proust a menudo viene asociada al poder del olor, en realidad Proust se extendió más sobre el sabor de la famosa magdalena.

Mientras reflexionaba sobre mis propios recuerdos gustativos, me vino a la mente Winstead's, una cafetería-restaurante de Kansas City. Estoy segura de haberme sentado en todas sus mesas, de haber leído todos los menús plastificados y tomado servilletas de todos los dispensadores. De pequeña, para mí era como un regalo cuando íbamos porque mi madre no tenía ganas de cocinar o había tenido un día demasiado ajetreado. Siempre pedía lo mismo, aunque con el paso de los años pasé de la hamburguesa Winstead sencilla a la doble Winstead y a la triple Winstead, sin pan.

La cafetería-restaurante Winstead's es todo un símbolo para la identidad y la historia familiar. Somos una familia a la que le encanta ir a Winstead's. Cada vez que Elizabeth y yo volvemos a Kansas City, comemos ahí el primer día, y luego nos hacemos una fotografía frente a su rótulo luminoso de neón verde, y hemos fomentado en nuestras propias familias ese amor. No recuerdo siquiera la cantidad de veces que habré oído a mi padre decir: «Quiero una Winstead doble que lleve de todo, pero sin queso, por favor». Y cada vez que mordemos una de esas hamburguesas planas, condimentadas y que parecen hechas de encaje, siento que las conexiones se fortalecen.

La última vez que fui a comer ahí, me llevé un menú de recuerdo.

Inspirada por Proust, y también por Winstead's, decidí que recopilaría los recuerdos que tuviera de los sabores del pasado y haría un cronograma. Para evocar los recuerdos, intenté rememorar los sabores más típicos (la comida y la bebida que tomaba prácticamente siempre durante aquella época) o los más distintivos (la comida y la bebida que más me gustaban en aquellos tiempos).

Infancia

- Las hamburguesas, las papas fritas, los aros de cebolla fritos y las malteadas de chocolate de Winstead's. (Nuestra familia pedía, y todavía pide, una combinación de todos estos platillos cada vez que vamos a comer a este establecimiento).

- Las galletas Pop-Tarts: a mi hermana y a mí nos encantaban las Pop-Tarts con relleno de fresa, pero solo nos dejaban comerlas cuando íbamos de visita a casa de los abuelos.
- El pastel de carne de mi madre: sigue siendo uno de mis platillos favoritos. Su ingrediente secreto es que no tiene ningún ingrediente secreto.
- Las crepas de mi padre: cada vez que las prepara, mi padre sentencia: «Saben igual que las que hacía mi vecina, la señora Bargel, cuando yo era niño». Me alegra que los sabores de mi infancia me vinculen a la infancia de mi padre.
- Los cereales Golden Grahams: estos cereales extradulces fueron mi desayuno preferido durante mis años escolares.

La universidad y la facultad de Derecho

- El coctel Ruso Blanco: mis compañeras de habitación y yo nos preparábamos estos cocteles fuertes y dulces durante el primer año de universidad.
- El arroz con leche del Naples Pizza: vivía justo enfrente de este establecimiento tan frecuentado por los universitarios, famoso por su arroz con leche.
- La sangría y los totopos del restaurante Viva Zapata: como todos los universitarios, siempre estábamos buscando comida gratis, y mientras siguiéramos pidiendo jarras de sangría azucarada y barata, podíamos pedir más totopos.
- La ensalada griega del Yorkside Pizza: esta ensalada lleva generosos trozos de queso feta y aceitunas negras extra. Todavía la pido cuando estoy en New Haven.
- El té helado de durazno, sin azúcares añadidos, de la marca Snapple, por supuesto.

La infancia de mis hijas

- Los purés para bebés: de vez en cuando probaba alguno a escondidas.
- Las Pepperidge Farm Goldfish: a mis hijas les encantaban estas alegres galletas de color naranja con forma de pez.
- Los Cheerios: estos cereales en forma de aro eran otro de mis *snack* favoritos.
- Panquecitos de manzana «saludables»: no podía resistirme a pedir estos panquecitos húmedos y densos cuando estaba trabajando con mi láptop en una cafetería frente al jardín de niños de mis hijas.
- Los cereales de trigo triturado en salsa: es el único platillo de mi invención. Estaba buscando algo para sumergir en las salsas que fuera más saludable que los nachos y se me ocurrió usar cereales de trigo triturado. Admito que no luce muy atractivo, pero está delicioso.

En la actualidad

- El *waffle* keto (hecho con queso y huevo): cada mañana caliento la waflera, bato dos huevos con queso *cheddar*, vierto la mezcla sobre la plancha, cierro la tapa y, al cabo de unos minutos, saco un *waffle* keto doradito y muy crujiente.
- Las almendras: durante el día como muchas almendras, crudas y tostadas, saladas y sin sal.
- La coliflor y el brócoli: jamás me canso de comer coliflor y brócoli, aunque me inclino ligeramente por la coliflor.
- La ensalada Cobb: no suelo comer platillos combinados, pero me gusta la ensalada Cobb.
- Las frambuesas congeladas: me encantan las frambuesas, y es más fácil tenerlas siempre disponibles si están congeladas.

Plantearme la pregunta «¿Qué sabores recuerdo de una época concreta?» me ayudó a desenterrar recuerdos de situaciones en las que no había pensado desde hacía años. Ni siquiera tuve que comprar los alimentos y comérmelos, me bastaba con rememorar su sabor.

Llamé a Elizabeth para recordar juntas.

—¿Te acuerdas de todas las galletitas saladas de harina integral que nos comíamos en el carro cada vez que hacíamos aquel viaje de un día a North Platte?

—¡Sí! Y también de las galletitas saladas de queso —me recordó Elizabeth—. Siempre llevábamos una caja.

—¿De qué otras cosas te acuerdas?

—De las chuletas de cerdo de mamá. Las comíamos una vez a la semana, y me encantaban. Nunca he vuelto a comer una chuleta de cerdo desde entonces.

—Ah, sí, me acuerdo de ellas.

—¿Y recuerdas el pastel que traían los abuelos cuando venían de visita?

—Sí, en un molde amarillo.

No había pensado en aquel viejo molde de hojalata desde hacía décadas, pero ahí estaba, en mi memoria. Me eché a reír.

—¿Sabes de qué me estoy acordando ahora?

—¿De qué? —preguntó Elizabeth.

—¡De lo mucho que te gustaba a ti la mantequilla!

—Y sigue gustándome.

—Untabas de mantequilla unas galletas saladas y luego las ponías en la tostadora para que se derritiera la mantequilla. ¡Y un día se prendió fuego! Llamamos a gritos a papá, y él entró y sopló y sopló hasta que el fuego se apagó, como el Lobo Feroz.

—Bueno —admitió Elizabeth—, me temo que eso pasó más de una vez.

La nostalgia al recordar esos sabores hizo que me sintiera más cerca de mi propio pasado, y también de mi hermana, porque eran recuerdos que no compartía con nadie más. De hecho, hay estudios que indican que la sensación de nostalgia puede ayudar a las personas a sentirse más felices y menos solas.

Recordar mis sabores de la infancia me hizo sentir curiosidad por conocer los de mis hijas.

—Piensa en cuando eran unas niñas pequeñas —le dije a Eleanor mientras almorzábamos la última especialidad de Jamie, un pastel de cebolla—. ¿Qué sabores destacarías?

—Para mis fiestas de cumpleaños comprábamos unas cajas muy grandes de cereales Froot Loops y tiras de regaliz rojo para hacernos collares con los aros de cereal —contestó—. A mis amigas les encantaba.

—Era muy divertido —dije—. ¿Y qué más recuerdas?

—Estuve años untando con crema de cacahuate trozos del pan integral del desayuno. Y también comía muchas pasas.

—¿Pasas?

—¿No te acuerdas de aquellos tarros de pasas doradas que teníamos? Me las comía en mi tazón especial.

—¡Me había olvidado de las pasas! Todo se quedaba pegajoso por culpa de las pasas.

Después llamé a Eliza para preguntarle por sus recuerdos y sus asociaciones.

—Cuando ibas a la universidad, ¿qué sabores de casa extrañabas más?

—El parmesano —contestó—. En casa puedo comerlo a cualquier hora y de todas las formas.

Cierto. Gracias a Eliza, en el refrigerador siempre tenemos parmesano en distintas presentaciones.

—Además —siguió contando Eliza—, también recuerdo que solías darme un vaso de leche caliente cuando me costaba quedarme dormida. Cuando era pequeña, y tendría unos seis años, me costaba mucho dormir.

Había olvidado por completo la época en que Eliza tardaba en conciliar el sueño, pero entonces me vino el recuerdo de calentarle la leche en el microondas y de añadirle vainilla y canela, y, con él, la sensación de ser madre de dos niñas pequeñas, con sus muchas noches en vela.

En el denominado *pico de reminiscencia*,[6] los adultos tienden a recordar más vívidamente sus experiencias entre los quince y los veinticinco años. Al prestar más atención a mis cinco sentidos, me di cuenta de que era capaz de recordar más cosas y demás momentos de mi vida. A pesar de conservar esos recuerdos, nunca había pensado en ellos; ahora que les prestaba más atención, empezaban a emerger. Rememorar sabores me hizo sentir feliz, pero también nostálgica: habían cambiado muchas cosas en mi vida, y algunas habían desaparecido.

Como observó Proust durante su reflexión sobre el sabor de la magdalena:[7]

> Cuando del lejano y distante pasado nada subsiste, cuando las personas ya han muerto, cuando las cosas ya se han roto y esparcido [...] el olor y el sabor de esas cosas permanecen sedimentados durante largo tiempo, como las almas, listos para ser recordados, aguardando en la esperanza de que llegue su momento, entre las ruinas de todo lo demás, para soportar resueltos, en la diminuta y casi impalpable gota de su esencia, la vasta estructura de la memoria.

Cada vez que regreso a Kansas City, voy a Winstead's, y lo cierto es que me pregunto: ¿cómo es posible que este establecimiento haya cambiado tan poco cuando yo he cambiado tanto? Y también sé que, aunque Winstead's cierre sus puertas, recordaré aquellos tiempos cada vez que huela a papas fritas.

Admirar la cátsup y la vainilla

Como demuestra el hecho de que mi restaurante preferido fuera una cafetería-restaurante, no tenía un paladar precisamente innovador, pero me di cuenta de que había una manera alternativa de disfrutar más de mi sentido del gusto: podría cultivar mi capacidad para apreciar más los sabores familiares de mi propia cocina. Como había hecho con mi sentido de la vista, podía buscar lo que había pasado por alto. Y decidí profundizar en dos sabores familiares, pero fabulosos; ambos tan corrientes y baratos que se subestiman, e incluso se desprecian, a pesar de ser extremadamente populares.

¿Cuáles son estos dos sabores? El de la cátsup y el de la vainilla.

En primer lugar, hablemos de la cátsup. A la gente le encanta el jitomate, uno de los alimentos más consumidos en el mundo; ahí donde se ha introducido, ha pasado a formar parte de su cocina. En Estados Unidos, el jitomate es la segunda verdura más popular, tras la papa. (A pesar de la típica pregunta trampa, el jitomate puede considerarse tanto una fruta como una verdura, y el Ministerio de Agricultura de Estados Unidos lo incluye en la categoría de las verduras).

Escarlata, viscoso y delicioso, la cátsup es una de las maneras más conocidas de consumir jitomates. La cátsup tuvo su origen en China, hace cientos de años, como una salsa de pescado fermentada llamada *ke-tsiap,* que acabó dando la vuelta al mundo hasta llegar a Estados Unidos, donde los jitomates pasaron a convertirse en una parte fundamental de esta receta. En la actualidad, se venden unos seiscientos cincuenta millones de botellas al año, y el noventa y siete por ciento de los estadounidenses tienen una botella en el refrigerador.

No le damos demasiada importancia a la cátsup, y mucha gente incluso la desprecia al considerarlo un condimento que los consumidores sin discernimiento usan para enmascarar el sabor de todo lo que toca. Sin embargo, el sabor de la cátsup es excepcionalmente complejo. La cátsup es ese raro alimento que tiene la capacidad mágica de lograr cada uno de los cinco sabores básicos:[8] dulce, ácido, amargo, salado y umami. Ese abanico de sabores explicaría que la cátsup sea apreciada tanto por sí misma como por ser el ingrediente secreto presente en muchos platillos populares, como el chile, el pastel de carne y los salteados, y también en muchas salsas y aderezos, como la salsa boloñesa, la salsa barbacoa, la salsa agridulce, el aliño ruso y la salsa mil islas.

De todos modos, la cátsup sigue conservando su estigma. En una reunión de negocios, una colega mencionó que esa noche iría a cenar a un restaurante tailandés, y yo le dije:

—¿A que no sabes de lo que me enteré? Uno de los ingredientes principales del *pad thai* que se hace en Estados Unidos es la cátsup. Podría decirse que el *pad thai* básicamente son fideos con cátsup.

Creo que no le gustó demasiado mi comentario.

Yo pensaba que conocía a la perfección el sabor de la cátsup, pero tras aprender más sobre él, decidí prestarle más atención. Saqué la botella de cátsup Heinz de la puerta del refrigerador, vertí un poco en una cuchara y me puse un poco en la lengua. Efectivamente, noté los cinco sabores en la cátsup, y su sabor resultó tan sabroso como la explosión inmediata de sabor. Además, admiré el intenso y brillante color rojo de la salsa, y su textura espesa y fluida.

Intenté pensar en otras maravillas que contuvieran los cinco sabores. Y la mejor opción que se me ocurrió fue la margarita, con su combinación de sal en el borde de la copa, la dulzura del jarabe de agave o del licor de naranja, la acidez de los limones y el amargor del tequila. Pero no pude detectar el umami.

Pedí en internet que me sugirieran otros alimentos que contuvieran cuatro o cinco sabores básicos, y las propuestas fueron muchas:

Tarta de manzana con queso *cheddar*.
Cerdo con salsa agridulce.
Pho, en función de lo que se le añada.
Galletas saladas con miel y un queso fuerte.
Curri rojo tailandés.
Salsa Worcestershire.
Tamarindo.
Kedgeree.

Me di cuenta de que tenía uno de estos productos en la despensa de casa. Puse unas gotitas de la oscura salsa Worcestershire en una cuchara y la saboreé. Y sí, percibí los sabores ácido, dulce, salado y umami, aunque no estaba muy segura de haber notado el amargo.

Descubrir la magia de la cátsup y la salsa Worcestershire hizo que me entraran muchas ganas de pasar al siguiente tema concerniente a los sabores. La vainilla (o, para ser más precisos, el extracto de vainilla) es un ingrediente que siempre tenemos en la cocina y que uso prácticamente a diario.

Siempre me ha gustado el sabor de la vainilla. Es curioso, porque, aunque en inglés usamos a veces el término *vanilla* [vainilla] para describir algo soso y aburrido, en realidad es uno de los sabores más potentes del mundo.

Tendemos a pensar en él como el sabor de postres como las natillas, el pudin de tapioca, el helado de vainilla o las galletas de barquillo, pero a menudo también es un ingrediente que se utiliza en sabores como el del chocolate, el caramelo y el coco, porque equilibra lo dulce, enmascara lo amargo, aporta cremosidad y consigue que todo termine sabiendo mejor. En Occidente, la asociación de la vainilla con lo dulce está tan arraigada que podemos lograr que algo sepa más dulce solo con añadirle vainilla, aunque la vainilla en sí misma no sea dulce. En el Asia Oriental, donde la vainilla se asocia a los alimentos más sabrosos,[9] los comensales no notan este efecto endulzante.

Aprender más sobre la vainilla hizo que me diera cuenta de que, aunque me encanta ponerle vainilla a todo, era incapaz de recordar si había probado alguna vez la vainilla sola. Fui directa a la cocina, saqué de la alacena el frasquito y, con sumo cuidado, me puse una gota sobre la lengua. El aroma que desprendía el frasco era delicioso; la gota que tenía en la lengua sabía a alcohol (el alcohol es el transmisor del sabor de la vainilla), con un toque amargo que me dejó una quemadura. Además, resultó que existía una razón que explicaba por qué no sabía demasiado, y es que la vainilla no tiene ningún sabor. Cuando añadimos una cucharadita de vainilla a una receta, estamos añadiendo un olor agradable, no un sabor.

Es curioso, pero resulta que podemos consumir grandes cantidades de vainilla y seguir disfrutando su sabor. La mayoría de los sabores saben bien hasta un cierto punto,[10] pero saben mal si seguimos añadiendo más. La vainilla, en cambio, sigue sabiendo bien incluso en cantidades elevadas. Para comprobar esta característica de la vainilla, la siguiente vez que me serví yogur griego en mi tazón, en lugar de añadirle las tres gotas de vainilla habituales, le añadí una cucharada colmada. Probé el yogur con cautela. Seguía estando bueno. (Sin embargo, si le añadiera una taza entera, creo que sería demasiado).

A partir de la década de 1990, la vainilla llegó incluso a convertirse en un ingrediente dominante en la composición de muchos perfumes, como el gran éxito de ventas Angel. Uno de mis perfumes favoritos, por cierto, es el Tobacco Vanille, de Tom Ford. En mi clase de perfumería, me gustó mucho el olor de la vainillina (piensa en una malteada de vainilla). Aunque no todos los aromas y sabores son apreciados por igual en el mundo entero, la admiración que despierta la vainilla parece ser universal, quizá porque la leche materna nos sugiere el sabor de la vainilla.

Cuando me detuve a prestarles mi atención, los sabores de la cátsup y de la vainilla se volvieron más intensos y deliciosos. Había encontrado mi propia aventura gustativa sin salir de mi cocina.

Comprender los distintos gustos

A medida que nos desenvolvemos por el mundo, nuestros cinco sentidos nos van dando claves sobre el modo y el momento de actuar.

En lo que respecta al sentido del gusto, me parecía que las señales gustativas que experimentaba eran más limitadas que las de otras personas. No me sentía realmente conectada al mundo gustativo, y tampoco me interesaba explorarlo más. En un grupo de escritores conocí a Reem Kassis, autora de *The Palestinian Table* [La mesa palestina] y *The Arabesque Table* [La mesa árabe], escucharla describiendo su apasionado interés por los sabores y los alimentos me hizo darme cuenta de mi propia falta de atención.

—Siempre quiero probar las cosas que veo, y me encanta explorar otras culturas a través del gusto —me dijo—. Y eso fue lo que me sucedió mientras leía la novela *Americanah*, de Chimamanda Ngozi Adichie: me interesé por la cocina nigeriana, como el arroz wólof.

—¿Así que ver a la gente comiendo algo hace que quieras probarlo?

—Sí. Pero supongo que eso le pasa a todo el mundo. Si ves, oyes o lees que alguien está comiendo un pollo tierno y crujiente, algo en tu química cerebral dice: «Necesito comerlo».

—Pues a mí no me pasa —comenté.

—Cuando ves a alguien comiendo algo, ¿no se te antoja probarlo? —preguntó sorprendida.

—No —respondí—. Ni me lo planteo.

Tras esta conversación, estuve reflexionando sobre nuestras distintas reacciones. «En fin —pensé—, quizá debería aceptar el hecho de que no estoy demasiado en sintonía con mi sentido del gusto».

Y entonces me di cuenta: en realidad, quizá estaba demasiado sintonizada con mi sentido del gusto. Soy muy golosa, y me encantan las galletas, los caramelos, los helados, los cereales del desayuno y el azúcar morena comida directamente del paquete. Todos los años, durante mi infancia y adolescencia, hacíamos un pastel alemán para celebrar el cumpleaños de mi padre. Recuerdo perfectamente que pensaba: «Cuando sea mayor, haré un pastel alemán y me comeré toda la masa que quiera; luego me comeré el glaseado y, cuando haya acabado, terminaré con todo el pastel». Recuerdo que cuando el helado de crema con galletas invadió el mercado me pareció increíble lo delicioso que era. Como había observado acertadamente Brillat-Savarin:[11] «Descubrir un nuevo platillo aporta más felicidad a la humanidad que descubrir una nueva estrella».

A la mayoría de las personas les gusta el dulce, pero, en mi caso, cuando noto el sabor de algo dulce en mi boca, quiero más y más, y me siento como si fuera a perder el control: «Vamos, ya comerás luego un poco más; una cucharadita, dos, tres, cuatro...; es mi cumpleaños, es un día especial; va, solo un poquito más y ya está».

Hace más de una década descubrí que para mí había una manera muy sencilla de modelar mi entorno sensorial y vencer mi debilidad por el dulce.

Dejé el azúcar.

No tenía previsto dejarlo, pero en 2012, mientras estaba de vacaciones con mi familia, cayó en mis manos el libro de Gary Taube *Por qué engordamos, y qué hacer al respecto*. El libro había despertado mi interés porque exploraba el papel determinante que ejercía la hormona de la insulina en nuestro organismo, y desde que a Elizabeth le habían diagnosticado diabetes tipo 1 quería saber más sobre esta hormona.

Leí el libro en dos días, y aprendí que muchos de los problemas de salud que se extienden por todo el mundo (como el cáncer, la diabetes tipo 2, la hipertensión arterial y las enfermedades cardiacas) pueden atribuirse a la cantidad y la calidad de carbohidratos que ingerimos, muchos de ellos en forma de azúcar. La intoxicación de azúcar es realmente tóxica.

El argumento del libro me dejó perpleja, y lo consideré una revelación. Decidí que cambiaría mi manera de comer. Al estar hospedados en un hotel, pude cambiar los hábitos alimenticios de la noche a la mañana con solo pedir otros platillos de la carta. No sin cierta inquietud, a la mañana siguiente, en lugar de tomarme mi desayuno habitual de cereales integrales, leche descremada y ensalada de frutas, me comí unos huevos revueltos... con las yemas incorporadas. A partir de ese día evité el azúcar y otros alimentos ricos en carbohidratos, como los cereales y las verduras con almidón.

Desde el principio me encantó comer de esta nueva manera. Disfrutaba la comida. Mis análisis de sangre eran excelentes. Ya no sentía hambre entre las comidas. Lo mejor de todo fue que, al dejar de tomar azúcar, se me habían quitado las ganas de comerlo. ¡Menudo alivio! A veces, renunciando a algo, salimos ganando.

Nuestros sentidos son capaces de subir nuestro estado de ánimo, o de procurarnos distracciones agradables, pero a veces nos dejamos llevar por la excitación de los sentidos de maneras que no resultan saludables. En la actualidad a mucha gente le cuesta resistirse al impulso de darse un gusto gastronómico. Durante miles de años, los seres humanos hemos cocinado, hervido, molido, asado y triturado los alimentos para hacerlos más seguros, sabrosos y nutritivos. En el pasado, sin embargo, teníamos que esforzarnos mucho más para recolectar los alimentos, prepararlos, pagarlos e incluso para masticarlos. Ahora los alimentos están ultraprocesados para que resulten irresistibles, porque los especialistas de la industria alimentaria diseñan sus productos para dar con el punto óptimo de sabor que nos haga desear más.

Cuando dejé el azúcar, me di cuenta de que me había convertido en una *abstemia*; ante una gran tentación, me va mejor si me abstengo que si intento caer en ella con moderación. Puedo no comer ninguna galleta, pero si me tomo una, voy a querer comerme diez. Me resulta más fácil no comerme ninguna. Los moderados, por el contrario, gestionan mejor la moderación; cuando se enfrentan a una gran tentación, les va mejor darse un pequeño gusto, o hacerlo solo de vez en cuando. Una amiga mía me preguntó:

—¿Cómo podríamos alegrarnos la vida si no tomáramos un pastelito de chocolate de vez en cuando?

—No es lo mismo para todo el mundo, pero a mí me aporta más alegría no comerme ese pastel que la que podría proporcionarme cualquier pastel de chocolate.

También había quien me decía que es imposible dejar del todo el azúcar porque hay demasiadas cosas que nos inducen a tomarlo, y a mí me sorprendía que me resultara tan fácil. Había dejado el azúcar (y, en realidad, la mayoría de los carbohidratos) de la noche a la mañana, y llevaba sin probar el azúcar desde entonces sin demasiado esfuerzo. Si era tan golosa, ¿por qué no me encontraba luchando constantemente contra toda la oferta alimentaria que me llegaba del entorno?

Al final lo entendí. Mi investigación sobre los cinco sentidos me había enseñado que el cerebro no nos informa de un conjunto de hechos objetivos; el cerebro me dice lo que yo necesito saber, que es distinto de lo que necesitan saber los demás.

En el pasado me tentaban los ricos aromas que emanaban de las panaderías, o las deliciosas hileras de pastelitos alineadas en el escaparate de una dulcería. Me costaba olvidarme de los vasitos de helado que guardábamos en el congelador. Pero, al pensar en la experiencia que estaba viviendo, me di cuenta de que apenas me fijaba en esas fragancias dulces ni en esas atractivas imágenes. Al no tomar alimentos con azúcar, mi cerebro y mis sentidos se han adaptado y ya no me envían esos mensajes, por lo que las tentaciones desaparecen. Los gustos son diferentes, y los mundos gustativos, también. Era asombroso lo diferentes que podían ser las realidades de las personas.

Sin embargo, si lo deseaba, podía modelar mi experiencia dirigiendo mi atención deliberadamente hacia las cosas que quería apreciar. Contagiada por el entusiasmo de Reem, entré por primera vez en el mercado de productos alimentarios internacionales de Essex, en el centro de Manhattan: quería animarme a probar algo nuevo. Mientras paseaba por los amplios pasillos de cemento, lo que me pareció más excitante que los alimentos en sí fue el ambiente de posibilidades que ofrecía, la sensación de que la inmensidad del mundo, de sus culturas y sus gustos. En especial, me encantó mirar las coloridas pilas de frutas y verduras e inhalar el olor fresco y a tierra de las plantas.

Tras sopesar diversas opciones, elegí un paquete de un expositor refrigerado y me llevé a casa ese alimento desconocido para probarlo.

—¿Qué estás comiendo? —preguntó Eleanor cuando entró en la cocina mientras yo estaba probando mi compra.

—Pepinos macerados en escabeche —contesté leyendo la etiqueta—. Lleva pepinos, rábanos y chile picante molido. ¿Quieres uno? Saben muy bien.

—¿Pepinos en escabeche? A mí me parece que lo que has comprado son pepinillos en vinagre —dijo con amabilidad.

—¿Ah, sí...? ¡Pues mira que me esforcé por elegir algo interesante!

Ni siquiera tratando de ser aventurera iba demasiado lejos.

COMPARAR SABORES

Para expandir mi muy limitada apreciación del sentido del gusto, me apunté a algunas clases de degustación, incluida una estancia de dos días en la «Universidad de los Sabores» FONA International, en Illinois. Junto con otros setenta y cinco compañeros de clase, que, en su mayor parte, eran profesionales del sector, aprendí cómo nuestro organismo experimenta los sabores, cómo se evalúan y cómo la industria sigue las últimas tendencias alimentarias. (Conclusión: todos querían descubrir la próxima combinación de especias de moda como el *Pumpkin Spice*).

Mis ejercicios preferidos eran los de comparaciones entre distintos sabores. Incluso llegué a abandonar mis hábitos de alimentación para intentar discernir los sabores de diferentes clases de salsa de manzana, de barritas de cereales, leches, caramelos y papas fritas a la barbacoa.

Decidí establecer algunas comparaciones por mi cuenta, así que una tarde me detuve en la sección de quesos de una tienda de alimentación *gourmet* que había en el barrio. Hay personas que aprecian mucho el queso, pero yo no estaba segura de qué queso me gustaba más, ni siquiera de a qué sabía en realidad el queso. Abrumada ante tanta variedad, e intimidada por la sofisticada conversación que oí entre un cliente y el chico que despachaba al otro lado del mostrador, tomé prácticamente los primeros quesos que vi: gruyer y queso de cabra.

Ya en casa, y sentada a la mesa de la cocina, corté una rebanada de aquel gruyer de color amarillo pálido y me la metí en la boca. Era gomoso, un poco seco, con un sabor salado, a frutos secos, y una textura un poco arenosa, y, de vez en cuando, notaba el satisfactorio crujido de unos cristalitos. Comí un poco más por el puro placer de disfrutarlo, bebí un sorbo de agua para limpiar las papilas gustativas y pasé a mi otra compra.

Mientras mordía una fina rebanada de queso de cabra, me di cuenta de que su corteza comestible era agradable de masticar, y que el queso era mucho más suave que el gruyer, casi pegajoso. Me gustó su textura, pero no su sabor agrio y terroso.

Aunque no era la primera vez que probaba estos dos quesos, no les había prestado la suficiente atención para llegar a apreciar bien su sabor. Ahora sí. Sabía que me encantaba el gruyer y que, francamente, podía prescindir del queso de cabra.

Unas semanas después, repetí el proceso con aceitunas. Las aceitunas me gustaban, pero nunca me había molestado en intentar averiguar cuáles eran mis preferidas. Compré un recipiente de aceitunas variadas y, sentada a la mesa de la cocina, fui clasificando las aceitunas por categorías. Me detuve unos instantes para contemplarlas: eran brillantes, lisas, de elegante forma y vivos colores.

Una a una, fui masticando las aceitunas y tomando notas. Siempre había pensado que las aceitunas sabían a aceituna, y por eso me sorprendió la variedad. No me agradó el sabor ácido de las grandes aceitunas de Ceriñola, aunque admiré su color tan característico; cuando decimos que algo es de color verde oliva, lo que queremos decir en realidad es que es de color verde oliva de Ceriñola. No me gustaron las aceitunas nizardas, pequeñas y marrones, por su sabor amargo. Me encantó el verde brillante de las aceitunas de Castelvetrano, pero su densidad no terminó de convencerme. Con mi proverbial falta de originalidad, decidí que mi aceituna favorita era la más clásica, la kalamata. Me gustaba su color morado oscuro, su piel lisa, su carne densa y su sabor rico y salado.

Cuando prestaba más atención a las sensaciones, mis impresiones confusas (sabor «a queso» o «a aceituna») adquirían mayor claridad y nitidez. Pensé en cuando me ponía los lentes y veía mi entorno borroso bien enfocado y delimitado.

Por otro lado, establecer comparaciones me enseñó a dilucidar qué era lo que me gustaba a mí en particular. En lugar de dar por sentado que si a otros les gustaba algo, también tendría que gustarme a mí, reflexioné sobre mis propias preferencias. Cuanta más forma le fuera dando a mi mundo sensorial para que reflejara mejor mis gustos personales, más divertido sería ese mundo.

Además, como establecer comparaciones era muy divertido, se me ocurrió una idea. Los antiguos filósofos y los científicos contemporáneos coinciden en que los fuertes lazos sociales son los que nos proporcionan la clave de la felicidad. Establecer relaciones incrementa la felicidad, alarga la vida, refuerza la inmunidad y reduce el riesgo de depresión, pero requiere tiempo y esfuerzo.

Aunque me encantaba reunirme con mis amistades, raramente me interesaba invitar a gente a casa. Sin embargo, se me había ocurrido una manera de darle un giro a la típica cena entre amigos para crear una celebración que me gustaría organizar. Como compartir sabores era una manera fantástica de conectar con la gente para poder conocerla mejor, organizaría una fiesta de degustación. A Jamie le gustó la idea, e invité a dos parejas para que los seis nos pasáramos una hora degustando sabores.

Antes de que llegaran los invitados, ya lo tenía todo montado. Había comprado unos vasitos y unas cucharas, y escrito las letras *A*, *B* y *C* en cada uno de ellos. A continuación, distribuí varias muestras de las bebidas y los alimentos seleccionados. Había preparado una mezcla de sabores, tanto naturales como procesados, e incluí productos que nos permitieran comparar sabores, y algunos excepcionales que nos sirvieran para debatir luego. (Una vez más, en favor de la investigación científica, decidí saltarme la prohibición de no tomar carbohidratos).

Mis amigos se sentaron a la mesa. Cada uno de ellos tenía enfrente dos charolas con unos vasitos que contenían los sabores seleccionados.

—Les voy a dar a probar unos sabores muy concretos, y luego nos dedicaremos a comparar —expliqué—. En medio de la mesa tienen unas galletas sin sal, por si quieren limpiar el paladar entre degustación y degustación, y también les he dejado agua filtrada. Empezaremos comparando entre distintas variedades de papas fritas. Tienen la muestra A, la B y la C. Pueden empezar por la A.

Los seis nos metimos en la boca la papa A y empezamos a masticarla. A continuación se inició el debate.

—Buen sabor, cumple con su función y luego se dispersa.

—Sí. La papa es fantástica.

—¡Qué va! ¡Es muy salada!

—Demasiado salada para mi gusto...

—Está buena, pero aburrida.

—Estas son las papas fritas número uno en Estados Unidos —aclaré—. Lay's Classic.

Resultó que todos los que estábamos reunidos en torno a la mesa habíamos preferido las papas fritas de la marca Lay's en lugar de las 7-Select Kettle de la línea de productos caseros de 7-Eleven (que olían a rancio y eran aceitosas), y de la tercera marca más popular de Estados Unidos, las Pringles, que, aunque crujientes, no sabían a papa, a pesar de contar con unos seguidores muy devotos.

Después de eso comparamos las almendras crudas con las nueces de la India crudas, y me quedé sorprendida ante el entusiasmo que despertó la almendra, que cosechó grandes alabanzas por su sabor, su textura y su regusto.

—La almendra sabe mejor si solo comes una —observó un amigo.

Luego nos llegó el turno de saborear dos barras de chocolate con leche.

Una de mis amigas, en cuanto se llevó el primer trozo de chocolate a la boca, anunció:

—¡Este chocolate es de Hershey's!

—¿Cómo lo has sabido? —pregunté.

—¡Por el olor! Es inconfundible.

Todos coincidimos en que la barra del refinado chocolate Hershey's tenía un sabor más suave y cremoso, aunque algunos consideraron las dos barras demasiado dulces. Yo no. Me encanta el dulce.

El siguiente vasito iba acompañado de una cucharita.

—Esto es cátsup —expliqué—. De la marca Heinz, la más popular de Estados Unidos. La cátsup es fantástica porque contiene los cinco sabores: dulce, ácido, salado, amargo y umami. A ver si son capaces de distinguir los cinco.

Todos metieron la cucharita en la salsa y degustaron la cátsup con suma atención. El voto fue unánime: nos declaramos unos francos admiradores de la cátsup.

—Yo nunca como cátsup, pero está buena.

—Es muy rica al paladar. Y vas notando los diferentes sabores a medida que degustas la salsa.

—Pues ahora ya saben por qué a la gente le gusta tanto.

—Si no hubiera sabido que era cátsup, habría dicho que se trataba de una salsa cara y sofisticada. Es muy compleja.

«Buena idea —pensé—. La próxima vez que organice una fiesta de degustación, apagaré las luces y les pediré a mis invitados que prueben cátsup. A ver si son capaces de identificarla».

Vi que había llegado el momento de probar algún alimento que no fuera procesado, y propuse que degustáramos tres muestras de manzana. Mientras íbamos comparándolas, yo leía en voz alta algunos adjetivos para ayudarnos a describir mejor lo que estábamos saboreando.

—¿Tiene un sabor floral? —sugerí—. ¿Astringente? ¿Está cocinada? ¿Es fresca y jugosa? ¿Tiene la piel gruesa? ¿Es dulce, vinosa...?

Masticamos las manzanas y, tras debatir durante un buen rato, les revelé que había elegido una muestra de las tres variedades de manzana más famosas en Estados Unidos.

—La primera rodaja era una Gala, que es la más popular; la segunda era la que ocupa el número dos de la lista, la Red Delicious, y la tercera, la Granny Smith, que ocupa el cuarto lugar.

Me sorprendió que la Granny Smith fuera tan popular. Para mi gusto, era demasiado ácida. Y la Red Delicious resultaba un poco granulosa.

—La Red Delicious era la que comía yo de pequeña —rememoró una de mis amigas—. Ahora casi nunca como manzanas, pero de pequeña comía una cada día, al salir de la escuela.

—¡Yo también! —exclamé—. Llegaba a casa, veía la televisión un rato y comía una manzana antes de ponerme a hacer la tarea.

Me moría de impaciencia por pasar a la siguiente degustación.

—Prueben ahora lo que hay en este vasito —dije sosteniendo un vasito con un líquido de color dorado.

—Llámame inmaduro, si quieres, pero yo no estoy dispuesto a tomar nada con ese aspecto —sentenció Jamie.

—Anímate —le dije lanzándole una mirada asesina—. ¿Qué les parece y qué creen que es?

Todos dieron un sorbo, y la reacción fue inmediata.

—¿Pero esto qué es?

—¡No!

—No me gusta nada.

—Sabe a medicamento.

—Es un poco ácido, y también dulce..., tiene un sabor casi metálico.

—¿Es algún invento hecho con un sucedáneo de frutas del bosque?

—Okey, a nadie le gusta —dije—, pero ¿qué creen que es?

Nadie lo adivinó.

—¡Red Bull! Salió al mercado en 1987, y, al parecer, los especialistas en sabores artificiales se quedaron asombrados del éxito que tuvo.[12] Ahora, en cambio, todas las bebidas energéticas han de tener esta textura como áspera.

—Pues no sabe bien —observó uno de mis invitados. Tomó otro sorbo—. Pero... parece interesante.

—Estoy de acuerdo contigo —dije—. Después del primer sorbo, se te antoja otro.

En señal de agradecimiento, una de las parejas había traído un paquete de dulces explosivos, y todos terminamos saboreando esas golosinas tan curiosas. Como me había sucedido de pequeña, me encantó comprobar cómo los inofensivos cristalitos de caramelo que tenía en la palma de la mano explotaban luego en mi boca.

Durante la velada estuvimos hablando de las reacciones que nos habían provocado los distintos sabores, y entre esos comentarios vi que había una serie de patrones. Había quienes hablaban más del regusto, mientras que otras preferían hablar del aroma, la textura, el sabor genuino o el frescor. Algunos sentíamos preferencia por el sabor dulce, incluso en niveles muy altos, mientras que otros disfrutaban más con lo ácido, por muy intenso que fuera.

Lo sorprendente fue la enorme cantidad de recuerdos que evocaban los sabores. Estuvimos hablando de lo que comíamos en vacaciones, rememoramos las costumbres de nuestros antiguos compañeros de trabajo y de los distintos países que habíamos visitado, confesamos lo que nos gustaba y lo que nos desagradaba, y hablamos de los dulces que comíamos cuando éramos pequeños.

—A mí me gustan los dulces sobre todo por motivos nostálgicos —reflexionó una amiga—. Nunca me gustaron aquellos discos de caramelo duro de distintos sabores, los Necco Wafers —son como gis—, pero me recuerdan a mi madre. Mi madre siempre llevaba un paquete en el carro, porque en Boston hace mucho calor en verano y estos caramelos no se derretían.

—Por eso a mí me siguen gustando las barritas de chocolate y cereza Cherry Mash —intervino otro de mis invitados—. Era la golosina que comía de pequeño.

Su intervención dio paso a un acalorado debate sobre las grandes cualidades de los Cherry Mash.

Hacer degustaciones fue muy divertido. No solo socializábamos, sino que además compartíamos una experiencia que nos hacía reír y hablar, y que hizo que me sintiera más unida a todos los comensales. Sabía que, cuando era niña, mi hermana se tomaba el jugo de los encurtidos, pero no había tenido la oportunidad de conocer las preferencias de mis amigos ni de oírlos contar sus recuerdos. La conversación resultó muy cálida, muy íntima... Conocer más detalles de todos ellos, como, por ejemplo, que una amiga mía era muy sensible a la textura de los alimentos, o que a otra le desagradaban la mayoría de las frutas, me permitió entender mejor su propia naturaleza.

Cuando nuestros amigos se fueron y empezamos a recoger, le pregunté a Jamie:

—¿Te divertiste?

Ese tipo de experiencias no eran habituales para él.

—Sí, creo que todos nos divertimos mucho. Fue diferente. ¿Volveremos a hacerlo?

—Por supuesto.

La próxima vez podríamos invitarlos a una degustación de té o de café después de la cena. O podríamos hacer una barbacoa y organizar una degustación de salsas para barbacoa a base de jitomate, mostaza, mayonesa y vinagre. O servir de postre distintas marcas de helado de vainilla y dejar que la gente las comparara para decidir cuál le gustaba más. Sin más dilación, me puse a elaborar la siguiente lista de invitados.

Compartir recuerdos gustativos

La fiesta de degustación y mis otros experimentos me habían demostrado que podía recurrir al sentido del gusto para sentirme más próxima a las personas y a los recuerdos. Quería volver a hacerlo, pero de una manera más significativa e íntima.

Se me ocurrió que el sabor podría servirme para conocer más cosas de mi suegra, Judy. A lo largo de los años, y más allá de alguno que otro recuerdo ocasional que ella me había comentado, nunca la había oído hablar de los sabores de su infancia. Pensé que si explorábamos juntas los sabores y los recuerdos de su infancia, podría llegar a conocerla mejor.

Sabía perfectamente a dónde llevarla. Judy creció comiendo platillos de la cocina tradicional judía, y ella misma cocinaba muchos de ellos en casa. En Nueva York, el Lower East Side había acogido a diversas oleadas de inmigrantes, aunque en la actualidad es más conocido por ser el centro cultural de los inmigrantes judíos y sigue siendo un lugar donde se puede encontrar buena comida judía.

Cuando le pregunté a Judy si estaría dispuesta a hacer un recorrido de degustación conmigo, accedió encantada, y Eliza y Eleanor me preguntaron si podían apuntarse. Los padres de Jamie viven a la vuelta de la esquina —literalmente, ni siquiera tenemos que cruzar la calle—, así que, un hermoso día de verano, soleado pero sin demasiado calor, bajamos a reunirnos con Judy para ir juntas al centro.

Apenas salimos de nuestro edificio, ya vimos a Judy caminando hacia nosotras. En buena forma y llena de energía como siempre, mi suegra llevaba puestos sus pantalones preferidos de color caqui y unos tenis, lista para un largo paseo.

—Hoy no he desayunado —dijo Judy—. Esta comida llena mucho. Vamos a tener que moderarnos.

—Sí. Pidamos una porción y repartámosla en cuatro partes —propuse—. Así podremos probar más platillos y no nos llenaremos tanto.

—¿Por dónde empezamos? —preguntó Eleanor.

—Por los *knish* de Yonah Schimmel, en la calle Houston —contesté consultando mi mapa.

Llevaba tiempo oyendo a hablar a la gente de los *knish*, y me encantaba pronunciar esa palabra: *k-nish*, pero desconocía su sabor y su aspecto. Fuimos al centro de la ciudad, a la calle Houston, en el extremo norte del Lower East Side, para averiguarlo.

Las cuatro nos apiñamos en el pequeño establecimiento de Yonah Schimmel para contemplar hileras de *knish*, que resultaron ser unos pastelitos de masa rellenos de papa, camote, col lombarda y champiñones. Tras debatirlo, decidimos compartir un *knish* vegetal, que era como una empanada gigante coronada de verduras.

En aquel diminuto establecimiento no había sillas, así que salimos a la calle a comerlo con nuestros tenedores de plástico. Ese pastelito de masa relleno contenía puré de papa mezclado con zanahorias, cebollas, ejotes y especias.

—Está bueno —comentó Eliza—. Me encanta el puré de papa.

—Sí, noto el sabor de la papa —dije—, pero no del resto de las verduras.

—Está bueno, pero es muy pesado. No está tan rico como el que hacía mi abuela —dijo Judy—. Sus *knish* eran más pequeños y ligeros. Estaban hechos de masa filo e iban rellenos de un queso sabroso o de trocitos de hígado. También los hacía dulces, y entonces los rellenaba con cerezas. Eran deliciosos.

Seguimos por la calle Houston hasta Russ & Daughters, una tienda de comestibles finos famosa por su pescado ahumado, su caviar y sus *bagels*. Si en el diminuto establecimiento donde hacían los *knish* habíamos sido las únicas clientas, aquí, en cambio, tuvimos que aguardar haciendo una larga y lenta fila antes de poder entrar.

Mientras esperábamos, le pregunté a Judy:

—¿De dónde era tu familia?

Había ido conociendo retazos de su historia familiar a lo largo de los años, pero no tenía una idea muy clara de la procedencia de nuestras familias, ni de la de Jamie ni de la mía.

—Mi abuela era de Berdichev, que está en Ucrania. Parece ser que mi bisabuela era de Moscú. A los judíos no se les permitía vivir en la ciudad, pero como ella era peluquera y su clientela era muy pudiente, pudo quedarse a vivir en la capital.

Judy nos contó las cosas que comía de pequeña, durante los años que pasó viviendo en Filadelfia y en Atlantic City.

—Mis padres y yo vivíamos con los padres de mi madre, y mi abuela era la que cocinaba —explicó Judy—. Era una cocinera fabulosa. Elaboraba su propia masa de *strudel*. Hacía *borsch* frío y *borsch* caliente. Preparaba ella misma la grasa de pollo, que luego usaba como ingrediente en muchos platillos. Yo sabía que faltaba poco para las vacaciones cuando veía un pez enorme metido en la tina, esperando el día en que mi abuela se decidiera a cocinarlo.

—¿Estaba vivo? —preguntó Eleanor—. ¿Cuánto tiempo pasaba el pez ahí metido?

—Vivo, muerto..., ya no me acuerdo. Lo que sí sé es que lo metían en la tina.

—¿Tu madre también cocinaba? ¿Y tú? —pregunté.

—Mi madre ayudaba a veces, pero lo que hacía la abuela era muy laborioso. Preparar un platillo podía llevarle un día entero. A mí no me interesó la cocina hasta que fui mayor. Nuestra comida no era *kosher*, así que no estábamos obligados a seguir todas esas reglas. Sí hacíamos algo que no creo que hicieran otras familias: todos los viernes por la noche venían mi tía y mi tío y cenábamos *bagels* con salmón ahumado.

—¿Qué tipo de *bagels*? —preguntó Eliza.

—Normales. Entonces no había tantos tipos como ahora.

La fila había ido avanzando lentamente hacia la entrada hasta dejarnos situadas frente a un escaparate que mostraba una gran variedad de fruta deshidratada.

—No sé por qué, pero yo encuentro moderna la fruta deshidratada —intervine—. Aunque está claro que no es así.

—Cuando yo era pequeña comíamos mucha fruta deshidratada —dijo Judy—. ¡Ciruelas pasas cocidas! De eso sí me acuerdo. A los ancianos les gustaban mucho.

Al fin logramos entrar en la tienda, donde las estanterías y vitrinas expositoras estaban llenas de distintas variedades de queso fresco, pescado ahumado, salmón ahumado y *bagels*. Leímos el menú que había sobre el mostrador, enmarcado y plastificado. Judy eligió un bocadillo para compartir: el *meshugge*, con salmón ahumado, bacalao negro y esturión distribuidos en varias capas sobre un *bagel* untado con queso crema. (Los ingredientes del bocadillo eran tradicionales, pero los nombres eran muy actuales: otros bocadillos eran «El rico arenque ahumado», «Al gusto de Delancey» y «El *shtetl*»). Le pedí al empleado que partiera el bocadillo en cuatro, y menos mal, porque era enorme. En Russ & Daughters no podías sentarte, y volvimos a formar un círculo en la banqueta para comer lo que pedimos.

—Este bocadillo es tan alto que no sé cómo morderlo —comenté quitándome un poco de queso crema de la barbilla.

—A mí me encanta —sentenció Eleanor.

—Está bueno —coincidí—. Muy salado.

Mientras masticaba, intenté distinguir sus ingredientes, aunque no lo conseguí. Pero, fueran los que fueran, sabía muy bien. Me había preocupado un poco que las rebanadas de pescado pudieran resultar viscosas en boca, pero no fue así; quizá la textura espesa y ligeramente pegajosa del queso crema y la consistencia del *bagel* lo impedían.

—¿Dirías que esta comida es como la que comías tú de pequeña? —le pregunté a Judy.

Judy reflexionó durante unos instantes antes de responder.

—Bueno, no se parece demasiado a lo que comía yo, pero es el mismo tipo de comida. Sí me recuerda a la manera en que comíamos.

Cuando terminamos el bocadillo, volví a sacar el mapa.

—¿Cuál es la siguiente parada? —preguntó Judy.

—La tienda de dulces y caramelos Economy Candy. ¿Has estado ahí alguna vez?

Era el único lugar del Lower East Side al que Eliza, Eleanor y yo habíamos ido varias veces. (Me encanta todo lo relacionado con los dulces, menos comérmelos).

—No, nunca había oído hablar de esta tienda.

—Pues vale la pena —dije—. Es una tienda de otros tiempos.

Al seguir bajando por la calle para girar por Rivington, sentí un amor inmenso por la ciudad de Nueva York. Tantos sabores, caras, uniformes, paquetes, oficios, tantas vidas en progreso, y todo aquí. Quería recorrer cada calle y cada callejón, abrir cada puerta y exclamar: «¡Más, más, más!». La ciudad estaba aquí y ahora, rodeándome.

Las cuatro entramos en Economy Candy, y yo me quedé unos instantes en la puerta para adaptarme a la explosión visual con la que me encontré. Las tiendas de golosinas modernas, como It's Sugar y Dylan's Candy Bar, son elegantes, caras, organizadas y con estilo. Economy Candy, en cambio, es anticuada, barata y desordenada.

Recorrí los pasillos y me detuve ante las golosinas novedosas, como los caramelos de tocino y las tiritas de chocolate, y ante las de toda la vida, como los Satellite Wafers y los cigarros de chocolate. También había caramelos del Reino Unido, golosinas de la Guerra de las Galaxias, todo lo que pudiera recubrirse de chocolate y M&M de todos los colores. Vi unos Candy Buttons (esas grageas de caramelo estilo Damien Hirst unidas a unas tiras de papel). Sabían fatal, pero a mí me gustaban porque eran como la paleta de colores de los caramelos.

—¡Cuántos caramelos hay aquí de otros tiempos! —exclamó Judy—. Me acuerdo muy bien de todos.

—¿Cuál era tu preferido? —pregunté.

—Los Mary Janes —respondió Judy—. Voy a ver si encuentro alguno...

—Me acuerdo muy bien de los Mary Janes —contesté—. Con sabor a crema de cacahuate y melaza. ¡Había que masticar mucho!

Después de que el empleado nos cobrara las compras, seguimos por la calle Essex hasta llegar a Grand Street. Tras detenernos en Kossar's Bagels & Bialys para probar un *babka* de chocolate y un *bialy* horneado y espolvoreado con copos de cebolla, nos detuvimos finalmente en la tienda de encurtidos Pickle Guys. Esa tienda de un solo espacio, que olía a salazón y a productos ácidos, estaba abarrotada por cuarenta barriles rojos repletos de encurtidos: ocra, apio, zanahorias, betabeles, nabos. Pasamos un buen rato deliberando, pero al final opté por comprar un bote de pepinillos enteros en vinagre al eneldo y regresamos a casa.

De vuelta en nuestro edificio, nos despedimos de Judy.

—¡Fue fantástico! —exclamó ella—. Nada que ver con ir a otro barrio para probar varios platillos distintos. Me trajo muchos recuerdos. Fue reconfortante comer cosas de otros tiempos.

Las cuatro habíamos disfrutado mucho la excursión. Habíamos pasado unas horas juntas. Habíamos aprendido lo que Judy había vivido de pequeña, y gracias a eso, Eliza y Eleanor habían podido conocer mejor el pasado de su familia. Habíamos explorado una zona histórica de Nueva York y vivido una aventura.

—Fue genial —dijo Eliza en la cena—. Me alegra haber hecho esta excursión.

—¿Por qué? —pregunté.

—Porque había oído algo sobre la infancia de la abuela, pero no conocía tantos detalles, como eso del pez en la tina. Y nos contó cosas de su abuela; porque sabemos que fue muy importante para ella, pero nunca nos había hablado demasiado de la bisabuela. Y, además, me gustó mucho la comida.

—Ahora me cuesta menos imaginarme a la abuela de pequeña, cómo debió de ser su vida —dijo Eleanor—. Me parece más real.

Todo un tributo al poder del sentido del gusto.

Hacer la visita diaria

Para mejorar mis visitas diarias al Metropolitano, estaba decidida a usar cada uno de mis cinco sentidos. Por suerte para mi sentido del gusto, el museo tenía un restaurante y varias cafeterías, además de salas de exposición.

Aunque esos establecimientos para comer estaban muy concurridos y eran muy populares, también podían parecer una especie de añadido ilegítimo: ¿no debíamos dedicarnos a contemplar arte? Pero lo cierto es que podemos tener hambre o sed, y, aunque no fuera así, nos gusta comer y tomar, o sencillamente tomarnos un descanso. A veces, para seguir adelante, hay que permitirse una parada.

Cuando visitaba el Metropolitano en compañía de amigos o familiares, a menudo les proponía tomar o comer algo. Cuando íbamos Eleanor y yo juntas, solíamos detenernos a tomar un café con leche en el patio interior del ala americana. Era muy agradable sentarnos en un lugar tan hermoso y disfrutar una bebida caliente.

Sin embargo, cuando iba sola, el gusto era el menos activado de mis sentidos. Por un lado, no quería tomarme un descanso, ya que estar en el Metropolitano para mí ya era un descanso. Por otro lado, mientras que en casa tomaba o picaba algo cuando me aburría, en el Metropolitano disfrutaba esos momentos de aburrimiento.

El filósofo Gaston Bachelard escribió: «Hay niños que dejan de jugar y se van a aburrirse a un rincón del desván. ¡Cuántas veces no habré extrañado ese rincón del desván del aburrimiento cuando las complicaciones de la vida me han hecho perder el mismo germen de la libertad!».[13] El Metropolitano era mi desván. A través del aburrimiento, encontraba interés a unas salas que, a primera vista, parecían carecer de él. Aprendí a disfrutar la extravagante expresividad de las antiguas estatuillas chipriotas, y me divertía el hecho de que, en un rincón de una suntuosa sala francesa, junto a un arpa dorada, hubiera una casa para perros con el interior tapizado de seda y el exterior, de terciopelo.

En una de mis visitas, y tan solo por el simple placer de hacer algo, fui a ver una escultura de mármol procedente del mismo lugar donde se celebraban los misterios eleusinos. Siempre me han intrigado estos misterios. Durante cientos de años, la gente había estado viajando a Eleusis, en Grecia, para una iniciación de nueve días que culminaba en la revelación de un gran secreto. Lo que me fascina es que, aunque innumerables personas fueron iniciadas a lo largo de los siglos, nadie reveló jamás el secreto. Incluso hoy en día, lo único que sabemos es que había «cosas recitadas, cosas mostradas y cosas realizadas».

Mientras observaba el relieve marmóreo de las diosas Deméter y Perséfone de pie junto a un niño, reflexioné sobre este aspecto de la naturaleza humana. Tanto si se trata de un bar clandestino, de una reunión para chismear, de una novela de Agatha Christie, del contenido del botiquín de una amiga, de las investigaciones sobre los orígenes del universo o de los misterios eleusinos, todos queremos conocer lo secreto.

«Mantener en secreto una información indefectiblemente la convierte en algo mucho más interesante», pensé. Y también pensé que ese era un buen aforismo. Me encantan los aforismos, afirmaciones breves que encierran verdades profundas. «De hecho —pensé, llena de una súbita alegría—, podría escribir mi propia colección de aforismos». ¡Me encantaría escribir un libro de aforismos!

La mayoría cree que escribir un libro no es para tomárselo a la ligera, pero yo siempre solía procrastinar durante la redacción de un libro para ponerme a trabajar en otros proyectos no oficiales —*My Color Pilgrimage* [Mi peregrinación por los colores], *The Oracle* [El oráculo] y *Objetivo: felicidad: de cuando pasé un año entero cantando alegres melodías*— solo para divertirme. (En alguna ocasión, mis libros para procrastinar acababan convirtiéndose en libros reales, como *Outer Order, Inner Calm* [Orden exterior, calma interior]).

Antes me preocupaba que estas escapadas desviaran mi energía de mis proyectos *serios*. ¿Estaba procrasti-creando, es decir, retrasando mi trabajo en un proyecto relevante para perder el tiempo con un proyecto paralelo? Después de todo, trabajar es una de las formas más peligrosas de procrastinación.

El tiempo y la experiencia, sin embargo, me demostraron el valor de esta jugada. Como confirman las investigaciones, cuanto más creamos, más probable es que creemos algo que valga realmente la pena.[14] Cuantos más ensayos, más errores, pero también más éxitos. Comprendí que, para mí, una manera de entrar en este estado mental lúdico y productivo era centrarme en mis sentidos.

Para seguir el ritmo de mis acelerados pensamientos, empecé a recorrer a grandes zancadas las salas de exposición, donde cada objeto parecía destacar en vivos colores. Sí, decidí, ¡definitivamente escribiría un libro de aforismos! Me moría de ganas de volver a mi escritorio y empezar a redactar un nuevo texto.

Potenciar el gusto prescindiendo de la vista

¿Una de las cosas más intrigantes que había aprendido sobre los cinco sentidos? Cuando uno de los sentidos disminuye, los demás se esfuerzan para llenar el hueco que deja.

Estaba buscando la manera de comprobar este fenómeno cuando oí hablar de las cenas a oscuras. Dos veces por semana, un restaurante del centro, Abigail's Kitchen, ofrece una cena en la que los comensales se sientan con los ojos vendados durante toda la velada. «Sin el sentido de la vista, el resto de los sentidos de los comensales se agudizan», promete la página web. «Los olores, la textura y los sonidos se vuelven más intensos».

Me moría de ganas de vivir esa experiencia, y pedí hora para un día que nos fuera bien tanto a Eliza como a Jamie y a mí (la experiencia incluía consumir vino, así que Eleanor, menor de edad, no podía asistir). La noche señalada, junto con otros trece comensales, esperamos en el bar del restaurante a que diera comienzo la aventura.

—Esta actividad parece muy popular para las citas nocturnas —observé mirando a las personas que se formaban en la fila.

—¿Comerás carbohidratos, mamá? —preguntó Eliza.

—Comeré todo lo que nos sirvan. ¡Adelante!

Primero, la propia Abigail repartió unos antifaces muy ligeros y ajustables que nos permitirían tener los ojos abiertos sin que pudiéramos ver nada. Por grupos, bajamos unas empinadas escaleras, nos pusimos los antifaces y nos condujeron al comedor para que tomáramos asiento. Intenté imaginarme el entorno. Se oía una grabación de pájaros cantando, lo que me hizo pensar en un entorno ajardinado, con colores blanco y verde, celosías y plantas. (Nada que ver con la realidad, como descubrí después).

Tomamos asiento, y Abigail nos ayudó a localizar unas cestas que teníamos delante con toallitas calientes para que nos limpiáramos las manos. Después de que los meseros recogieran las toallitas, comenzó la cena.

El menú era secreto, y Jamie, Eliza y yo nos divertimos intentando identificar lo que estábamos comiendo. La primera degustación fue sencilla: un pequeño triángulo de pan tostado crujiente con aceite de oliva, ajo y mucha sal. Con los antifaces puestos, se oía muy bien el crujido al masticar.

Lo siguiente fue una sopa fría, servida en un vasito. Deliciosa. Supusimos que se trataba de una sopa de jitomate y albahaca. El siguiente platillo, una ensalada fría de pasta, con betabel y queso de cabra, resultó más fácil de adivinar. A oscuras, fui capaz de apreciar realmente la suave y firme textura de la pasta, la dulzura terrosa del betabel y la cremosidad del queso de cabra. Por suerte, el queso era suave, porque, como había aprendido en mi anterior degustación, no me gusta el queso de cabra fuerte.

—¿Creen que la gente mira a escondidas durante la cena? —preguntó Eliza.

—¡Pues claro que sí!

Sirvieron el siguiente platillo, y tras haber dado unos cuantos mordiscos a una carne jugosa, grasienta y fibrosa, decidimos que estábamos comiendo un filete, pero ninguno de nosotros fue capaz de identificar el otro sabor, ligeramente ácido, que percibíamos.

—Me cuesta cortar la comida y metérmela en la boca —dije—. ¿A algunos de ustedes le cuesta ensartar la comida con el tenedor?

—A mí, sí —respondió Eliza.

—Yo he usado un poco las manos —admití—. Ahora sabemos por qué nos dieron esas toallitas.

—No importa. Nadie puede verte —contestó Jamie.

—¡Los meseros, sí! —exclamó Eliza—. ¡No seas maleducado!

Tras un postre fácilmente identificable de pastel de chocolate fundido con helado de vainilla, Abigail nos dijo que nos quitáramos los antifaces. Cuando me quité el mío, vi que estábamos sentados en un comedor muy acogedor, de madera clara y ambiente minimalista, muy distinto a todo lo que me había imaginado. Mientras Abigail nos iba diciendo lo que habíamos estado comiendo y bebiendo, con cada descripción nos reíamos, y la gente iba exclamando: «¡Ah, eso es lo que era!». Nos enteramos de que la sopa era de chícharos con menta, que el primer platillo era carne de pato, y que el sabor ácido era de granada. Tras su explicación, aplaudimos a Abigail y la velada se dio por concluida.

La cena había sido un ejercicio magnífico para mi sentido del gusto. Comí más despacio y presté más atención a cada bocado, a su sabor y textura, e incluso al desafío de llevármelo a la boca. Había sido mucho más consciente de los distintos ingredientes y especias de cada platillo.

La velada también resultó ser todo un ejercicio para el resto de los sentidos. La música y las conversaciones en aquel espacio tan pequeño —quizá para ayudarnos a concentrarnos mejor en la comida— hacían que fuera un poco difícil oír bien a los demás, y como no podía ver ni a Jamie ni a Eliza, tenía que escuchar con más atención. Además, no paraba de tocarlos para orientarme. Fue una mezcla interesante esta participación: me sentí más conectada con Jamie y Eliza, y menos conectada.

Lo mejor de todo es que la velada resultó muy divertida: fue una versión superior de mi fiesta de degustación. Jamie, Eliza y yo nos lo pasamos en grande en una aventura muy poco habitual.

De todos modos, considerando que la velada había sido un ejercicio de pura degustación, pensé que habría sido capaz de apreciar mejor los sabores si hubiera sabido lo que estaba comiendo. Abigail, durante la conversación que nos dio en la sobremesa, nos comentó que, al hacer las reservas, muchos clientes le habían enviado una larga lista de cosas que no querían comer. Nos explicó que la utilidad que tenía el antifaz no era la de engañarnos y hacernos probar cosas que, de otra manera, evitaríamos, sino más bien la de ayudarnos a prestar más atención a los aspectos no visuales de la comida. En cuanto a mí, a pesar de que todo ese misterio me resultó muy divertido, la cautela me retrajo un poco y me impidió disfrutar más el sentido del gusto.

El mayor placer de aquella cena a oscuras, además de su novedad, fue la oportunidad de compartir una velada memorable con mis seres queridos. También me hizo darme cuenta de que normalmente no prestaba demasiada atención a los ingredientes de un platillo de forma individual; los experimentaba como si fuera un sabor combinado. Durante esa cena, la falta de visión me había hecho percatarme de los distintos ingredientes de los platillos —sobre todo, había percibido la cantidad de sal y la textura de cada platillo con mucha mayor precisión de la habitual—, y ese mayor refinamiento de las sensaciones me resultó muy placentero.

—A partir de ahora —anuncié a Jamie y a Eliza—, siempre que pida un platillo en un restaurante, leeré la descripción de lo que lleva e intentaré distinguir todos sus ingredientes.

—Me parece una buena idea —dijo Eliza—. Yo haré lo mismo. Cuanto más se percibe, más se disfruta.

Saborear más

Mientras me disponía a abandonar el tema del gusto para abordar el del tacto, identifiqué cambios más profundos en mí.

El primer cambio que noté fue durante el inolvidable regreso a casa desde el consultorio del optometrista, sorprendida al sentir que acababa de adquirir una nueva conciencia de mis sentidos.

Ahora, incluso cuando me dedicaba a otras actividades que nada tenían que ver con mi experimento oficial sobre los cinco sentidos, siempre me encontraba centrada en mis sensaciones. Percibía el aroma amaderado y húmedo que emanaba de una bodega; oía *Here Comes the Sun* saliendo de los altavoces de una librería; me percataba del leve sabor a limón al darle el primer bocado a una ensalada de aguacate.

Me sorprendió darme cuenta de la cantidad de sensaciones que había ignorado en el pasado. Había dado por sentado que era imposible pasarlas por alto, porque ¿había algo más obvio que lo que me gustaba y lo que me disgustaba? Sin embargo, aunque mi lengua hubiera saboreado y mis ojos hubieron visto, mi mente no había estado prestando atención. Ahora sabía que me gustaban las aceitunas kalamata, pero no las nizardas, y que me gustaba más el brócoli que el brocoletti. Me agradaba contemplar el modo en que los limpiaparabrisas barrían la lluvia, prefería el aroma de la rosa al del nardo y me daba perfecta cuenta de cuándo cambiábamos de marca de toallitas de papel.

La forma de experimentar mi vida —y mi propia naturaleza— era cada vez más clara e intensa. Cuanto más probaba, más quería probar.

De hecho, en mi afán por explorar, me sorprendí a mí misma violando una convención social. Estaba en un almuerzo de trabajo con alguien a quien no conocía demasiado. Él pidió un platillo que llevaba como acompañamiento unas rodajas de calabacita fritas que crujían ruidosamente mientras las comía. Sin pensarlo siquiera, exclamé:

—¡Qué crujientes y ruidosas suenan esas rodajas! ¡Deben de estar deliciosas! ¿Puedo probarlas?

—Sí, claro —contestó él con cierta sorpresa.

Mientras me servía en el plato una cucharada de rodajas de calabacita fritas, me di cuenta de que había cometido dos faltas de educación: había dicho en voz alta que hacía mucho ruido al masticar y le había pedido a una persona a quien no conocía demasiado que compartiera conmigo su comida.

—¡Gracias, están buenísimas! —dije tímidamente. En fin... ¡qué se le va a hacer!

Al reflexionar sobre lo que representaba para mí el sentido del gusto, tuve que admitir que, aunque ahora mi vida era más dulce desde que había dejado el azúcar, también era cierto que renunciar al azúcar me había privado de algunas diversiones. Ya no sorprendía a mis hijas con galletas, ni pedía postre para los cuatro. Es verdad que el azúcar aporta alegría a la comida: ¿acaso Adán y Eva se habrían sentido tentados por una col prohibida?

A mí no me costaba demasiado renunciar a las cosas. Como observó el escritor Samuel Johnson: «La vida ya es lo bastante árida, con todas las trampas que conlleva; seamos cautelosos, pues, a la hora de despojarla».[15] En parte, había iniciado mi experimento sobre los cinco sentidos para contrarrestar mis inclinaciones monacales. Quería una vida sin azúcar, sin duda alguna, pero también quería una vida con más sal, más canciones y más escarlata.

Al esforzarme en profundizar en mi sentido del gusto, me di cuenta de que, incluso para mí, tenía superpoderes. El gusto (o, en realidad, el sabor y la comida) me ligaba al momento presente, y me conectaba con recuerdos del pasado. En adelante, prestaría más atención a estas conexiones. En lugar de tomar nota simplemente de que Jamie había comido muchos caramelos de dulce de leche durante el fin de semana que pasamos en Maine, podía convertir esos caramelos en un vehículo para el recuerdo y, en el futuro, cuando estuviéramos en pleno invierno, podría llevar a casa una bolsa de caramelos de dulce de leche y decirle a Jamie:

—¿Recuerdas aquel verano que pasamos en aquel pueblecito costero y tú comiste tantos caramelos?

Por otro lado, el gusto también podía ayudarme a profundizar más en mis relaciones, del mismo modo en que me había acercado a mi suegra al escucharla hablar de los platillos de su infancia, y en que había aprendido más cosas sobre mis amigos platicando sobre lo que nos gustaba y lo que nos desagradaba. Había empezado a preguntar a mis amigos —e incluso a personas que acababa de conocer— por sus recuerdos gustativos: «En la primaria, ¿qué comías para almorzar?», «¿Tenías alguna comida chatarra favorita que tus padres se negaran a comprarte?», «En tu región natal, ¿había algún platillo que no se puede encontrar en ningún otro lugar?», «¿Cuál era tu bebida preferida en la universidad?», «¿Hay alguna comida que antes te gustara mucho y que ahora te disguste, o al revés?». A la gente le encantaba rememorar su pasado, y a mí me servía para conocer un poco mejor sus vidas.

Ahora que sabía valorar el poder que tenía el sentido del gusto para realzar el momento, evocar el pasado y reforzar vínculos, comprendía por qué tantos recuerdos y tradiciones giran en torno al gusto, y decidí que prestaría más atención a sus asociaciones. En lugar de fijarme distraídamente en que los arándanos y el helado de frutas me recordaban siempre a mi suegro, Bob, o que el refresco Fresca me recordaba siempre a mis amigos del club de lectura, recurriría a estas asociaciones para acordarme de los vínculos profundos, y, cuando así lo quería, invocarlos deliberadamente.

Y, aún más importante, me esforzaba en conservar las tradiciones basadas en el gusto —como la de comer pastel helado en el cumpleaños de Jamie, o camotes en Acción de Gracias—, porque estas tradiciones no solo eran divertidas, sino que ayudaban a mantener unida a nuestra familia.

Y nunca más pasaría por alto el valor de la cátsup.

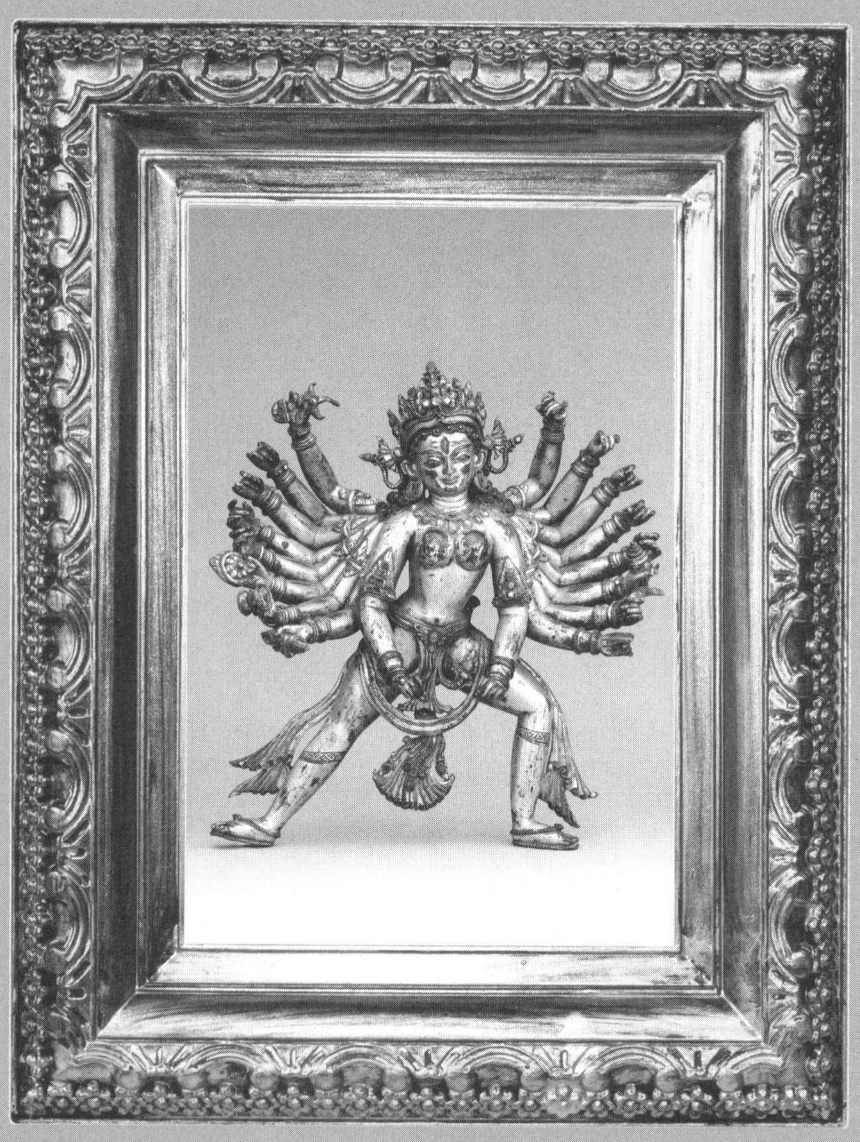

Durga como destructora del búfalo-demonio Mahishasura

Siglos XIV-XV
Nepal

El tacto

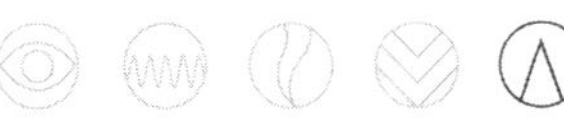

El cerebro en los dedos o por qué agarrar esta piedra trae suerte

> Mi laboratorio es el lugar donde pongo mi cerebro en los dedos y hago cosas.
>
> HOPE JAHREN, *Lab Girl* [La chica del laboratorio]

Por desgracia para él, Jamie tiene muchas pesadillas. Y no me refiero a las pesadillas habituales e incómodas —yo sueño a menudo que no encuentro los lentes—, sino a verdaderas pesadillas. Se despierta sudoroso y agotado. Una mañana, al salir del baño, lo vi parado en la puerta de nuestra habitación. Me tendió los brazos.

—¿Una pesadilla? —pregunté acercándome a él.

—Sí, sí.

—Bueno, deja que se vaya —dije rodeándolo con mis brazos y apoyando mi cabeza en su hombro.

Nos quedamos ahí de pie, en silencio, durante un buen rato. Aspiré su olor, tan conocido, un aroma que me encantaba y que era más intenso por la mañana, justo antes de que se diera un baño. No dije nada, y me limité a pasar suavemente mis manos por su espalda intentando consolarlo.

—Bueno, ya pasó —dijo Jamie tras soltar un profundo suspiro.

A veces, las palabras solo devalúan lo que deseamos transmitir.

Podía imaginarme una vida sin vista, oído, olfato o gusto, pero me parecía imposible desprenderme del sentido del tacto. Así como ver es creer, tocar es como encontrarnos con la realidad última. Según la tradición católica, el apóstol Tomás solo pudo disipar sus dudas y convencerse de que Jesús había resucitado tras tocar su herida.

Cuando empecé a investigar sobre el sentido del tacto, creía que, para mí, junto con el oído y el gusto, era un sentido en segundo plano. De hecho, terminé dándome cuenta de que era una persona muy sensible al tacto, aunque no había sido consciente de ello.

Nunca me había fijado en lo mucho que me gustaba acariciar un cojín de terciopelo, quitarle la cáscara a un huevo duro y notar su superficie resbaladiza, presionar con la mano un fresco, húmedo y esponjoso lecho de musgo o pasar suavemente los dedos por el largo y denso cabello de Eleanor. No podía pasar junto a un cactus sin querer tocar sus espinas. Me encantaba que me dieran un masaje (me sentía como un cachorro pagando a alguien para que me rascara detrás de las orejas). Como en el Metropolitano no podía tocar las obras de arte, durante mis visitas solía buscar objetos que pudieran tocarse, como la madera suave de un banco o el frío metal de la barandilla de una escalera.

El tacto es diferente de los otros cuatro sentidos. Mientras que los órganos sensoriales de los ojos, los oídos, la nariz y la lengua forman parte de la cabeza, la piel cubre todo el cuerpo. Además, mientras que los ojos sirven para ver y los oídos para oír, la piel parece más bien... un envoltorio.

Apenas había reparado en mi piel, pero, como sucede con casi todas las partes del cuerpo, está maravillosamente diseñada. La piel es uno de los órganos más grandes que tenemos, pesa entre cuatro y siete kilos, tendría casi el mismo tamaño que un colchón matrimonial si la extendiéramos del todo, y es flexible y selectivamente permeable. Adopta muchas formas: más gruesa en los talones, más fina en los párpados (que tienen un veinte por ciento de transparencia para que la luz del día nos ayude a mantener regulado nuestro reloj interno), y puede ser tanto velluda como suave. En algunas zonas, la piel puede percibir sensaciones muy sutiles, mientras que en otras solo registra impresiones vagas. Y en determinados puntos de entrada, como en una cinta de Möbius, el exterior puede ser interior.

La piel contiene los numerosos tipos de receptores táctiles que recogen información de todo el cuerpo para enviarla al cerebro en un complejo sistema de múltiples capas de detección especializada. Zonas como los labios y las yemas de los dedos son mucho más sensibles que otras como la espalda porque contienen más receptores y están más densamente agrupados.

Estas capas de receptores son lo bastante sofisticadas como para ayudarnos a sentir placer; evitar el dolor o los cambios drásticos de temperatura; detectar un picor, una vibración o un estiramiento; percibir texturas, y reforzar otros sentidos. Para el tacto, las manos son la parte del cuerpo más sensible, seguidas de los labios y la lengua. Los órganos sexuales son una fuente de gran placer no solo por su sensibilidad —que se refiere a la capacidad de realizar discriminaciones muy sutiles—, sino por el modo en que están conectados al circuito de recompensa del cerebro.

Los cinco sentidos están especialmente atentos al cambio, y esto también es aplicable al tacto: cuando la información se vuelve predecible, desaparece de nuestra conciencia. Doy un salto si una araña subc por mi tobillo, pero no soy capaz de hacerme cosquillas a mí misma. Mi gorro de lana favorito me aprieta al ponérmelo, pero esa sensación no tarda en desaparecer.

El sentido del tacto puede sustituir o complementar otra información sensorial. Una franja con baldosas en relieve avisa al peatón del lugar donde la banqueta conduce a la avenida. Un despertador con agitador de cama despierta al durmiente usando vibraciones en lugar de sonidos. En la actualidad, la háptica, o la tecnología que se relaciona con los usuarios a través del sentido del tacto, se ha convertido en un importante campo de desarrollo. Como un mayordomo aclarándose la garganta, mi reloj inteligente me recuerda una cita con un ligero zumbido, y el mando de un videojuego vibra para hacer más real una explosión virtual.

El tacto puede lograr que un objeto nos resulte más agradable. Entre nuestras muchas tazas de café diferentes, la de rayas marrón y blanco es mi preferida porque se siente muy agradable al sostenerla en la mano. No es demasiado pesada ni demasiado ligera; está tibia, pero no caliente, después de verter en ella mi café, y un suave esmaltado recubre las ondas superficiales de sus lados. Hace unos años, mi suegro, Bob, se resistía a renunciar a su BlackBerry porque prefería la sensación de apretar unos botones físicos a la de tocar una pantalla plana.

Aunque tocamos con todo el cuerpo, las manos desempeñan un papel único. Para retratar a una persona, representamos el rostro, y, si no, la mano. Algunas de las primeras imágenes creadas por el hombre que se conservan son las de manos estampadas en paredes de roca. En la actualidad, nuestras huellas dactilares y nuestra caligrafía pueden identificarnos, y cuando usamos emojis, es probable que recurramos a símbolos de una cara o unas manos para comunicar nuestros pensamientos. Queremos ponernos «manos a la obra» o, utilizando una sinécdoque más actual, programamos «una votación a mano alzada».

Exploramos el mundo con las manos. «Si dejas de usar las manos —dijo el escritor George Orwell—, te vas a desprender de un gran trozo de tu conciencia».[1] Hay una gran diferencia entre un zoológico convencional y uno interactivo. No soy capaz de mirar un tronco de árbol sin que me entren ganas de pasarle los dedos por encima, y creo que los alimentos saben mejor si los como con las manos. Los empleados de las tiendas, los profesores y los padres que tienen niños pequeños saben perfectamente que nos encanta tocar, y también los vigilantes de sala de los museos. Un día, en el Metropolitano, me sorprendió ver a un visitante pasando la mano sobre la suave y oscura piedra del monumental sarcófago de Harkhebit —¿se lo digo al vigilante?—, pero también empaticé con él. Yo misma había sentido ese impulso. Cada vez que miraba la máscara yup'ik que representaba una mano humana sosteniendo un pájaro, un pez y una foca, me entraban unas ganas irrefrenables de tocar su estructura de madera.

Nuestras manos inspiran ingenio y creatividad. Como observó el escritor y monje Yoshida Kenko: «Si tomamos un pincel, nos interesa escribir en caligrafía; si agarramos un instrumento musical con las manos, deseamos tocar una pieza musical».[2] A mí, ver un teclado hace que me entren ganas de escribir. Vivimos en una era digital, de dos clases de dígitos: la información digital y la escritura con los dedos.

El gusto de experimentar con las manos es uno de los mayores atractivos que nos ofrece la visita a una tienda. Hacer el pedido por internet ahorra tiempo, pero, para muchas personas, tocar es lo que hace interesante la compra. Los astutos especialistas en *marketing* nos tientan para que toquemos las cosas,[3] porque si tomamos un producto con las manos, es más probable que lo elijamos, e incluso que paguemos más por él.

Un día, mientras estaba reorganizando nuestra enorme colección de libros ilustrados, encontré *Pat the Bunny*, el clásico de Dorothy Kunhardt de 1940. Al pasar lentamente sus maltrechas páginas, sentí el mismo placer que había sentido de pequeña mientras acariciaba el suave pelaje de aquel conejito, levantaba la pequeña sábana de tela suave, notaba la cara rasposa de papá y metía los dedos en el anillo de mamá. Ya con cuatro años me había dado cuenta de que *Pat the Bunny* era un libro distinto a los demás por el modo en que traspasaba los límites visuales que habitualmente tiene la página.

Ahora quería estar más en contacto con el tacto.

Tocar con amor

Una de las funciones más importantes del tacto es la de ayudarnos a relacionarnos con los demás. Cuando Eleanor era pequeña, insistía en agarrarme de la mano cuando caminábamos juntas, y solía darme un fugaz beso en la mano. La sensación de su pequeña y cálida mano en la mía es uno de mis recuerdos favoritos de esa época.

Muchas personas sienten enormes deseos de tocar y ser tocadas; los bebés, especialmente, no se desarrollan bien si no los tocamos. Los bebés que tienen contacto piel con piel ganan peso más deprisa, duermen mejor, lloran menos y contraen menos infecciones; cuando carecen de contacto social, las consecuencias pueden ser terribles. Muchos bebés que se criaron en orfanatos rumanos, donde había una gran escasez de personal, durante las décadas de 1980 y 1990, mostraron un crecimiento lento y problemas cognitivos y conductuales.

Como había nacido prematuramente, Eliza tuvo que pasar una semana en el hospital antes de que pudiéramos llevárnosla a casa. Cada mañana, entre los pitidos de los monitores, los penetrantes olores hospitalarios y el ajetreo de las enfermeras, me esterilizaba las manos y los brazos, sacaba a mi niña de la incubadora y la abrazaba presionándola contra mi pecho. Pasé innumerables horas arrullándola, con toda mi atención centrada en su cuerpecito cálido, tan pequeño que incluso su nombre le venía grande. Y de alguna manera mística, sentía que estaba transmitiéndole mi energía al tocarla con todo mi amor.

En los adultos también funciona: el contacto humano puede ayudar a reducir el estrés, la tensión arterial y el dolor; a reforzar el sistema inmunitario; a mejorar nuestro estado de ánimo, y a dormir mejor. Como el contacto con otra persona libera analgésicos naturales en nuestro cerebro, todas las prácticas que tienen que ver con el sentido del tacto, como los masajes, se asocian desde hace tiempo con la salud, la comodidad y el alivio del dolor. Para mi cumpleaños me regalaron una almohada de masaje corporal. Me encantaba notar cómo masajeaba mis lumbares o mis hombros, pero no me sentía tan bien como cuando era una persona quien lo hacía.

No solo nos beneficiamos del contacto humano, sino que le atribuimos poderes especiales. La imposición de manos para bendecir o para sanar es una costumbre muy extendida. Por ejemplo, en Europa, durante la Edad Media, se creía que el *toque real* curaba la escrófula. La líder espiritual hindú Amma, conocida como la «santa de los abrazos», bendice a las personas dándoles un abrazo.

Tocar de manera apropiada ayuda a fomentar los sentimientos de gratitud, confianza y compasión. Cuando los médicos nos tocan, tendemos a considerarlos más entregados, e incluso se obtienen mejores resultados. En mi barrio veo a menudo a obreros de la construcción hablando y tomando café antes de empezar su jornada. Recuerdo un grupo donde, cada vez que se incorporaba un nuevo miembro a la reunión, este estrechaba las manos de todos los que estaban ahí. Me pareció una buena manera de generar un sentimiento de respeto y conexión entre las personas que trabajaban juntas.

Sin embargo, aunque el tacto puede resultar beneficioso, también puede ser dañino. Un contacto inapropiado e indeseado puede ser muy perturbador, e incluso ilegal, por lo que aprendemos la importancia de respetar los límites y de pecar de moderación. Las culturas varían drásticamente en lo que se refiere al contacto físico entre las personas; e, incluso en una misma cultura, difiere el grado de comodidad ante los abrazos, las palmadas en la espalda y la proximidad de los demás. Esta es la razón por la que el contacto físico cada vez se desaconseja más en muchos contextos de Estados Unidos, y la que quizá explique también la popularidad de servicios como los masajes que se ofrecen en los aeropuertos, los quiroprácticos y los *manicures*, que nos permiten disfrutar el tacto de una manera controlada y socialmente aceptada.

Por afirmar lo obvio, el contacto amoroso puede ser un aspecto vital de las relaciones más cercanas. Sin embargo, como buena nativa del Medio Oeste de los Estados Unidos que soy, a mí no me educaron así. El ambiente en mi familia siempre ha sido muy cariñoso, pero no demostramos ese afecto a través del tacto. Por ejemplo, en la actualidad, mis padres, Elizabeth y yo nos damos un breve abrazo a modo de saludo al comienzo de una visita y otro igual de breve para despedirnos, y rara vez nos tocamos durante ese tiempo que pasamos juntos.

Con Jamie he aprendido a tocar más a menudo, porque, aunque no me pareció un sentimental cuando nos conocimos, lo es. Le encantan las películas románticas, es muy cuidadoso eligiendo los regalos, dice «te quiero» a menudo y le encanta que vayamos agarrados de la mano o con los brazos enlazados y dar largos abrazos.

Después de haber leído la explicación científica del gran poder que tiene el contacto físico —y también porque sabía que era muy importante para Jamie—, decidí que intentaría aprovecharlo para que nos sintiéramos más cerca el uno del otro. Le tomaba la mano o me agarraba de su brazo cuando paseábamos a Barnaby por la mañana, y me aseguraba de que cada uno de los abrazos que le diera fuera un abrazo genuino, no un simple apretón superficial.

También recurrí al tacto para aliviar los inevitables enojos entre nosotros. Por ejemplo, me empeñé en utilizar el tacto cada vez que debíamos mantener una conversación complicada.

—Tenemos que repasar algunas cuestiones complicadas de organización —le dije una noche.

—¿No podemos hacerlo en otro momento? —preguntó.

—Llevamos tiempo posponiéndolo. Es fastidioso, pero tenemos que hacerlo.

—Está bien.

Mientras los dos sacábamos nuestras respectivas agendas y empezábamos la tediosa tarea de hacer malabarismos logísticos, le puse una mano en la espalda. Normalmente, esta clase de cuestiones nos ponía de mal humor, pero la conexión física nos ayudó a que la conversación resultara fluida y entrañable. Añadí un nuevo punto a mi manifiesto para escuchar: «Si resulta apropiado, toca a la otra persona cuando estén manteniendo una conversación difícil».

También empecé a esforzarme en generar más momentos cotidianos de conexión física entre nuestra familia. Desde que realicé mi primer proyecto sobre la felicidad, me había propuesto besar, abrazar y tocar más. Ahora decidí redoblar mis esfuerzos y dar dos grandes abrazos a diario a cada uno de los miembros de mi familia. Un abrazo de buenos días, un abrazo de bienvenida, un abrazo de buenas noches, un abrazo de «eres el mejor», un abrazo de «espero que te sientas mejor»: cada día me brindaba al menos dos ocasiones para abrazar con naturalidad a los demás. De todos modos, mi abrazo favorito era el tradicional compartido por toda la familia.

De vez en cuando gritaba: «¡Sándwich de amor familiar!», y todos nos juntábamos para darnos un abrazo enorme.

No sorprende que esta clase de contacto frecuente, cálido y en el que se usa todo el cuerpo hiciera que nos sintiéramos más próximos los unos a los otros. Si el momento era tenso, el abrazo lo calmaba; si nos estábamos divirtiendo, el abrazo prolongaba la diversión.

Además, los beneficios del contacto social no se limitan a entrar en contacto físico con otra persona. El contacto cariñoso y cálido con un animal puede proporcionarnos un gran consuelo y mejorar nuestra salud: un estudio, por ejemplo, demostró que pasar diez minutos con un perro de terapia ayuda a reducir el dolor de los pacientes durante su estancia en Urgencias.[4]

Nuestro perro, Barnaby, nos hacía muy felices de muy diversas maneras, y una de ellas era a través del contacto físico. A Jamie le encantaba sentarse en el sofá con Barnaby acurrucado a su lado. Al principio, nuestro perro dormía en su cama, pero llegó un momento en que decidimos que lo dejaríamos dormir donde quisiera. Me sorprendió lo reconfortante — e incómodo a veces— que resultaba tener a un perro durmiendo a los pies de nuestra cama.

Buscar el consuelo y el deleite

El contacto físico con una persona o un animal no es la única manera de hallar consuelo y deleite gracias al sentido del tacto.

Por ejemplo, a la mayoría de nosotros nos vendría bien contar con más herramientas para gestionar la ansiedad. Como todas las emociones, la ansiedad también tiene su valor: me anima a programar mis revisiones médicas, a corregir mis borradores y a ahorrar para la jubilación. Pero la ansiedad también puede ser una fuerza distractora y destructiva, y el sentido del tacto puede ayudarnos a gestionarla.

Los niños recurren a los peluches y las cobijas suaves en busca de consuelo, y los adultos, también. Mi hermana Elizabeth sigue durmiendo con su vieja cobija de bebé. Una amiga me dijo: «Tengo una tía que trabaja en cuidados paliativos y me contó que hicieron un pedido enorme de cobijas ligeras y amorosas. A la gente le reconforta abrazarse a algo suave y cálido».

Una cobija con peso es otro recurso táctil muy popular. Aunque no hay muchos estudios que respalden su eficacia, hay personas a las que las cobijas con peso les van bien para sentirse menos ansiosas y dormir mejor. Cuando mis hijas eran bebés, comprobé que, si las envolvía bien, se calmaban antes, así que compré una cobija con peso y la usé varias veces. A mí no me hacen efecto, pero a Jamie y a Eleanor les gusta ponérsela encima. A Jamie, sobre todo, cuando no se encuentra bien, la cobija le ayuda a conciliar el sueño. Al reflexionar sobre lo distintas que eran nuestras reacciones, pensé: «No hay herramienta que sirva para todas las manos». (Y entonces exclamé para mis adentros: «¡Aforismo!»).

Hábitos como morderse las uñas o hacer crujir las articulaciones de los dedos logran que mantengamos las manos ocupadas, y lo entiendo bien porque me pasé muchos años retorciéndome el pelo. Enrollar un mechón de pelo alrededor del dedo y tirar de él me proporcionaba una profunda satisfacción y me ayudaba a calmarme y a permanecer centrada. Sin embargo, por mucho que me guste retorcerme el cabello, durante los últimos años había intentado resistirme a la tentación porque, como soy zurda, me había roto todo el cabello del lado izquierdo. ¿Qué otra cosa podía hacer para sustituir este hábito?

Mientras iba dándole vueltas al asunto y exploraba el poder del sentido del tacto, leí por casualidad la autobiografía de Andrew McCarthy *Brat: An '80s Story* [El mimado: Una historia de los años ochenta]. Durante el rodaje de la película *San Elmo, punto de encuentro*, McCarthy sentía mucha ansiedad porque tenía que actuar en una escena íntima y exigente. En el último momento, agarró unos bongós y se puso a tocar en el set. Así fue como se dio cuenta de que, aunque a algunos actores les disgustara trabajar con accesorios, a él le resultaba muy enriquecedor: «Una taza de café, una regadera... ayudan a centrar el trabajo y a alejar el foco interno del yo y situarlo en el comportamiento para así dejar que mi actuación fluya». Tocando aquellos bongós consiguió que aquella escena le saliera perfecta.

Tras leer la reflexión de McCarthy, me di cuenta de que, en situaciones difíciles, yo también usaba algún accesorio. A veces me retorcía un mechón de pelo, y, otras, tomaba un bolígrafo. Tanto si estaba en una reunión importante, en alguna situación social —como una fiesta—, o simplemente sentada en mi escritorio, encontraba algún motivo para sostener un bolígrafo en la mano. Me hacía sentir bien.

Cuando pregunté, descubrí que muchas personas se sirven de accesorios para gestionar su ansiedad y concentrarse mejor. Una amiga me dijo: «En el trabajo, me dedico a enrollar pedacitos de cinta adhesiva con los dedos. Al final del día, la mesa está llena de bolitas».

Pedí más ejemplos por internet y recibí muchas respuestas que invitaban a la reflexión:

> Soy fotógrafo de vino, especializado en retrato corporativo, y mis sujetos —enólogos, administradores de viñedos y equipos— se sienten más cómodos si tienen algo que sujetar cuando los fotografío. Lo que hago es darles una copa de vino o algún otro accesorio.

> Yo sujeto un portapapeles para conservar la calma cuando organizo un evento.

> Sufro ansiedad en las citas, reuniones o conversaciones, sobre todo si la atención se centra en mí. Intento tener a la mano una botella de agua helada. Cuando estoy ansioso, me acaloro, me ruborizo y tengo mal cuerpo, agarrarme a algo frío me ayuda a sentirme más conectado.

Varios profesores mencionaron que usaban una taza como accesorio mientras daban clase, y me llamó especialmente la atención la solución que propuso uno de ellos:

> Durante la pandemia, tuve que dar clases por videoconferencia, lo que me provocaba ansiedad, y un día agarré una piedra pulida que tenía so-

> bre el escritorio y marcó la diferencia. Su suavidad, su peso y la posibilidad de poder pasármela de una mano a otra me tranquilizó. Antes de cada clase, me aseguraba de tener esa piedra cerca junto con el material de enseñanza.

Otra profesora descubrió una herramienta que le resultó útil a un alumno con dificultades:

> Tenía un alumno al que siempre debía estar llamándole la atención para que se concentrara. Entonces descubrí unas tiras para combatir la ansiedad llamadas Calm Strips, unas calcomanías con una superficie rugosa que puedes frotar o tocar con suavidad. Pusimos algunas en su láptop, y descubrió que frotarlas mientras escuchaba la lección lo ayudaba a mantener su concentración. También le di varias calcomanías a mi hija mayor, que padece ansiedad, y las encontró muy relajantes.

Intrigada, pedí por internet unos sobres de Calm Strips, concretamente, los modelos Soft Sand [Arena Suave] y River Rocks [Cantos Rodados]. Tras poner las tiras sobre la mesa, me sorprendió comprobar la cantidad de veces que había agarrado una de esas livianas tiras metálicas para pasarles por encima el pulgar y notar la textura de sus caras. ¿Me habían servido para centrarme y canalizar mi inquietud en lugar de retorcerme el cabello? Creo que sí. Aunque la investigación está aún en sus primeras etapas, muchas personas, incluidas quienes padecen trastornos del espectro autista o trastorno por déficit de atención e hiperactividad, consideran útiles estos juguetes sensoriales.

En la actualidad, en momentos de ansiedad o tensión, son muchos quienes recurren a sus celulares. Mientras que algunas personas quieren pasar menos tiempo pegadas al teléfono, a otras este dispositivo les resulta de gran ayuda. Una amiga me dijo: «Si hubieran existido los teléfonos inteligentes cuando era adolescente, nunca habría empezado a fumar. Cuando me sentía incómoda, encendía un cigarro solo para tener algo que hacer. Ahora, en cambio, podría sacar mi celular».

El tacto puede ser una fuente de consuelo, y también una fuente de deleite, así que procuré encontrar la manera de mejorar las texturas de mi entorno. Una tarde, en un arrebato de energía limpiadora, me puse a examinar el contenido de mi ropero para ver si encontraba prendas que no me pusiera demasiado para donarlas. Me di cuenta de que, a pesar de que me gustaban las tres camisas de algodón que tenía, casi nunca me las ponía. ¿Por qué? Porque no me gustaba la textura del algodón rígido y liso. En el futuro prestaría tanta atención a la sensación que me provocaba una prenda en la piel como a su aspecto.

Me gusta la sedosidad, y la siguiente vez que hablé con Elizabeth, le pregunté:

—Tu mantita tiene unos bordes de satén. ¿Te gusta ese material?

—Ahora está tan vieja que el borde ha desaparecido —contestó—. Pero me encanta todo lo que sea sedoso. Recuerdo que de pequeña pedí que me regalaran una funda de almohada de seda para mi cumpleaños.

Tomé nota mentalmente para comprarle una funda de almohada de seda.

Por otro lado, hay personas a las que les desagrada esa sensación sedosa y resbaladiza. Un amigo y yo estábamos hablando sobre lo mucho que nos gustaban las texturas afelpadas y me comentó: «Una bata de baño tiene que ser afelpada. Una bata de baño de algodón fino ni siquiera debería considerarse una bata de baño». Y añadió: «Odio todo lo que sea sedoso o satinado. Hace que se me ponga la piel de gallina».

Por primera vez me di cuenta de lo mucho que me gusta el terciopelo. De hecho, mi habitación favorita de nuestro departamento tiene varias telas aterciopeladas: dos cojines de terciopelo verde, dos sillas tapizadas de chenilla y un sofá de pana aterciopelada.

Un día que estaba en la tienda de abarrotes, pasé junto a un exhibidor de jabón Lava. Mi abuelo, que había sido maquinista ferroviario, llegaba a casa con las manos sucias de grasa, y se lavaba con un jabón de piedra pómez muy áspero. Compré una pastilla de Lava, me la llevé a casa y la desenvolví. Su textura jabonosa y rugosa me transportó a mi infancia.

Cuanto más exploraba mi sentido del tacto, más me daba cuenta de lo mucho que lo valoraba. ¿Cómo lo había pasado a un segundo plano cuando me procuraba tantas satisfacciones? No lo sabía. Pero desde el momento en que empecé a prestarle atención, descubrí muchísimas cosas que me encantaban, y las tenía al alcance de las yemas de mis dedos.

En una cena con unos amigos, me quedé hipnotizada ante un arreglo floral de peonías rosas. Su resplandeciente color y su leve fragancia me provocaron una gran sensación de alegría y no pude resistirme a tocar sus suaves pétalos cubiertos de rocío. Alguien detrás de mí exclamó: «¡Oh, qué flores tan bonitas!», y retiré mi mano sintiéndome culpable.

De pequeña me decían que las cosas no se tocan, y ahora iba por ahí tocándolo todo. ¡Estaba enamorada del mundo! No quería que se me escurriera entre los dedos, perdido y olvidado.

Satisfacer mi sentido del tacto

El otoño me hacía pensar en la cosecha, aunque, en mi barrio, la única señal real de cosecha se hallaba en la entrada de la tienda de alimentación de la esquina, donde una paca de heno empapada de agua se desmoronaba bajo un montón de calabazas, esparciendo por el aire su olor a humedad. Cada vez que pasaba por delante, no podía resistirme a extender la mano y pasarla por la fría y suave corteza de una calabaza.

Gracias a mis investigaciones, había aprendido que podía experimentar con más intensidad una sensación apagándola y encendiéndola. Así que, para explorar mi sentido del tacto, decidí probar un tanque de privación sensorial (aunque parece que la expresión *privación sensorial* ha sido sustituida por *potenciación sensorial*, muy de moda). Encontré un centro de terapia de flotación cuya página web explicaba que, al flotar en una oscuridad y un silencio completos, sin la influencia de la gravedad o las sensaciones táctiles, los usuarios entraban en un estado de relajación profunda. El centro estaba tan solo a veinte minutos de mi departamento, y reservé una cita.

Cuando llegó el día señalado, mientras caminaba emocionada por la calle, me pregunté si no me encontraría el establecimiento vacío, porque ¿quién se mete en un tanque de potenciación sensorial a las once de la mañana de un miércoles? Sin embargo, en el centro reinaba un ambiente de actividad silenciosa. Se parecía a cualquier *spa* de día, con mucha luz natural, plantas, música tranquila e hileras de artículos a la venta.

Una auxiliar me acompañó a la sala de baños y me mostró la cabina de flotación. Me había imaginado tumbada en una cápsula cerrada y sellada, de modo que me sentí aliviada cuando vi que la cabina tenía el tamaño de un vestidor espacioso, un techo alto y estaba llena de agua templada a unos veinticinco centímetros de altura.

Cuando me quedé sola, me quité la ropa, abrí la puerta del tanque y, con cautela, descendí unos centímetros en el agua de aquel habitáculo, que, según había leído, estaba programada a 34 °C, una temperatura neutra para la piel, y saturada de sales de Epsom para que flotaras sin esfuerzo. Me recosté lentamente para tenderme sobre el agua.

Cuando cerré la puerta y me quedé a oscuras, pude sentir los latidos de mi corazón y el fuerte ruido de mi respiración. Sin embargo, aunque era más consciente de mi cuerpo, no experimenté la sensación de disolución o de relajación profunda que esperaba. El cuello empezaba a dolerme, me entraba agua en los oídos, a pesar de llevar tapones de cera, y notaba las pisadas de quienes recorrían el pasillo. Cuando llegó la hora de levantarme y abrir la puerta, me sentí encantada de poder salir de ahí.

Cuando le comenté a un amigo que no había sacado demasiado provecho de esa experiencia de privación —ejem, potenciación— sensorial, me dijo: «Ah, yo también lo probé, y no dejaba de pensar: "¿Cuándo empieza a notarse la magia?". Era tan aburrido que salí diez minutos antes de tiempo». Me alegró saber que no era la única que había encontrado la experiencia decepcionante.

Este baño de privación sensorial me hizo pensar en los baños normales, a los que mi suegro es muy aficionado.

—¿Qué es lo que más te gusta de darte un baño? —pregunté.

—Me gusta tener toda esa agua caliente a mi alrededor.

—¿Lo haces porque te duele la espalda?

—No, lo hago porque me gusta.

—¿Te das un baño cada día?

—Todos los días, y en ocasiones, hasta dos veces al día.

—¿Dos veces?

—Sí. Uno por la mañana y otro después de hacer ejercicio en la bicicleta.

(A mi suegro le resultó muy divertida la curiosidad que me despertaba su afición a los baños).

Por otra parte, un amigo mío me contó que odiaba la sensación de estar sumergido en el agua; hacía que sus baños fueran lo más breves posible, jamás se daba un chapuzón y nunca se había metido en el mar ni en una piscina. Todos tenemos nuestras propias preferencias ante las posibilidades de las sensaciones.

Tras mi aventura táctil en el tanque, decidí que practicaría el mismo ejercicio en casa, con un baño normal. Hay estudios que demuestran que un baño o un chapuzón nos pueden ayudar a despertarnos o a conciliar mejor el sueño, nos levantan el ánimo y nos ofrecen la oportunidad de tomar distancia de los demás, de nuestros dispositivos y de las tareas que reclaman nuestra atención. Como estamos alertas y relajados al mismo tiempo, y fuera del alcance de toda distracción, suele ser un momento en que se nos ocurren buenas ideas.

Cuando un sentido deja de funcionar, los demás se agudizan, así que una mañana abrí la regadera y apagué la luz. En mi baño no hay ventanas, así que me quedé sumida en la más completa oscuridad.

Entré a tientas en la regadera y me sorprendió lo intensa que resultaba la experiencia: la sensación del agua caliente recorriendo mi cuerpo, el eco del agua al golpear las baldosas, el olor a sándalo del jabón y la satisfactoria sensación del champú recubriendo de espuma mis manos. Como observó Helen Keller: «El tacto también tiene sus éxtasis».[5]

Potenciación sensorial conseguida.

Tocar lo intangible

Como seres humanos, pasamos mucho tiempo pensando en ideas abstractas, pero, aun así —o probablemente por la misma razón—, nos satisface profundamente manipular objetos reales.

Con su sólida presencia, los objetos físicos nos recuerdan a las personas, los lugares y las actividades que nos gustan. Cuando algo tiene importancia para mí, quiero plasmarlo en algo que pueda ver y, además, que pueda tocar.

Las ideas y las emociones trascendentes se vuelven poderosas cuando adquieren una forma física. Cuando las abstracciones se concretan a través de objetos, arte o metáforas, son más fáciles de entender. Los objetos físicos pueden ayudarnos a visualizar lo inobservable y a tocar lo intangible, ya sea saludando a una bandera, vistiendo una toga de juez o llevando la camiseta del equipo de futbol favorito.

Mis visitas al Metropolitano me mostraron la importancia que tienen los objetos tangibles en las tradiciones religiosas y culturales para encarnar —y, si es posible, invocar— bendiciones como «salvación», «justicia», «buena suerte», «victoria» y «salud», e incluso bienes específicos, como «atalaya», «ganado» y «contables».

Nos encanta tocar lo que es sagrado; entrar en contacto con algo divino nos hace sentir bendecidos. Según la magia por contagio, cuando tocamos objetos que tienen un poder espiritual, adquirimos su protección. En el Metropolitano, muchos de mis objetos favoritos son relicarios que contienen algún artefacto de un santo, como la serena y sombría *Virgen entronizada con el Niño*, o el cuenco cubierto que contiene reliquias de Buda y pequeñas ofrendas.

A modo de juego, y con el objeto de atraer la suerte, a la gente le gusta tocar estatuas, como sucede con el pie izquierdo de la estatua de John Harvard en Cambridge o con el hocico de *El jabalí* en Florencia. (Nota para el Museo Metropolitano de Nueva York: consideren la posibilidad de instalar una estatua que los visitantes pudieran tocar para que les dé suerte. A la gente le encantaría).

Los objetos físicos, al igual que los rituales físicos, hacen tangibles los valores trascendentes. Todos los años, después de la cena de Nochebuena, mi mamá nos pasa un paquete de globos de cantoya para pedir deseos. Cada uno de nosotros toma una de las hojas de papel de seda y escribe en ella un deseo secreto para el nuevo año. Uno a uno, enrollamos nuestro papel para formar con él un globo, lo ponemos de pie y le prendemos fuego con un cerillo. Si el papel de seda se enrolló bien, se quema rápidamente y sus cenizas saltan al aire; entonces todos lo celebramos, y el deseo se hará realidad.

Reunirnos alrededor de la mesa, escribir un deseo secreto, prender fuego al papel, la incertidumbre de saber si la ceniza se elevará, la ilusión de control: todas estas cosas refuerzan nuestra tradición familiar. Tenemos algo que hacer, y algo que tocar, relacionado con las esperanzas para el nuevo año.

Eliza me dijo que pedir ese deseo era una de sus tradiciones navideñas preferidas. Cuando le pregunté por qué, me explicó:

—Porque no es habitual. Además, combina la diversión de un experimento científico con la de intentar tener suerte. Me gusta hacer cosas que den suerte, o que conviertan mis deseos en realidad.

—¿Como soplar las velas de un pastel de cumpleaños?

—Sí, exacto. O como encontrar un trébol de cuatro hojas, o arrojar una moneda a una fuente.

Al día siguiente, en el Metropolitano, tiré un centavo a la fuente del patio de esculturas romanas. Mi centavo de la suerte yacía junto a otros centenares de monedas, pero solo una de ellas era la mía.

La superstición nos ayuda a creer que tenemos el poder de influir en los acontecimientos. Aunque la mayoría de nosotros no nos consideremos supersticiosos, sí somos *ministiciosos*. Mi padre fue a un curso de pesca con mosca y, el último día, el instructor les dio una bolsa de terciopelo negro que contenía unos suaves cantos rodados. «Para pescar —les explicó— se necesitan conocimientos técnicos, pero también suerte. Metan la mano en la bolsa y dejen que su mano los guíe para elegir la piedra destinada para ustedes. Sujétenla y guárdenla en su chaleco de pesca para que les dé suerte».

Yo ya tenía mi propia fragancia de la suerte, Acordes de Heno, pero estudiar el poder de tocar un objeto me inspiró para buscar un objeto que pudiera tocar toda la familia para que nos diera suerte.

En una tienda pequeña cerca de mi departamento, venden todo tipo de curiosidades naturales, y ahí encontré el objeto perfecto: un pequeño y pulido cubo de un brillante lapislázuli con vetas de pirita. Cuando lo agarré, descubrí que había algo increíblemente agradable en sus líneas suaves y sencillas y en su intenso color. Noté que era perfecto, y de una perfección inusual.

Me lo llevé a casa y anuncié a mi familia:

—Compré este cubo de piedra para que nos traiga suerte. Lo pondré aquí encima, en la repisa junto a la puerta de entrada.

Eleanor alargó la mano para agarrarlo.

—Es agradable al tacto —dijo pasándolo de una mano a otra—. Y pesado.

—Cuando necesites un poco de suerte, toca el cubo.

Aunque esperaba que reaccionaran con cierto escepticismo ante mi propuesta, no se inmutaron. Unos días más tarde, mientras Eleanor se estaba preparando para ir al colegio, le recordé:

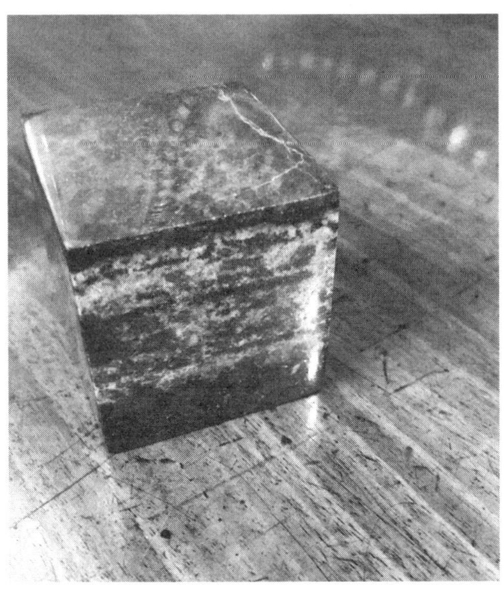

—No te olvides de tocar el cubo antes de salir por la puerta. ¡Hoy tienes un examen importante!

Puso los ojos en blanco, pero lo hizo.

Usar las manos para avivar la imaginación

Así como el tacto puede servirnos para comprometernos con ideales trascendentes, también puede ayudarnos a comprender conceptos complejos.

La teoría de la cognición encarnada o corporizada[6] sostiene que nuestra experiencia corporal configura el modo en que piensa nuestra mente, y los estudios demuestran que trabajar con objetos físicos estimula la memoria y nos ayuda a resolver problemas abstractos. Un profesor puede recurrir a una maqueta de plástico para mostrar a sus alumnos la estructura de la doble hélice; un oftalmólogo puede emplear una reproducción de un ojo para ayudar a un paciente a entender un diagnóstico.

Llevaba un tiempo trabajando en un asunto que no parecía tener nada que ver con el tema de la cognición encarnada. Como uno de mis proyectos secundarios, había estado elaborando una lista de indicaciones indirectas que me permitiera encontrar soluciones creativas.

Empecé a elaborar esa lista porque había descubierto un patrón en mi actividad como escritora. A veces, cuando trabajo en un proyecto, me encuentro con algún obstáculo y, mientras me esfuerzo por superarlo, oigo un comentario inesperado, o leo una frase que invita a la reflexión y, gracias a esta indicación indirecta, me llega la inspiración.

Por ejemplo, cuando estaba escribiendo la biografía *Forty Ways to Look at Winston Churchill*, me abrumaba la enorme cantidad de información. Mi intención era escribir una breve biografía de Churchill que se leyera con facilidad, pero que también transmitiera el increíble alcance que había tenido su vida. ¿Cómo podría captar la complejidad, la ambigüedad, el humor y la tragedia —por no hablar de la extraordinaria cantidad de hechos—? Me parecía una tarea imposible.

Una amiga me comentó que, mientras estaba escribiendo su tesis doctoral, había puesto un *post-it* en su láptop que decía: «¡Prohibido el aburrimiento!». Cada vez que se aburría con alguna parte de su tesis, encontraba la manera de saltársela. Fue una revelación para mí: podía saltarme las partes aburridas. Esta indicación indirecta inspiró la estructura de la biografía que estaba escribiendo: me saltaría las partes aburridas para centrarme solo en los aspectos más atractivos de la vida de Churchill.

Como este tipo de instrucciones al azar podían ser muy esclarecedoras, redacté un documento donde iba anotando todas las indicaciones indirectas que encontraba. Algunas eran consejos clásicos, como «Abraza tus limitaciones» y «No te exijas tanto». Otras procedían de artistas de renombre, como «Lo más difícil del mundo es la simplicidad», del escritor James Baldwin,[7] y «Llena una caja con objetos e imágenes que te inspiren», de la coreógrafa Twyla Tharp. También había algunas de mi propia cosecha, como «Colabora con alguien nuevo», «Tengo algo que decir» o «No es un defecto, es una señal distintiva». (Por supuesto, no todas las indicaciones sirven para todo el mundo. «Embárcate en una aventura amorosa» es un enfoque probado —pensemos en Picasso—, pero no es una buena idea para mí).

Recopilé estas indicaciones indirectas y, cuando me sentía atascada, volvía a revisar mi lista y solían resultarme útiles. Por ejemplo, la indicación «Reorganízalo de otra manera» resolvió un problema frustrante, y «Ponle cátsup» me recordó que debía dejarle espacio al disfrute. Como documento digital, sin embargo, me parecía que esta lista en mi computadora era insustancial, y además me preocupaba borrarla o, lo que era más probable, que acabara olvidándome de que la había hecho. Quería convertirla en algo real.

Cuanto más virtuales se vuelven las experiencias, más excitante nos parece el mundo físico. A veces optamos por una menor comodidad y un mayor gasto para poder recurrir a una herramienta física que nos satisfaga; preferimos algo menos práctico, pero que podamos agarrar con las manos. Una amiga mía llegó a pagar un cargo extra a su compañía telefónica para que le activaran su antiguo teléfono fijo.

Eliza y Eleanor cambiaron unos audífonos pequeños y ligeros por unos grandes cascos. Yo tardé años en renunciar a mi querida agenda de piel; una agenda digital era mucho más práctica, pero no me procuraba la misma satisfacción.

No sabía qué hacer con mi documento de indicaciones indirectas hasta que una tarde, mientras visitaba a mis padres, descubrí el antiguo fichero Rolodex de mi padre en la estantería superior de un ropero. Lo agarré entusiasmada: me encantó su peso, el aspecto anticuado de la información mecanografiada de sus contactos y el modo en que las amarillentas tarjetas se daban la vuelta suavemente bajo mi mano. No servía para nada, pero resultaba muy agradable.

Entonces se me ocurrió la idea: ¡usaría un Rolodex para mis indicaciones indirectas! Las tarjetas físicas reales tendrían mucho más poder que la lista fantasmal archivada en la computadora. Rellenar las tarjetas me obligaría a depurar la lista; elegir una tarjeta al azar inspiraría impredecibles chispas creativas, y sostener en la mano una tarjeta física dejaría una impresión más profunda en mi mente.

Me compré un Rolodex rotatorio, encontré mi juego preferido de marcadores de colores y copié cada indicación indirecta en una tarjeta. Fue profundamente satisfactorio ver las ideas presentadas en esta forma física, y las mismas ideas parecían más poderosas.

De hecho, tan pronto como terminé de copiar mis indicaciones indirectas, me di cuenta de que ya necesitaba usar mi Rolodex. ¿Cómo podría llamar a mi creación? Hasta entonces había usado la expresión *Indicaciones Indirectas*, pero había llegado el momento de encontrar algo mejor. *¿Rolodex de Ideas*? No, ¡ni hablar!

Puse el Rolodex delante de mí y, en silencio, planteé mi nuevo desafío creativo: «¿Qué nombre le quedaría bien a esta herramienta?». Giré la ruedita, saqué una tarjeta al azar y leí: «Encuentra una nueva metáfora».

Pensé en metáforas durante unos minutos, pero, como no se me ocurrió nada, clavé la tarjeta en mi tablón de corcho. No había resuelto el problema, pero parecía que el universo me estaba diciendo algo y que yo había dado un paso constructivo hacia la solución.

¿Habría resultado todo este proceso tan satisfactorio si hubiera marcado una casilla en una página web para generar un aviso o abierto un archivo digital para poder leerlo? No. La sensación al intervenir en mi elección, leer la indicación y colocar la tarjeta junto a mi escritorio, estas acciones físicas me hicieron sentir que tenía el control, pero también que me guiaba el destino. Todos queremos lanzar nuestros propios dados. Es más, la visión de esa tarjeta física en mi tablero daba más peso a su indicación y me recordaba que debía pensar en ello.

Coloqué el Rolodex sobre mi mesa de escritorio y, de vez en cuando, iba haciendo rodar las tarjetas: la que quedaba por encima pasaba a ocupar el *top of mind*.* Siguiendo el mismo criterio, un amigo mío tenía sobre la barra de la cocina la caja donde guardaba sus recetas para inspirarse a la hora de cocinar; otra amiga tenía un juego de tarjetas en su escritorio porque, si se daba la ocasión, podría escribir a toda velocidad una nota para un amigo. Una conocida me contó que había pasado de la fotografía analógica a la digital, pero que luego había vuelto a cambiar: «Las fotos digitales no me parecían reales —me dijo—. Tenía demasiadas, nunca las miraba y me preocupaba que se desvanecieran en el ciberespacio. Quiero fotografías reales que permanezcan». Hay tareas que son adecuadas para el mundo virtual; para otras, es mejor lo físico.

Una tarde, mientras paseaba por el Metropolitano, me detuve frente a uno de mis objetos preferidos: el elaboradísimo *Tintero con Apolo y las musas*, una escribanía en mayólica, de 1584, decorada con figuras de Apolo, las musas y poetas famosos. Mientras lo observaba, pensé: «Un tintero con tantas musas es perfecto para que a un escritor se le ocurran ideas», y, de repente, supe cómo debía llamar a mis tarjetas de indicaciones indirectas: la *Máquina de las Musas*.

Solté una carcajada por el placer de haber dado con la metáfora.

* Concepto del *marketing* que significa «el primero en mente». Ocurre cuando una marca en específico es lo primero que viene a la mente de los consumidores al pensar en un sector en concreto.

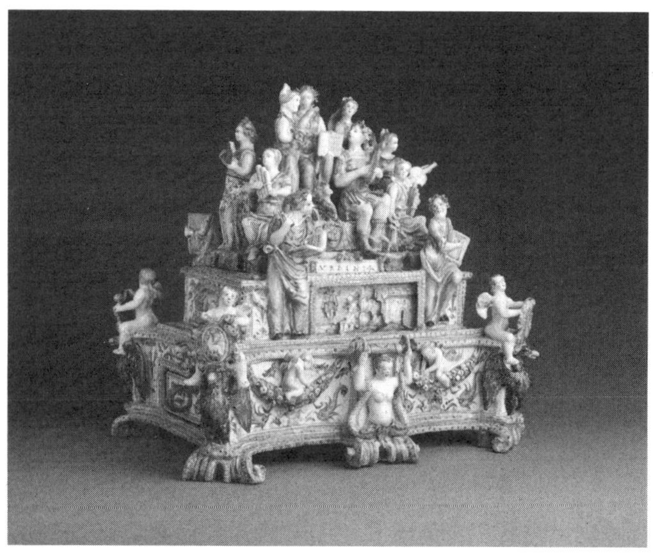

HACER LA VISITA DIARIA

Como había visto con el *Tintero con Apolo y las musas*, las salas del Metropolitano exhibían numerosísimos ejemplos del impulso humano de plasmar ideales trascendentes y emociones en objetos tangibles, y la colección demostraba el amor que nos inspira todo aquello que podemos asir.

Si quería usar mi propio sentido del tacto en el museo, podía acudir a la tienda de regalos. Ahí me permitirían agarrar con mis manos obras de arte en forma de joyas, bolsas de tela, libros, artículos para el hogar, juguetes o material de papelería, e incluso podría llevármelas a casa.

Las tiendas de regalos de los museos son siempre mejores que las convencionales, pero, por mucho que me gusten, estas zonas, como sucede con las cafeterías, pueden parecer un añadido, algo casi vergonzoso. Cuando falleció en 1980, el artista Clyfford Still legó una gran parte de su tesoro artístico a cualquier ciudad estadounidense que construyera y le dedicara un museo, pero estipuló que el museo no podría tener cafetería ni tienda de regalos. Tuvieron que pasar treinta y un años para que se inaugurara ese museo.

Quizá la popularidad de las tiendas de regalos signifique que, en el fondo, todos somos unos consumistas codiciosos. ¿Acaso una ensaladera con la ilustración de *Un ramo de flores* trivializa la obra maestra? ¿La figura de Frida Kahlo representada en un llavero tejido es un insulto a la dignidad de la artista?

A mí no me lo parece.

Los deseos materiales tienen una vertiente espiritual, y la tienda de regalos es una expresión del deseo humano de tocar, comprar y recordar. Cuando vemos algo que admiramos, queremos conservarlo, hacerle una foto, llevarnos un trozo o enseñárselo a los demás. Es fácil mostrarse despreciativo con los imanes para el refrigerador, pero todo peregrino quiere llevarse a casa una concha de vieira.

La versión que encontramos en la tienda de regalos quizá sea una réplica endeble, pero también es la manera de tener en nuestras propias manos una obra de arte. Poseer algo, aunque solo sea su reproducción, cambia nuestra relación con ello. Mi abuela tenía una lámina enmarcada de *El Parlamento, atardecer*, de Monet, colgada encima del sofá de la sala en su casa de Nebraska. Ver aquella reproducción una y otra vez en su pequeña casa me provocaba una sensación muy distinta a la que me causó el original cuando lo vi en la Galería Nacional de Washington, y mi familiaridad con su copia también me hizo ver el original de una manera distinta.

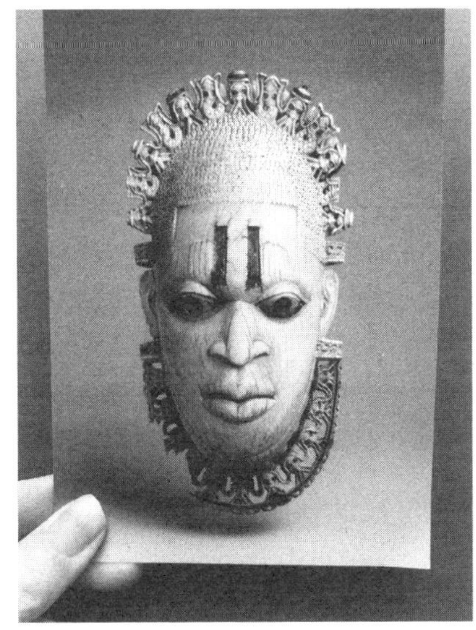

Pasear junto a las estanterías de la tienda de regalos me dio una idea para un nuevo ejercicio de atención. Compré postales de algunas de mis obras favoritas y luego paseé por el museo para comparar la postal con el original.

Vi que el original de la *Máscara colgante de Iyoba (reina madre)*, de la corte de Benín, es una talla de marfil que brilla con sutiles matices, pero la postal aplana su color y sus texturas. Por otro lado, sostener en mi mano la postal del revés, o de lado, me ayudó a apreciar la elegante simetría de la pieza.

Había contemplado muchas veces *Los segadores*, de Brueghel el Viejo, y nunca me había fijado en el paisaje que se veía a lo lejos, donde unos edificios se alinean a la orilla del mar, pero en la postal ese elemento destacaba. Sostener la postal en la mano, en lugar de contemplar el cuadro en la pared, me ayudó a entender la composición.

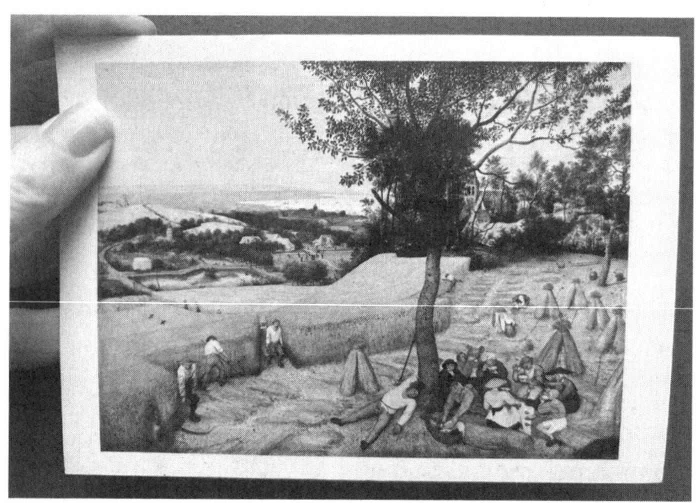

Acudir a la exposición *Van Gogh inmersivo* me había dado una nueva perspectiva del *Autorretrato con sombrero de paja*. Ser capaz de acercar y alejar la postal de mis ojos, estando junto a la pintura original, me sirvió para darme cuenta de que las pinceladas del sombrero y de la piel de Van Gogh se parecían a los pétalos de sus girasoles en otros cuadros.

Tras estos ejercicios con las postales, cada vez que pasaba frente a esas obras de arte, parecía que llamaban más mi atención. Las sentía más mías porque las había tenido en la mano, aunque fuera en forma de copia en miniatura.

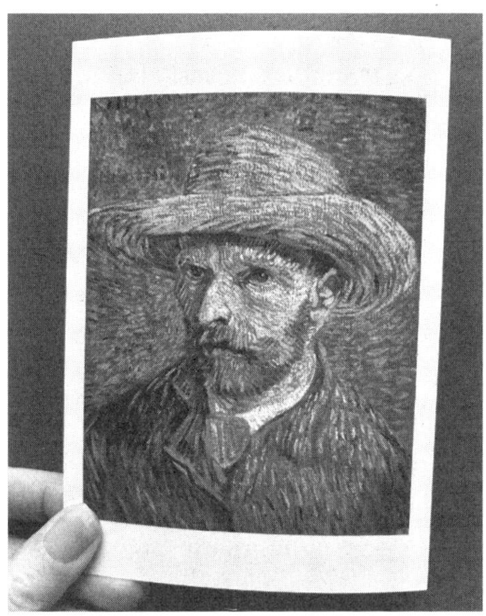

Una compra también es una manera de demostrar «estuve ahí, lo vi con mis propios ojos y me llevé un pedacito de aquello», a pesar de que hoy en día mucha gente ya no compra el calendario y prefiere hacerse un selfi delante de la obra de arte. Sentí el impulso de comprar algo, y en la tienda de regalos compré una copia en miniatura de *William*. Esta estatuilla de un hipopótamo azul turquesa del antiguo Egipto se ha convertido en la mascota del museo, y aparece representado por todas partes, desde bolsas de tela hasta juguetes.

Ese pequeño hipopótamo era una representación física del amor que sentía por mis visitas diarias, y me permitía tener mi propio trocito del Metropolitano.

Tocar más

Cada vez era más consciente de que mis investigaciones sobre los cinco sentidos habían hecho más intensa mi experiencia de la vida cotidiana. El mundo me parecía más espléndido y cautivador, y también más cómodo y práctico.

Por ejemplo, cuando empecé a prestar más atención, me sentí avergonzada porque se me habían pasado completamente por alto las útiles señales táctiles. Aprendí en mis clases de mecanografía de la preparatoria que, al teclear, siempre hay que volver a colocar los índices sobre la *F* y la *J*. Solo ahora me daba cuenta de que mi teclado tenía unas líneas en relieve sobre estas teclas, por lo que podía asegurarme de que mis manos se alineaban correctamente sin necesidad de mirar. Mis audífonos de estudio tenían una pequeña protuberancia en la parte izquierda de la diadema, así que no necesitaba buscar la discreta letra *I* para ponérmelos bien.

Con el sentido del tacto, había encontrado una valiosa fuente de tranquilidad que me permitía centrarme mejor. Cuando me sentía ansiosa o molesta, sostener en la mano mi estatuilla de William me ayudaba a recuperar mi estado mental en el Metropolitano: tranquila, curiosa, sin prisas y expansiva. Adquirí la costumbre de sostener en la mano esa figurita como recordatorio físico de que debía tener una visión a largo plazo.

A menudo leo consejos como «Sujeta un objeto y centra tu atención en su textura, su peso y su color». Ahora había descubierto que

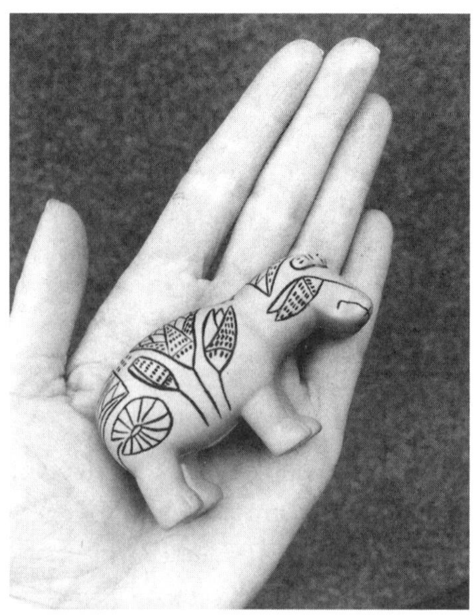

el simple hecho de sostener aquella fría y redondeada figura me ayudaba a conectar con el momento presente. Ni siquiera prestaba atención a su aspecto; su mero peso era capaz de calmar mis pensamientos.

Además, el sentido del tacto podía proporcionarme muchos placeres. Durante un viaje de trabajo, me hospedé en un hotel que tenía losa radiante en el cuarto de baño. Había oído hablar de este lujo, pero nunca lo había experimentado, y como soy friolenta, me encantó. No paraba de ir al baño para tumbarme sobre las losetas. Cuando regresé a casa, mirando en mi ropero, me di cuenta de que aunque mi sudadera favorita parecía desgastada, no quería desprenderme de ella: era la combinación perfecta de calidez, suavidad y elasticidad.

Junto al puro disfrute, el tacto brindaba el superpoder del juego. Compré una caja de arena cinética para explorar sus extrañas propiedades, y usé mis marcadores preferidos en un libro para colorear. Los estudios demuestran que el juego nos estimula, mejora nuestra actividad cerebral, aumenta nuestra capacidad de generar ideas y potencia el sentido del humor y la perspectiva. Yo no era una persona especialmente divertida, sino más bien enérgica y práctica, y mi sentido del tacto me ayudó a intensificar el componente lúdico de mi naturaleza.

Más diversión significaba más creatividad. Una mañana, mientras me bañaba y dibujaba formas con la espuma jabonosa que recubría mis manos, de pronto me vino una idea.

Sin que viniera a cuento, pensé: «En el Metropolitano tienen un ejemplo fantástico de la indicación de la Máquina de las Musas "Incorpora algo completo de algún otro lugar"». Me vino a la mente el soleado patio de la escultura europea. Hace años, cuando se amplió el Metropolitano, su fachada sur fue absorbida por el nuevo edificio. La entrada antigua se conserva completa, pero encajada en su interior, y ahora es una de las paredes que conforman el patio de las esculturas.

Me agradó tanto haber establecido esta conexión que pensé: «Debería escribir un manual de la Máquina de las Musas explicando cada una de las indicaciones y dando ejemplos». ¡Eso es! En cuanto salí de la regadera, escribí rápidamente una nota para mí misma (otra indicación de la Máquina de las Musas es: «Anota todas tus ideas; no te fíes de tu memoria») y sentí la emoción que siempre me embarga cuando comienzo un nuevo proyecto. Y antes de escribir la primera palabra de este manual, me prometí que sostendría en la mano mi cubo azul para que me diera suerte.

Sin embargo, el superpoder más importante del tacto era hacer que me sintiera más cerca de los demás. Valoraba, más que nunca, lo mucho que me reconfortaba el contacto físico.

Cuando caminábamos juntos, Jamie solía rodearme el hombro con el brazo o me agarraba de la mano. Ya no daba por sentada esta costumbre; ahora me daba cuenta de lo feliz que me hacía. Es más, ahora era yo la que buscaba su mano.

A medida que iban pasando los días, yo pensaba en el pasado, el presente y el futuro; soñaba despierta, planificaba, reflexionaba y luego me olvidaba. El contacto de Jamie me recordaba que debía acercarme a la persona que amaba y que estaba aquí, en este preciso momento.

De ahora en adelante

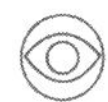 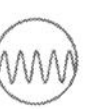 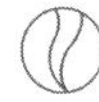  

Las principales entradas del alma, o cómo el cuerpo puede servir al espíritu (y viceversa)

> El hombre no tiene un cuerpo distinto de su alma. Porque aquello que denominamos cuerpo es una porción del alma discernida por los cinco sentidos, principales entradas al alma en esta era.
>
> WILLIAM BLAKE, *El matrimonio del cielo y del infierno*

Hace tan solo unos días, mientras cenábamos con unos amigos en un restaurante muy concurrido, me tomé un momento para pensar por qué me lo estaba pasando tan bien.

Lo más importante era que estaba pasando esa velada con gente a la que quería. Estábamos juntos, sentados a la mesa, sin que distracciones ni interrupciones nos impidieran disfrutar nuestra mutua compañía.

Las cortinas y los afelpados cojines daban a la sala un ambiente íntimo y acogedor, y el sonido de las conversaciones del resto de los comensales animaba el establecimiento sin dificultar la audición. Admiré el anticuado y pesado reloj de pulsera que llevaba uno de nuestros amigos, y el delicado collar de oro de otra amiga. Me llegaba la ligera fragancia de las flores de un jarrón cercano a nuestra mesa, y, de vez en cuando, tomaba el vaso de *whisky* de Jamie para olerlo (no me gusta el sabor del *whisky*, pero sí su aroma). Pedí salmón, y aprecié su rico sabor y calidez al dar el primer bocado. Aprecié el peso frío de los cubiertos y el terciopelo suave y gastado que tapizaba mi silla.

Antes de empezar mi investigación sobre los cinco sentidos, me habría divertido, pero de un modo vago, sin comprender cómo estos elementos confluían para hacer de esa velada una reunión especialmente agradable. Ahora era mucho más consciente que antes, y por eso lo apreciaba todo mucho más.

Por lo general, en mi trabajo reflexiono sobre el inagotable tema de la felicidad: ¿cómo podemos ser más felices, más sanos, más productivos y creativos? ¿Cómo podemos cambiar, si es que queremos cambiar? ¿Cómo podemos llegar a conocernos mejor?

Una y otra vez, estas preguntas me devuelven a los principios del autoconocimiento y la acción consciente. Recurro al autoconocimiento para guiar conscientemente mis acciones hacia una vida más feliz.

Comencé este proyecto cuando vi mis ojos horriblemente enrojecidos y se despertó en mí un nuevo respeto por mis cinco sentidos; desde entonces, llevé a cabo numerosos experimentos con los cinco sentidos. Hablé con un bailarín clásico sobre el poder de sentir el suelo bajo tus pies y los peligros de levantar a una bailarina con tutú; me puse una tira nasal para ver si cambiaba mi percepción del gusto; probé la famosa técnica de relajación del 5, 4, 3, 2, 1 para sentirme más conectada; probé la crioterapia; recorrí los casinos de Las Vegas; sorprendí a Eleanor con una charola de palomitas con Jiffy Pop.

Lo más arriesgado: probé la ayahuasca. Mi estudio sobre los sentidos despertó mi curiosidad por probar las percepciones intensificadas de una experiencia psicodélica. (Como hay estudios muy recientes que sugieren que los psicodélicos podrían ser una herramienta terapéutica útil, el experimento me parecía más prometedor y menos terrorífico). Me puse en contacto con un investigador, hice mis planes y me embarqué hacia lo desconocido. Me tomé una infusión espesa, densa y amarga, vomité tres veces y, tras unas visiones que me recordaron a un centro comercial inundado de luz, me quedé dormida. Cuando me desperté, me sentía normal. No había experimentado las sensaciones tan intensas que había esperado, pero sí me sentí eufórica por el experimento. Había hecho algo fuera de lo común, algo que me intimidaba.

Estas experiencias me mostraron que, como nos sucede a todos, vivo inmersa en mi propio mundo de sensaciones, creado a partir de mi propio cuerpo, mis experiencias, mi cultura e idiosincrasia. Es más, con una acción consciente, podía modelar mi experiencia a través de mis sentidos. Poseía los superpoderes de los sentidos, si me esforzaba en usarlos.

Darse cuenta de las cosas es un desafío constante. En *Se invita a aplaudir número 111415*, del artista Scott Polach, los participantes observaban una puesta de sol sobre el mar y luego aplaudían. En mi propia vida, ¿cómo podría comprometerme a seguir dándome cuenta de las cosas? Una amiga mía me dijo una vez: «Después de mi viaje a la India, estaba segurísima de que cocinaría siempre con comino, pero no lo hago». Entendí perfectamente a qué se refería. Es más fácil sentirse transformado que transformarse. Yo quería seguir centrándome en mis cinco sentidos de ahora en adelante.

Antes de empezar mi investigación, aunque no me había dado cuenta, miraba mucho y escuchaba poco; ahora estaba sintonizada con cada uno de mis cinco sentidos. También aprendí el poder que tenía para diseñar mi propio entorno. Si quería sentir más placer, podía ponerme unas gotas de perfume antes de acostarme, visitar un museo a diario y acariciar las sedosas orejas de Barnaby. Cuando caminaba junto a un enrejado de jazmín, su fragancia me procuraba un placer instantáneo tan intenso que parecía elevarme del suelo. Para reducir las molestias, podía apagar las notificaciones de mi teléfono, deshacerme de un par de pantalones que tengo y que pican o arreglar una silla que cojea. En lugar de volver a usar otra vez ese zacate de cocina gastado y maloliente, podría cambiarlo por otro nuevo.

De hecho, aunque celebraba mis sentidos como nunca antes, seguía imaginando nuevas formas de exploración. Sabía que, a través de mi cuerpo, podía llegar a mi espíritu, y a través de mi espíritu, podría llegar a mi cuerpo.

MÁS PLACER

Cuando empecé mi experimento, esperaba que mis cinco sentidos me procurarían más placer, objetivo que, para mí, no era fácil ni obvio. El escritor Samuel Butler observó: «No hay mayor indicio de que uno es tonto que cuando cree que es capaz de decir de una vez y por todas las cosas que le complacen».[1] O, en las inmortales palabras del gato Garabato:[2]

> ¡Mírame!
> ¡Mírame!
> ¡Mírame AHORA MISMO!
> Divertirse es divertido,
> pero hay que saber cómo.

Esa había sido mi pregunta: «¿Cómo?». Había aprendido que podía recurrir a mis cinco sentidos.

Cuando me sobrevenía la ansiedad, el mal humor, la rabia o el aburrimiento, siempre podía vestirme con un color intenso, escuchar una de mis canciones preferidas, saborear una antigua receta familiar o dar un abrazo a alguien. El poder de mi atención lograba que fueran relevantes incluso los momentos más cotidianos: pasear a Barnaby, tender la cama o mirar mis postales de estereogramas con imágenes ocultas en 3D. Cuando daba una vuelta por una tienda de juguetes, me detenía unos instantes para dar la vuelta a las lentejuelas reversibles de un cojín y sentir cómo se deslizaban esos pequeños discos bajo mis dedos mientras cambiaban su color del dorado al plateado. Nunca olvidaré la impresión que me produjo ver las hojas de un arce japonés, de un vivo color escarlata, resplandeciendo bajo un cielo oscuro.

Cada vez que alguien me hablaba de una sensación particularmente agradable, esa información me servía para disfrutarla más. Me fijé en el color Ultra Violeta después de que Pantone lo nombrara Color del Año, y recordé lo mucho que me gustaba la canción *Scarborough*

Fair [El mercadillo de Scarborough] después de escucharla en la banda sonora de la película *El graduado*. Cuando leí con detenimiento la elaborada descripción de un platillo de pollo en un menú, pude percibir el sabor del jengibre. Después de que mi madre me dijera: «Me encanta pasear por la calle y ver las flores que venden en la entrada de las tiendecitas de comestibles», empezaron a gustarme a mí también esas flores.

Una manera muy popular de observar el mundo más de cerca es hacer una foto diaria, como un amigo mío, que saca una foto del río Hudson todas las mañanas. Muchos dicen que tomar fotos puede disminuir nuestro disfrute, pero hay estudios que indican que hacer fotos en realidad nos sirve para implicarnos más en el momento.[3]

La idea de hacer fotos no me atraía nada; siempre he preferido recurrir a las palabras. Para ayudarme a saborear mejor el guacamole y disfrutar más el tacto de la piel de oveja, decidí empezar un Diario de los Cinco Sentidos.

Tomé un cuaderno rayado que guardaba en la repisa y escribí *Ver, Oír, Oler, Saborear y Tocar* en la página. Al final de cada día, anotaba mis sensaciones más memorables.

Las entradas de mi primer día de sensaciones destacables incluían:

Ver: hermoso pelaje negro plateado de un perro Weimaraner, que parecía escarchado.

Oír: mientras paseaba, oí las campanas de la iglesia dando la hora.

Oler: Barnaby necesita un baño.

Saborear: sorprendente y delicioso sabor ahumado en una ensalada.

Tocar: alfombra de sisal rasposa en el departamento de Judy y Bob.

Mi Diario de los Cinco Sentidos demostró tener un valor inestimable como un rápido recordatorio diario para mantener mi atención en los cinco sentidos toda la vida, y también como diario de agradecimiento. ¿Cuántos momentos intensos e interminables había vivido que no era capaz de recordar? Debía fijarme en ellos, debía apreciarlos.

Percibía mejor la belleza y —debo admitirlo— también los malos olores, el desorden y el barullo. Cuando empecé a oír el ruido que podía llegar a hacer un refrigerador, me resultó imposible dejar de oírlo. Cuando me di cuenta de lo amargo que es el café, lo notaba mucho más a menudo. De todos modos, decidí que estaba dispuesta a pagar el precio que conlleva toda percepción, porque percibir ese amplio abanico de sensaciones me hacía sentirme más presente, más viva. Me daba esa sensación de vitalidad que tanto anhelaba.

En mi vida cotidiana, el deseo de ser productiva podía hacer que me resultara difícil mantenerme alejada de mi lista de quehaceres. Pero, gracias a mis cinco sentidos, me divertía mucho más. Una tarde, Eleanor y yo creamos un fluido no newtoniano con maicena —líquido y sólido a la vez, como las arenas movedizas— y nos reímos mucho apretándolo, dándole golpecitos y pasando los dedos por él. La búsqueda de objetos escarlata me proporcionó la excusa perfecta para visitar la tienda de suministros florales B&J Florist Supply, y sentí la emoción de la caza cada vez que divisaba mi color entre los frutos y las flores artificiales.

También empecé a gastar bromas a la familia basadas en los cinco sentidos. Eleanor se quedó perpleja el día que le eché a escondidas un poco de gelificante Gelling Joke en el café para convertirlo en un lodo que no era tóxico, pero sí imbebible, y a Jamie le compré unas de esas velas de broma que nunca se apagan para su pastel de cumpleaños.

Un día en que tanto yo como toda mi familia estábamos ya cansados del gélido clima de diciembre, tuve una inspiración: iríamos al Bronx a visitar el Jardín Botánico de Nueva York. Los reuní a todos para que fuéramos en familia, y al entrar en el parque, mientras caminábamos hacia el invernadero con cúpula acristalada, vimos que el recinto parecía apagado, lúgubre y sombrío.

En el interior del magnífico invernadero, sin embargo, las plantas estaban llenas de vida y color. La muestra que más me gustó fue la de *La selva tropical*, donde la exuberante vegetación cubría todas las superficies y las ramas se unían sobre nuestras cabezas, con una espesura tan densa que amortiguaba cualquier sonido.

—Me encanta cuando el exterior entra en el interior —le dije a Eliza.

—A mí también —respondió.

Ella se quitó el abrigo que llevaba sobre los hombros y yo me quité el sombrero mientras caminábamos lentamente por el sendero marcado. Noté la humedad del aire pegada a mis mejillas.

«¡Huélelo!», exclamó Eleanor inhalando profundamente. La densa atmósfera despedía la rica y viva fragancia de la tierra y el agua, así como la combinación de olores de una vegetación desconocida. El contraste entre este interior cálido y vibrante y el paisaje exterior, frío y mustio, le confería al lugar un aire alegre.

Hacía diez años que no íbamos al Jardín Botánico de Nueva York, y, de regreso, mientras nos dirigíamos hacia la puerta principal del parque, oí que Eleanor le decía a Eliza: «Deberíamos volver cuando haga calor; a lo mejor nos dejan armar un pícnic».

Más amor

Cuanto más aprendía sobre mis cinco sentidos, más quería hablar de ello con los demás. Decía cosas como: «El olor a carbón siempre me recuerda al verano, ¿y a ti?» o «¿Sabías que los elefantes son capaces de oír el sonido de las nubes al desplazarse?». Resulta que hablar de experiencias sensoriales es una manera fantástica de conectar con los demás, porque es un tema que interesa a casi todo el mundo.

En particular, mis cinco sentidos también me sirvieron para acercarme más a las personas que amaba, al ayudarme a fijarme en los detalles de su presencia real, tan querida, pero tan fácil de dar por sentada.

Me di cuenta de que, al igual que podía recurrir a mis cinco sentidos para conocerme mejor a mí misma, también podía utilizarlos para conocer mejor a los demás. Para observar con mayor intimidad a Jamie, creé un retrato de él con los cinco sentidos. Tomé un cuaderno y escribí JAMIE en la parte superior de la primera página.

Cuando pensaba en Jamie...

Pensaba que vería...

1. La manera que tiene de doblar los periódicos después de haberlos leído.
2. El ropero de los abrigos lleno de sus chamarras.
3. A Jamie tumbado en el sofá durante su siesta dominical.
4. Los llamativos colores de la chamarra aborregada roja y la camisa tejida de color verde amarillento que solía usar en nuestras primeras citas.
5. Su cara rojiza y sudorosa después de haber hecho ejercicio.

Pensaba que oiría...

1. Su voz diciendo «Ahora miremos con mucho amor» mientras echábamos un vistazo por la rendija de la puerta a Eliza, y luego a Eleanor, dormidas en su cuna.
2. La música de felicitación que sonaba cada vez que terminaba un crucigrama del *New York Times* en su iPad.
3. La tertulia de deportes en su pódcast favorito.
4. Su voz cuando hablaba de asuntos de trabajo.
5. Su larga y lenta respiración cuando estaba sumido en un sueño profundo.

Pensaba que olería...

1. El *whisky* que le gustaba tomar por las noches.
2. Su bolsa de tenis.
3. El aire de la calle, que traía cada noche pegado a su ropa después de haber llevado a Barnaby a dar su paseo nocturno.
4. El detergente de la ropa que flotaba en el ambiente cada vez que metía su cabeza en una camiseta de algodón para ponérsela.
5. La crema de afeitar Gillette.

Pensaba que saborearía...

1. Los caramelos Chimos que suele comer.
2. Un helado: un día a la semana, Jamie celebraba «el día del helado», normalmente los sábados.
3. Su pasta de dientes de menta, después de darle el beso de buenos días.
4. La crema de cacahuate que se comía a cucharadas y directamente del tarro a modo de *snack* nocturno.
5. Un café con leche, tal como solía tomarlo.

Pensaba que tocaría...

1. El pelo rizado de su coronilla.
2. La piel de la parte superior de su muslo, que ya no tenía vello porque ahí era donde se ponía las inyecciones para tratarse la hepatitis C (ya curada).
3. Los extremos punzantes y destrozados de los popotes de plástico que mascaba e iba dejando por el departamento.
4. Su cálido hombro desnudo contra mi mejilla.
5. Las pegajosas teclas de nuestra láptop familiar, porque comía mientras lo usaba.

Hacer este Retrato de los Cinco Sentidos me sirvió para apreciar la presencia física de Jamie como no lo había hecho en mucho tiempo; y fijarme en el Jamie exterior me daba una idea mucho más aproximada de cómo era el Jamie interior. Por ejemplo, vi que se había comprado unas camisas abotonadas de un estilo diferente: más ajustadas y con más estampados. Los cambios eran sutiles, pero pude advertirlos y darme cuenta de que Jamie estaba preparado para cambiar las cosas.

Mientras le contaba a una amiga este ejercicio, ella sacó su celular. «Me estoy enviando a mí misma un correo electrónico. Quiero recordar esta idea —me dijo mientras tecleaba—. Mi abuelo murió hace unos meses, y este sería un buen modo de conservar mejor sus recuerdos».

A medida que iba sintonizando con mis cinco sentidos, era más consciente de la presencia de las personas de mi entorno. Me di cuenta de que la postura corporal de mi padre había mejorado mucho después de que empezara a trabajar diferentes músculos durante sus ejercicios, de que Eliza había empezado a llevar pinzas para el pelo, y de que una amiga había empezado a usar expresiones como *producto final*, *parte interesada* y *banda ancha* después de cambiar de trabajo. Fijarme en todos esos detalles hizo que me sintiera más en sintonía con las personas que eran importantes para mí.

Así como los cinco sentidos me sirvieron para fijarme mejor en los demás, también me brindaron un puente para conectar mejor con ellos. Solemos disfrutar más una experiencia sensorial cuando la compartimos. El programa en directo *Saturday Night Live* [Noche del sábado] resultaba más divertido si pensabas en la cantidad de gente de todo el país que lo estaba mirando. El patio del jardín chino del Metropolitano parecía más hermoso cuando se lo enseñé a una amiga, asombrada al encontrar un auténtico jardín (con plantas frescas y exuberantes y un estanque koi) en el interior de la segunda planta de un museo.

Cuando una vieja amiga estaba pasando por unos momentos excepcionalmente difíciles, decidí enviarle por correo un lote de experiencias sensoriales. Así como podemos servir al cuerpo a través del espíritu, a veces podemos servir al espíritu a través del cuerpo, y aunque los placeres corporales puedan ser efímeros, nos aportan su propia energía y consuelo. Confeccioné un regalo sensorial para complacer o aliviar cada uno de los cinco sentidos:

- La vista: un estuche con unos bellísimos lápices de colores.
- El oído: una cajita de música que reproducía la canción *You Are My Sunshine* [Eres mi sol].
- El olfato: una caja con tres velitas de perfumes distintos.
- El gusto: un surtido de sales.
- El tacto: una cobija suave y ligera de color azul marino.

El cuerpo puede ser un refugio, un entretenimiento al que recurrir para tranquilizarnos y una fuente de vitalidad; además, a todos nos gustan las sorpresas y los gustos. Yo solía quedarme en blanco cuando intentaba dar con un buen regalo, pero pensar en los cinco sentidos consiguió que hacer regalos me resultara más fácil y divertido. Tanto si los obsequios son económicos, carísimos, irrelevantes o placenteros, nadie se resiste a sacarlos de su envoltorio. Incluso llegué a imaginar una caja sensorial adaptada a los entornos laborales para fortalecer el espíritu de equipo.

Una *cosa* también puede ser una experiencia, y, al darle forma física, podemos regalar una experiencia, de modo que encarne nuestro amor para que pueda verse, oírse, olerse, saborearse o tocarse.

Más energía

Uno de mis descubrimientos más inesperados fue el modo en que podemos recurrir a los sentidos para obtener energía y renovarnos. Cuidar nuestro entorno sensorial puede ser una manera importante (además de barata y fácil) de cuidarnos a nosotros mismos.

En lugar de soportar pasivamente las sensaciones de mi entorno, podía modelarlas activamente. Si quería un subidón inmediato de energía y alegría, podía oler una toronja, gozar del efecto amortiguador de unos calcetines nuevos de algodón o escuchar una de mis canciones preferidas de mi audiofarmacia. Si me sentía perezosa, podía salir a la calle y dar una vuelta, contemplar las nubes, tocar con la mano la superficie fría e irregular de un poste de luz y notar cualquier olor impredecible que flotara en el aire, y, gracias a estas sensaciones, despejarme.

Aunque es fantástico darnos alguno que otro gusto de vez en cuando, lo que no queremos es hacer cosas para sentirnos mejor que, en realidad, hagan que nos sintamos peor (como ver series de forma compulsiva, ir pasando el dedo por la pantalla mientras vamos leyendo malas noticias o comer demasiados caramelos el día de Halloween).

Los olores y los sonidos, sin embargo, se pueden disfrutar sin límite. No puedo hartarme de fragancias, y no hay inconveniente en escuchar más música (siempre y cuando el volumen no esté demasiado alto).

También me di cuenta de que no todas las energías son iguales. Yo no buscaba una energía inquieta y nerviosa que me hiciera sentirme intranquila y agitada. Quería una energía tranquila que me permitiera concentrarme y me diera fuerzas.

En el mundillo del juego, una señal es un cambio de comportamiento que revela el estado de ánimo de una persona, y yo me había dado cuenta de que tenía una señal en mi vida cotidiana: cuando me sentía angustiada, intentaba reducir mi carga sensorial. Dejaba de ponerme perfume o le pedía a Eleanor que bajara el volumen de la música, porque, de repente, ese olor o ese sonido de más me abrumaban.

Por otro lado, hay personas que encuentran alivio en las sensaciones fuertes, porque las distraen de los pensamientos negativos y las hace regresar al mundo físico. Puede que se mojen las manos o la cara con agua fría, chupen un cubo de hielo, se den un baño caliente, pongan la música fuerte o mordisqueen una rodaja de limón.

Incluso antes de enterarme de este principio, yo ya lo había aplicado con éxito. Cuando Eliza estaba en secundaria, tuvo un bajón tremendo justo antes de los exámenes y no conseguía reunir la energía ni la concentración necesarias para estudiar. Yo no sabía cómo ayudarla, hasta que, de repente, se me ocurrió una idea.

—Vamos —le dije a Eliza, que miraba al vacío por encima de su libro de texto—. Levántate. ¡Nos vamos!

—¿Adónde? —preguntó ella extrañada.

—Llevas tiempo preguntándome si podrías hacerte un tercer *piercing* en la oreja, y vamos a ir ahora. Busca un lugar donde sepas que lo hacen bien y salimos en media hora.

—¿Ahora? —preguntó con incredulidad.

—Sí, pero tienes mucho que estudiar, así que debemos darnos prisa.

—¡Okey, encontraré un sitio! —exclamó, y se puso manos a la obra.

Dos horas después, y ya con el nuevo *piercing* en la oreja, mi hija volvía a tener la cabeza metida en los libros. La sorpresa y el impacto físico de haberse hecho un *piercing* le quitaron el estrés de los exámenes y le dieron energías para seguir estudiando.

Una amiga me contó que, cuando su hija mayor se fue a la universidad, ella y su hija pequeña se consolaron yendo a un mercadito de flores. «Compramos ramos de flores. Hicimos varios arreglos florales y decoramos con ellos todo el departamento, y todos aquellos colores y aromas nos animaron».

Poco después de escuchar esta historia, mi correo electrónico dejó de funcionar, y sentí el característico agobio que provocan los problemas informáticos. En ese momento, hice algo que nunca suelo hacer: compré unas flores, agarré un jarrón de cristal, las arreglé y me llevé el jarrón a la oficina.

Nunca tenía flores en la oficina, y me sorprendió el placer y la energía que me transmitieron. ¡Flores! La poetisa May Sarton dijo: «Si alguien me preguntara qué es el lujo para mí, creo que mi respuesta sería: flores frescas en casa durante todo el año».[4]

Mi experimento de los cinco sentidos me había servido para valorar, como nunca antes lo había hecho, la belleza de las flores. Pensé en la suave y dulce voz de Eliza diciendo «Mi mamá hoy hace una fiesta de las flores», y me di cuenta, una vez más, de que podía servir a mi espíritu a través de mi cuerpo, en este caso, con una botica de flores.

Escribí una nota para mi Máquina de las Musas: «Llena todos los jarrones con flores».

Más imaginación

Cuando empecé a estudiar los cinco sentidos, esperaba que ese trabajo despertaría mi creatividad y productividad, pero resultó que no estaba preparada para todo lo que despertaría.

Mis visitas al Metropolitano, en particular, avivaron mi imaginación. Esos descansos diarios me recordaban a un momento casi olvidado: la hora del recreo. De niña, se me daba muy bien quedarme sentada y quieta, concentrada en mi trabajo, y terminar mis tareas. Pero también me encantaba el recreo, cuando estaba fuera del aula, en el patio, haciendo lo que me gustaba. El recreo, el momento de recreación, era diario, pero no estructurado. Era lúdico y creativo. No tenía en mente ningún objetivo práctico, como «mejorar mi concentración», «aumentar mi ritmo cardíaco» o «gobernar mi conciencia», y no tenía que seguir instrucciones. Disfrutaba cada uno de mis cinco sentidos.

De adulta, se me sigue dando bien quedarme sentada y quieta, concentrada en mi trabajo mientras procuro terminar mis tareas, y mis visitas al Metropolitano me habían proporcionado la libertad del momento de recreación. Otras personas recurren a la meditación para adiestrar sus pensamientos; yo uso el momento de recreación para liberar mis pensamientos.

Tras el momento de recreación, me resultaba más fácil volver a mi mesa de trabajo. Hay estudios que indican que tomarnos una pausa cuando estamos esforzándonos mentalmente nos ayuda a seguir siendo productivos y creativos, y las ideas suelen surgir cuando dejamos nuestra mente divagar libremente, antes de levantarnos de la cama por las mañanas, durante el trayecto al trabajo, mientras estamos en la regadera o haciendo ejercicio. Como escribió Virginia Woolf: «Mi mente trabaja mejor cuando está inactiva. No hacer nada a menudo suele ser la mejor manera de aprovechar el tiempo».[5]

Eso significa que jugar no es lo mismo que estar ocioso.

Por otro lado, me di cuenta de que, para muchas personas, entre las que me incluyo, las herramientas y los ingredientes en bruto son los que despiertan la imaginación. La despiertan las posibilidades ilimitadas que representan estos materiales, y también la estimulación sensorial que nos ofrecen unos manojos de hierbas aromáticas, unas cestas con suaves madejas de lana o una guitarra apoyada contra la pared, lista para tocar.

Me sorprendió percatarme de que este tipo de objetos avivaban mi imaginación aun cuando no tuviera intención de usarlos. Antes de empezar mi investigación, me había preguntado si el hecho de centrarme en los sentidos podría inspirarme para iniciar una nueva actividad sensorial, como pintar, hacer *collages* o cocinar, pero no fue así. En cambio, mi experimento con los cinco sentidos intensificó mi impulso creativo habitual: hacer cosas con palabras. Si veía una hilera de pinturas de brillantes colores, no me inspiraban para tomar un pincel, sino para sentarme ante la computadora. Un amigo estaba padeciendo el bloqueo del escritor y le dije: «Ve a una ferretería, a un mercado de agricultores, a una tienda de material de arte o de instrumentos musicales. Si te pasa como a mí, se te ocurrirán ideas».

Aprovechar mis sentidos estimulaba mi imaginación de escritora de muy diversas maneras. Seguía tonteando con mi libro de evasión *My Color Pilgrimage* [Mi peregrinaje por los colores]. Había esbozado mi Manifiesto para la Escucha y mi Calendario de Sabores. Había creado un Diario de los Cinco Sentidos. Cada día trabajaba en mi proyecto favorito, mi libro de aforismos. Había creado mi Máquina de las Musas, y estaba tomando notas para el manual de instrucciones que la acompañaría. (Me sorprendió comprobar a cuántas ideas de la Máquina de las Musas había recurrido durante la redacción de este libro que estás leyendo; entre otras: «Examina lo mismo una y otra vez», «Repasa tus antiguas notas», «Gran final», «Revela la estructura de tus ideas, o bien ocúltala» y, por supuesto, «Consulta con un oráculo»).

Todo era interesante. Todo era hermoso. Podía entrar en cualquier habitación y considerarla un museo. El psiquiatra y psicoanalista Carl Jung observó: «La mente creativa juega con el objeto que ama»;[6] y yo aprendí a jugar con los objetos que me rodeaban.

El otro día hice algo que nunca había hecho: fui al Metropolitano con un cuaderno de dibujo y un lápiz.

Dedicada como estaba a explorar mi mundo sensorial, me di cuenta de que había tardado mucho en comprender una paradoja esencial. Por un lado, se puede despertar la creatividad involucrando nuestros cinco sentidos en algo nuevo o interesante. Experiencias poco habituales, o sobrecogedoras, como las generadas por *Van Gogh inmersivo* o un baño de sonido, me ayudaron a generar ideas; también lo hizo pasar las páginas de mi Máquina de las Musas.

Por otro lado, se puede avivar la imaginación situándonos en entornos predecibles y un tanto aburridos. Para mantenerme ocupada durante mi rutina familiar matutina, o durante mis visitas al Metropolitano, mi mente deambulaba hacia lugares desconocidos. Por ejemplo, durante la que probablemente era mi quincuagésima visita a una sala en particular del museo, y sumida en el aburrimiento, experimenté un destello de comprensión.

Una serie de hechos y de observaciones al azar que había hecho sobre los sentidos encajaron de repente: «Lo hermoso a menudo requiere un poco de fealdad».

¿En qué se basaba?

En 2012, para que el envoltorio obligatorio de los paquetes de cigarros resultara lo menos atractivo posible,[7] los investigadores identificaron el color más repelente visualmente: el Pantone 448C, un color umbral de un apagado marrón verdoso que se había comparado, con una total falta de elegancia, con la «caca de bebé». Tras leer que también aparecía en grandes obras de arte, como la *Mona Lisa* de Leonardo da Vinci, fui buscando este color *feo* por las salas del Metropolitano. Descubrí que aportaba belleza a obras como la lúgubre *Crucifixión con la Virgen y san Juan*, de Hendrick ter Brugghen, en donde colorea el dramático cielo nocturno, y al apacible paisaje, de Camille Pissarro, *La colina de Jallais, Pontoise*, donde aparece entre el verde de los campos y los tejados.

Durante el concierto al que asistí de Sondheim, me había fijado en que su música contenía unos sorprendentes momentos de disonancia que, según supe más tarde, muchos oyentes del mundo occidental asocian al fragor y a la dureza. Al mismo tiempo, la disonancia es capaz de otorgar a la música una cualidad de inconclusión que la hace más atractiva, como sucede, por ejemplo, en el blues, en la música del Romanticismo y en Sondheim.

Mi profesor perfumista nos había enseñado que, para lograr una fragancia hermosa, a veces era necesario añadir un toque de algo maloliente. Entre los ingredientes para crear perfumes se encuentran la algalia (la secreción de las glándulas perineales de la civeta), el hyraceum (la orina petrificada del damán de El Cabo) y el ámbar gris (a menudo denominado *vómito de ballena*, aunque en realidad proceda del otro extremo de este animal).

En mis estudios sobre el sentido del gusto, había aprendido que unas gotitas de vinagre, que es ácido, potenciaban el sabor de las frutas en conserva; que una trufa de chocolate recubierta de cacao amargo en polvo sabe mejor que una trufa recubierta de azúcar glas, y que una pizca de sal —desagradable por sí sola— realza cualquier sabor.

Un momento de aburrimiento durante uno de mis momentos de recreación dio a mi imaginación la oportunidad de conectar estos hechos aparentemente inconexos. Tenía una nueva ficha para mi Máquina de las Musas: «Añade una poco de fealdad».

Más recuerdos

La degustación de una magdalena mojada en el té por parte de Marcel Proust es la imagen más famosa de un recuerdo intenso y emotivo desencadenado por los sentidos, pero cada uno de los cinco sentidos tiene el poder de evocar el tiempo perdido. El sonido de la voz de Jim Dale leyendo un libro de Harry Potter me recuerda a la infancia de mis hijas; el olor del esmalte me recuerda a mi madre y a mi padre vistiéndose para ir de fiesta cuando yo era pequeña.

Los cinco sentidos nos unen al pasado, nos vinculan al presente y nos sirven para crear los recuerdos del futuro. Incluso nos ayudan a evocar recuerdos que habíamos olvidado que teníamos, y rememorar un placer es volver a experimentarlo de nuevo. Además, como aprendí con mi suegra, preguntar a los demás por sus recuerdos sensoriales es una manera magnífica de conocerlos mejor.

Como las tradiciones siempre vinculan sensaciones vívidas a los acontecimientos, generan recuerdos especialmente duraderos. Cuando pienso en las navidades con mi familia, recuerdo los brillantes colores de la decoración, el olor de las ramas de hoja perenne y del incienso de piña piñonera que solo quemábamos en diciembre, el sabor de la sopa de salchichas de nuestra cena tradicional de Nochebuena y el tacto de los calcetines que nuestra madre nos tejía a Elizabeth y a mí. Estas sensaciones, tan específicas y familiares, me ayudan a conectar con mi pasado.

Pensar en la relación entre los cinco sentidos y los recuerdos me desveló una verdad importante: lo familiar es fácil de ignorar. Las visiones, los sonidos, los olores, los sabores y las texturas de hoy son difíciles de percibir porque nos resultan muy familiares. Es muy fácil olvidarse de que, algún día, nuestro *ahora* será algo que pasó hace mucho tiempo.

Por eso decidí crear un Álbum del Ahora para recopilar fotos de mi vida cotidiana. Los días son largos, pero los años son cortos; en un momento dado, había asumido que estaría cantando la cancioncilla *Buenos días* a un bebé en la cuna durante toda la vida, y ahora apenas recordaba el aspecto de esa cuna, y nunca me había tomado la molestia de hacerle una foto. ¿Cuántas veces había abierto el refrigerador? Su contenido parece aburrido e inmutable, pero hace quince años en mi refrigerador había cosas muy distintas. Podría poner fecha a los momentos de mi vida por los cambiantes diseños de las latas de los refrescos sin azúcar.

Dediqué todo un sábado a fotografiar mi vida cotidiana: el botiquín, los muebles, las repisas, las habitaciones, el vestíbulo y el elevador de nuestro edificio. También saqué fotos que me recordaran los sonidos, los olores, los sabores y las texturas: la waflera eléctrica que usaba todas las mañanas, el juguete inflable preferido de Barnaby y mi sudadera favorita.

Compuse un libro físico con todas mis fotos y, cuando me senté a hojear sus páginas, esos objetos ordinarios adquirieron un nuevo significado. Curiosamente, la representación de algo real a menudo resulta más atractiva que el propio objeto. Al crear una instantánea de sensaciones, mi Álbum del Ahora me había procurado una nueva manera de percibir mi cotidianidad.

Este ejercicio hizo que me entraran ganas de seguir mirando fotos de escenas no relevantes de mi pasado. Pero ¿cómo?

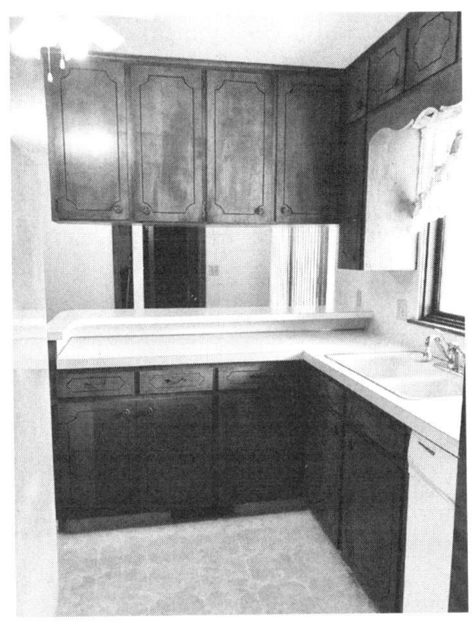

Hace unos años, tras la muerte de mis abuelos, se vendió su casa, y se me ocurrió que quizá estuviera incluida en la página web de alguna inmobiliaria. Tecleé la dirección y, efectivamente, ahí estaba. Pude ver la jardinera donde mi abuela cultivaba sus petunias moradas y blancas, el patio trasero y sombreado en el que mi abuelo preparaba las hamburguesas, y la pintura lijada y tosca de las paredes de la habitación donde dormíamos Elizabeth y yo. Incluso vi el pequeño lavabo donde solía estar la jabonera con el jabón Lava de mi abuelo.

En mi última visita a aquella casa, sobre la barra blanca de la cocina, casi en el borde, había hecho una pequeña marca. Me había dejado llevar por una especie de impulso ancestral de dejar mi propia huella en un lugar querido al que nunca más regresaría. Me fijé bien en la foto de la cocina intentando distinguirla, y me pareció, por alguna extraña razón, que la había visto. Las habitaciones eran completamente normales; eran los recuerdos y el amor que me inspiraban lo que las hacía memorables.

Hay una pregunta muy estudiada en el ámbito de la psicología: «¿Cuánto cambia la personalidad de alguien a lo largo de su vida?». La respuesta, no muy satisfactoria, es: «Algo, y depende». En cuanto a mí, siempre me he sentido muy yo misma.

Uno de mis primeros recuerdos sensoriales es el de estar subida a un pequeño taburete lavándome las manos en el baño de la guardería. Mientras tenía las manos bajo el agua fría, me miré en el espejo y me dije a mí misma: «Soy yo, estoy aquí ahora».

¿Recuerdo ese momento porque fue entonces cuando empecé a comprender lo que significa «yo soy»? Me estaba dando cuenta de lo que me rodeaba y de mi propia persona en el mismo momento de tener un pensamiento, el mismo pensamiento que todavía tengo. De hecho, estoy teniendo ese mismo pensamiento mientras escribo estas líneas. Lo que daría por tener una fotografía de ese lavabo, o una botella que contuviera la fragancia de ese jardín de niños.

Para estar más presente en el presente, había creado mi Álbum del Ahora, que, por supuesto, en el instante en que lo terminé, ya había pasado a convertirse en un artefacto del pasado. Ahí es donde empieza el pasado: ahora.

Sé Gretchen

Hace años, como un ejercicio de autoconocimiento, escribí una lista de mis Doce Mandamientos Personales, los principios generales por los que intento que se rija mi vida. El primero y más importante es «Sé Gretchen», y, para ello, debo conocerme a mí misma. El autoconocimiento es todo un reto porque es muy fácil distraerse pensando en cómo nos gustaría ser o en cómo creen los demás que deberíamos ser, hasta que ya no sabemos lo que es cierto y lo que no.

Para ser Gretchen, debo aceptarme a mí misma y esperar más de mí misma: esforzarme por abrazar las realidades de mi naturaleza y aumentar al mismo tiempo mi sentido de posibilidad. Cuando empecé mi experimento sobre los cinco sentidos, la vista y el olfato eran mis sentidos en primer plano. El oído, el gusto y el tacto —había asumido equivocadamente— estaban en segundo plano.

El experimento me ayudó a profundizar más en los placeres de mis sentidos primarios de la vista y del olfato. Me maravillaban los colores, y me detenía a oler las flores, literalmente. Es más, cuando empecé a prestarles atención, obtuve más placer de mis sentidos olvidados: disfrutaba la música, tocaba una de mis fichas para desbloquear mi imaginación y me daba cuenta de lo mucho que me gustaba el tacto del terciopelo. No me había convertido en una comensal más experimentada, pero sí apreciaba mejor los sabores familiares.

Por otro lado, tomar conciencia de que mi mundo sensorial era único me hizo pensar que podía no ser duradero. A menudo, valoramos lo que tenemos solo cuando lo perdimos o tememos perderlo. La conversación con mi optometrista había sido breve, pero suficiente para ser consciente de la vulnerabilidad de mis cinco sentidos. Es más, el tiempo ya se encargaría de robarme todo aquello que me gustaba ver y tocar a medida que lo que me rodeara fuera hundiéndose en el pasado.

Mis sentidos eran valiosos por el mero placer que me proporcionaban, pero aún más valioso era su poder para mantenerme vinculada a la gente, a los lugares y a los momentos ordinarios que quería experimentar y recordar de la cambiante y efímera materia de la vida.

De todos mis empeños, más que cualquier otra cosa que hubiera hecho, visitar el Museo Metropolitano de Nueva York fue lo que más me cambió.

Al establecer mi visita diaria, recurrí a mi gusto por la disciplina para descansar de ella (como quien cruza por una cerca sin portón o por una caseta de cobro fantasma). Ese momento de recreación me daba la oportunidad de vagar. Anteriormente siempre había ido a los museos acompañada, pero, ahora, ir al museo me parecía una actividad para hacer en solitario. Además, la perspectiva de ir a ver un museo o una exposición una única vez me parecía... fútil. ¿Qué sentido tenía ir una sola vez? Podía ir al Metropolitano cada día durante toda mi vida, si así lo deseaba.

Yo había elegido un museo, pero otra persona podría elegir un lugar completamente distinto: un parque, una caminata por el barrio, la puerta de entrada de su casa..., el lugar no importa. Gracias a la familiaridad y la repetición, el mundo se revela de maneras insospechadas.

En cuanto a mí, había elegido el Metropolitano, y ahí podía medirme a mí misma con una escala completamente distinta. Sentía que me elevaba por encima de las trivialidades de mi vida cotidiana. Mientras iba leyendo en las etiquetas las tranquilas referencias a las catástrofes —desde el saqueo de Roma hasta la muerte de un perro muy querido—, mis propias preocupaciones pasaban a un segundo plano. Las obras de coral, de cristal de roca, de madera de raíz de nogal, de púas de puercoespín, de pan de oro, de arcilla, de plumas y de jade me transportaban lejos con sus sublimes transformaciones de la naturaleza.

El asombro es una emoción intensamente gratificante, y hay estudios que demuestran que las personas que experimentan asombro con más frecuencia muestran más humildad y creatividad, tienen una mayor sensación de bienestar y un mayor deseo de conectar con los demás, e incluso gozan de un sistema inmunitario más fuerte. El asombro disminuye la ansiedad y el estrés.

Pero no me importaban estos argumentos utilitaristas; visitaba el Metropolitano por puro placer. Me sentía más feliz en cuanto cruzaba sus puertas. Era una paradoja: me sentía más conectada conmigo misma y, a la vez, más capaz de salir de mí misma y conectar con el mundo exterior. El Metropolitano se había convertido en mi patio de recreación, en mi cabaña del jardín, en mi día de nieve.

Me sentía culpable por recorrer el museo vestida con mis *leggings* de yoga y mis tenis. En sus años universitarios, el famoso esteta Oscar Wilde causó un revuelo nacional cuando comentó que cada día le costaba más estar a la altura de su juego de porcelana azul.[8] Yo me sentía igual. Me quedaba plantada frente a la severidad de *El dios Horus protegiendo al rey Nectanebo II* y pensaba: «¿Cómo puedo ser digna de algo así? ¿Cómo puedo estar a la altura de la belleza de este mundo?». La mejor manera de hacerlo era recurriendo a mis sentidos. Nadie más podía visitar mi Museo Metropolitano.

Ahí nada destellaba, nada giraba; todo estaba esperando a que yo acudiera a su encuentro. A medida que los objetos me iban resultando más familiares e iba aprendiendo más sobre ellos, se volvían más hermosos, y el Metropolitano se transformaba lentamente bajo mi mirada. A través de mis cinco sentidos, había logrado vivir el museo: lo había atravesado, lo había sondeado. Sin embargo, el Metropolitano era tan grande, y se remodelaba tan a menudo, que nunca parecía

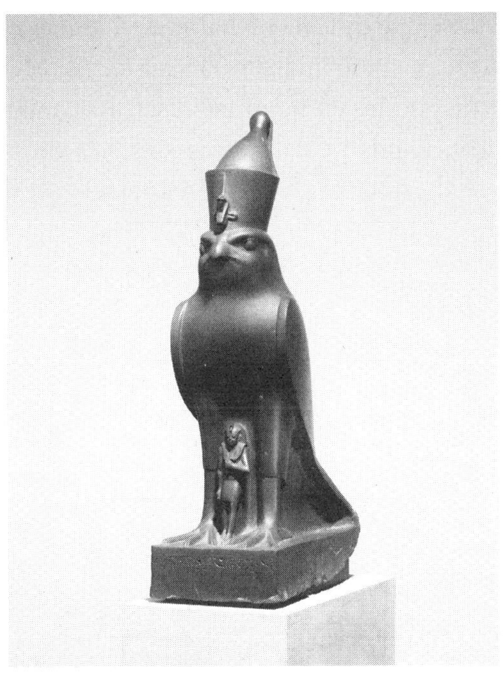

agotarse. Cuando fui a ver por enésima vez el *Autorretrato de pintor con paleta y lienzo*, de Borgianni, descubrí que había desaparecido. Me alegré de haber podido contemplar detenidamente el cuadro mientras tuve la oportunidad.

Durante una de mis visitas, mientras recorría la sala de los tesoros medievales, me detuve, como siempre, ante la vaca dientona para enviarle una foto a Eliza. Por primera vez me percaté de que, en la vidriera, un hilillo de color escarlata recorría el paisaje que se advertía tras los personajes de María y José para resaltar mejor sus rostros. ¿Cómo no lo había visto antes?

Entonces, al pasar junto a una hilera de estatuas de mármol iluminadas por la luz del sol, de repente me di cuenta de algo obvio sobre mis visitas al Museo Metropolitano: el museo era una metáfora del proyecto mismo que me había propuesto.

Cuando empecé, anhelaba superar las limitaciones accidentales de mi naturaleza, experimentar con más intensidad esta vida, la única que tenía. Mis visitas eran un intento por alcanzar esos lugares recónditos de mi persona que todavía no había descubierto. A través de mis sentidos, había encontrado mi historia visible, mi propia colección de obras maestras dispuestas en iluminadas vitrinas, mis descuidadas escaleras, mis fuentes, mis postales, mis jarrones de piedra llenos de flores. Yo soy el laboratorio, yo soy el cuaderno y yo soy el museo.

Epílogo

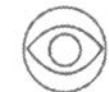 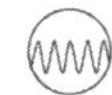 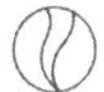  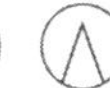

Más amplio que el cielo

> El cerebro —es más amplio que el cielo—
> colócalos juntos—
> contendrá uno al otro
> holgadamente —y tú— también.
>
> EMILY DICKINSON

Barnaby necesitaba su paseo vespertino, y salimos a la calle. El pronóstico del clima anunciaba lluvia, y yo quería volver a mi escritorio, así que en lugar de dejar que Barnaby fuera olfateando y explorando como de costumbre, lo apuré durante todo el camino. Cuando nos detuvimos en una esquina ante el semáforo en rojo, vi un cono de tráfico naranja en la calle, junto a nosotros.

Era un cono de plástico corriente, como los que he visto miles de veces y nunca me habían llamado la atención. Sin embargo, en ese momento, bajo la luz verdeamarillenta del cielo encapotado, su forma naranja resplandecía contra el gris azulado del pavimento como si estuviera iluminado por dentro.

Barnaby tiró de la correa, pero yo permanecí inmóvil.

De vez en cuando, durante una jornada cualquiera, un objeto o una acción cobran un significado trascendental. Una vez me bajé de un taxi una cuadra antes de llegar a mi destino para cedérselo a un hombre que parecía desesperado por conseguir un taxi.

—Oiga, parece que necesita un taxi —le dije mientras me bajaba.

—Bendita sea —me dijo mirándome, y con tal intensidad que a veces me pregunto si bajarme de ese taxi no habrá sido lo más virtuoso que haya hecho jamás.

Y en el momento en que me encontraba esperando junto al semáforo, vislumbré cómo lo cotidiano había adoptado la forma de lo sublime. Aquel cono naranja era lo más real que había visto nunca.

Mientras lo contemplaba, me pareció como si el mobiliario urbano usual —el buzón, la papelera, los carros estacionados— se retirara en señal de reverencia. El cono permanecía en pie como si hubiera estado ahí desde siempre, formando parte de la calle y de la ciudad. Su forma era a la vez antigua y moderna. De alguna manera, como sucede con un montón de heno, un banco del parque, una roca esculpida o un vidrio marino, parecía hecho por la mano del hombre y, al mismo tiempo, un producto vivo de la naturaleza.

Y su color. Me quedé hipnotizada ante su luminoso naranja.

Mientras lo contemplaba, sentí como si me elevara, como si me transportara desde mis persistentes preocupaciones y dudas sobre mí misma al reino atemporal de la sensación pura. Sin embargo, no estaba experimentando la reverberante magnificencia de un museo o la belleza remota de la cima de una montaña; de alguna manera, la presencia de ese cono de tráfico conseguía que la calle me resultara más acogedora, más llena de posibilidades. El cono parecía brillar por la mera alegría de existir.

Junto al cono, todo lo que se veía y oía parecía amplificarse. Sentí la gélida y punzante brisa despejarme el cabello de la cara, olí la fragancia cálida de la lana de mi bufanda mezclada con el olor a ozono y sal de la calzada húmeda, y oí los murmullos de la conversación de una pareja que pasaba junto a mí.

Las impresiones que surgieron en mi mente mientras contemplaba aquel cono fueron tan intensas como las sensaciones corporales. Sentí un súbito afecto por la gente que me rodeaba, una ternura que se extendía hasta abarcar el mundo entero: ¡toda la gente que lo poblaba! Con sus caras, canciones, bromas y suerte. Nada hay en este mundo que me importe más que la gente.

Estaba totalmente alerta, con tantas sensaciones que me sentía electrizada por ellas. Y entonces, acompañada de una nueva ráfaga de viento, comenzó a llover, la luz del cielo se oscureció y el cono de tráfico se desvaneció hasta convertirse en un objeto callejero más.

El momento pasó, pero ahora vuelve a vivir, y volverá a vivir de nuevo, y volverá a vivir para siempre, o al menos mientras yo viva.

¡Mira, mira, mira! ¡Extiende la mano!

Agradecimientos

Cada vez que escribo un libro, pienso: «Bueno, este es el punto máximo. Nunca volveré a encontrar un tema tan interesante». Y entonces, lo encuentro.

Tengo que dar las gracias a muchas personas por su ayuda y sus ideas.

Gracias, en primer lugar, a los bibliotecarios, libreros, lectores y oyentes de mi pódcast; valoro muchísimo su entusiasmo y su apoyo.

En concreto, quiero dar las gracias especialmente a los lectores y a los oyentes que se han puesto en contacto conmigo para sugerirme preguntas, ideas y recursos. Aprendí mucho de nuestras conversaciones, y muchas de sus observaciones han pasado a formar parte de este libro. Agradezco especialmente a Finn Duggan, Reem Kassis, Chuck Reed y Sarah Sze que me hablaran de sus propias experiencias sensoriales.

Son muchas las personas que me ayudan a que mis palabras se conozcan en el mundo.

Gracias a mi excelente agente, Christy Fletcher, de Fletcher & Co., y también a Melissa Chinchillo, Sarah Fuentes y Yona Levin, y también a Victoria Hobbs.

Gracias a mi editora, Mary Reynics, por su magnífica orientación, y también al fabuloso equipo de Crown: Gillian Blake, Sarah

Breivogel, Gina Centrello, Julie Cepler, David Drake, Christina Foxley, Emily Hartley, Lindsey Kennedy y Annsley Rosner. Gracias, asimismo, al equipo de Two Roads.

Y gracias también a Crystal Ellefsen, Delia Lloyd y, sobre todo, Alice Truax.

Mi más sincero agradecimiento al brillante e imaginativo equipo de *Gretchen Rubin Media*: Adam Caswell, Lauren Christensen, Annie Jolley, Emy Joyeux, Jason Konrad, Lindsay Logan, Anne Mercogliano, Joe Wadlington y Hannah Wilson. Me siento feliz a diario por poder trabajar con todos ustedes.

Gracias a esas personas tan estupendas que trabajaron conmigo en el pódcast *Happier with Gretchen Rubin* [Sé más feliz con Gretchen Rubin]: Chuck Reed y todos los que trabajan en Cadence 13, y Ben Davis, de WME.

Gracias a todos los grupos de escritores de los que formo parte por sus buenos consejos y su conmiseración.

Muchas gracias a las instituciones y a las asociaciones de amigos del Museo Metropolitano de Arte de Nueva York, del Central Park y de la Biblioteca de la Sociedad de Nueva York. Nunca he subestimado estos extraordinarios lugares.

Por último, y una vez más, quiero dar las gracias a mis amistades y a mi familia, Karen Craft, Jack Craft, Elizabeth Craft, Judy Rubin y Bob Rubin, y, en lo que respecta a este libro, especialmente a Jamie, Eliza y Eleanor, que se ofrecieron como conejillos de Indias para muchos de mis experimentos.

Intenta hacer esto en casa

Da un impulso a tus cinco sentidos

Espero que la lectura de mis experimentos y experiencias te hayan animado a levantarte de la silla para conectar con tus propios sentidos.

Para ayudarte a comprender mejor tu propia relación con los sentidos, he creado un cuestionario en inglés que encontrarás en <gretchenrubin.com/quiz/>.

Además, he elaborado la guía que te ofrezco a continuación para que te sirva como punto de partida.

En general, estos ejercicios sirven para...

- Explorar un sentido con un experimento o una ilusión.
- Compartir una experiencia sensorial con los demás.
- Planificar una aventura para vivir una experiencia sensorial.
- Reflexionar sobre los recuerdos que provoca una sensación.
- Aumentar los placeres que obtenemos de un sentido, o disminuir sus molestias.
- Profundizar en una experiencia sensorial educando el sentido.
- Crear algo inspirado en una experiencia sensorial.
- Permitirse algún pequeño gusto para disfrutar una sensación.
- Fijarse en lo cotidiano.
- Saber reconocer las golosinas que son saludables.

Siempre estoy añadiendo cosas a mi lista, así que, por favor, envíame cualquier sugerencia que consideres adecuada.

La vista

- Explora tu sentido de la vista con algunos experimentos en línea:

  — Busca el vestido blanco y dorado/negro y azul para comprobar de qué color lo ves tú.
  — Mira un video que ilustre el efecto McGurk.
  — Mira el video del efecto gorila.

- Busca lo que se te pasa por alto. Los anuncios de televisión, las estanterías de las farmacias, los logos, las sobrecubiertas de los libros, tu oficina, las casas de tu calle... ¿Qué observas cuando te fijas bien en ellos?
- Elige un lugar para hacerle una visita diaria. Puedes recorrer el mismo sendero, dar el mismo paseo por tu barrio, ir al mismo supermercado o sentarte en el mismo banco con vistas a un jardín. ¿Hay algún lugar en tu vida que siempre hayas querido explorar con más detenimiento? Cuando visitamos un mismo lugar todos los días, lo vemos de manera diferente.
- Date el gusto de añadir más color a tu vida. Encuentra una manera económica y fácil de añadir una hermosa nota de color: viste con un color vivo y divertido, pinta la parte trasera de un ropero, pon un pisapapeles en tu escritorio, compra un juego de lápices de colores o píntate las uñas.
- Colecciona un color. Busca formas de agrupar objetos de un solo color que te guste. Reúne en una repisa libros que tengan ese color en el lomo, o plantéate tomarte la naturaleza como si se tratara de una fuente de suministros (piñas piñoneras, conchas, plumas...). Mi madre decora siempre el árbol de Navidad solo con adornos de Santa Claus, todos con el mismo patrón de colores rojo-blanco-negro, y el resultado es espectacular.

- Invita a alguien a una experiencia sensorial para que comparta contigo una aventura visual. Una cascada, un barrio nuevo, un enclave histórico... Ir a ver cosas en compañía es una de las mejores maneras de compartir una experiencia con otra persona.
- Descubre nuevos modos de ver. Para agudizar tu sentido de la vista, elige un objeto e intenta verlo de diversas maneras: míralo en el espejo, entrecerrando los ojos, tapando parte de él con una mano, busca cambios de escala, míralo de lejos y de cerca.
- Sumérgete en la visión. Busca una experiencia que abrume tu sentido de la vista: un planetario, una película IMAX o Las Vegas.
- Haz menos atractiva la pantalla de tu celular cambiándola a una escala de grises. Durante un día, o una semana, configura tu teléfono para que todo se muestre en blanco, negro y gris y puedas comprobar cómo influye la falta de color en tu manera de usarlo.
- O haz que la pantalla de tu celular resulte más atractiva actualizando la imagen de su pantalla de inicio, organizando tus aplicaciones y eliminando las que no necesitas.
- Colecciona postales de lugares que te gusten y añádelas a tu entorno: colócalas en cajones para encontrártelas inesperadamente, mézclalas con los papeles de tu bandeja de documentos pendientes o pon algunas en la visera del carro para poder sacarlas cuando te encuentres en el tráfico.
- Elimina todo lo que sea desagradable a la vista. Échale un ojo a tu casa y a tu oficina. ¿Encuentras algún lugar desordenado, abarrotado de cosas, descuidado o sucio o cuya visión sencillamente te moleste? Piensa en un plan de mejora.
- Presta atención a los ojos y a la mirada. Fíjate en el poder que tiene el contacto visual y en lo que puedes llegar a adivinar sobre lo que piensan los demás siguiendo su mirada. Mira fijamente a los ojos a otra persona durante treinta segundos para sentir la intensidad de la mirada.

- Busca caras: en la parte delantera de los carros, en la corteza de los árboles o en el dibujo de una rebanada de pan tostado.
- Deja vagar tus pensamientos. Date la oportunidad de dejarte llevar por tus pensamientos sin intentar dirigirlos.

El oído

- Explora tu sentido del oído con algunos experimentos en línea:

  — Escucha el audio de Virtual Barber Shop [La barbería virtual].
  — Escucha el tono Shepard.
  — Decide si estás oyendo «Laurel» o «Yanny».

- Piensa en tu relación con la música: ¿cómo prefieres escuchar la música?, ¿qué clase de canciones y qué clase de música? ¿Te gustan las canciones o la música?
- Crea una audiofarmacia. Haz una lista con las canciones que te gustan, para cualquier estado de ánimo que te gustaría cultivar. Quizá te gustaría una lista de canciones que provoquen en ti un estado de ánimo feliz y lleno de energía, o tal vez prefieras canciones que inviten a la calma y la reflexión o que generen un estado de ánimo anhelante y melancólico. La música es una manera increíble de consentirnos.
- Asiste a un concierto y prueba un baño de sonido. Aunque es maravilloso disponer de tantas grabaciones a nuestra disposición, nada sustituye la experiencia de una actuación en directo.
- Descárgate una aplicación que identifique cantos de pájaros e intenta distinguir los que pueblan tu entorno.
- Toma el micrófono; es decir, sé considerado con las personas que experimentan de manera distinta el mundo sensorial.

- Presta atención a tu escucha. Escribe tu propio manifiesto de la escucha para recordarte los retos a los que tienes que enfrentarte y cómo podrías escuchar mejor.
- Escucha música para crear una banda sonora propia y personal que te acompañe durante toda la jornada. Fíjate en cómo la música influye en tu estado de ánimo.
- Mejora los sonidos de tu celular. Elige un tono de alarma más agradable, asigna tonos de timbre o de mensajería personalizados a tus seres queridos y desactiva las notificaciones innecesarias.
- Elije un momento concreto. Haz una pausa y escucha de verdad. ¿Qué sonidos oyes? ¿Cómo cambian esos sonidos tu experiencia de un lugar o una situación? ¿Qué sonidos te resultan tan familiares que apenas los percibes?
- Baja el ruido. Al igual que te libras del desorden, busca formas de suprimir los ruidos molestos. Elimina las molestias auditivas y protege tu oído: apaga las notificaciones del celular, invierte en unos audífonos con cancelación de ruido, apaga la televisión si no la estás viendo y evita los lugares ruidosos.
- Compara en internet los distintos colores de ruido. ¿Cuál prefieres? ¿Te vendría bien utilizar ruido de fondo blanco, rosa, verde o de cualquier otro color para dormir mejor, concentrarte más o tranquilizarte?
- Aumenta el silencio. Si es posible, reserva un tiempo para el silencio reconfortante, en el que no hables con nadie, no veas películas ni programas de televisión, y en el que tampoco escuches música o un pódcast. Si ves que el silencio te relaja, busca formas de aumentar el silencio en tu vida.
- Graba la voz de tus seres queridos.
- Conéctate a tu cuerpo. Si te sientes ansioso, molesto o disgustado, sintoniza con lo que están experimentando tus cinco sentidos, aquí y ahora.

El olfato

- Explora tu sentido del olfato con algunos experimentos caseros:

  — Tápate la nariz y pon un dulce en tu boca; luego destápatela y observa cómo ha cambiado el sabor.
  — Prueba un juego de mesa como Follow Your Nose [Sigue tu Nariz] o cualquier otro juego olfativo, o juega formando equipo para intentar identificar olores misteriosos.
  — Observa cómo hasta el olor más intenso desaparece de tu conciencia al cabo de unos minutos.
  — Comprueba cómo cada fosa nasal registra un olor ligeramente distinto.

- Agudiza tu sentido del olfato aumentando el flujo sanguíneo hacia la nariz: sube y baja escaleras o da saltos de tijera.
- Esfuérzate en tener experiencias olfativas interesantes. Huele artículos como sales aromáticas o frutas que te resulten desconocidas.
- Cuando estés oliendo una fragancia, intenta describir la experiencia. ¿Huele a algo floral, afrutado, dulce, verde, fresco, ligero, pesado, frío, cálido, intenso, delicado, animal, a talco, herbal, medicinal, amaderado, ácido, mentolado, rancio, polvoriento, cremoso, ahumado, vegetal, resinoso?
- Incorpora fragancias. Busca formas de añadir aromas agradables a tu entorno: velas aromáticas, saquitos aromáticos, flores frescas, perfume o varitas de incienso. Si, por consideración hacia los demás, no te pones perfume ni colonia durante el día, prueba a ponértelo por la noche.
- Elimina los malos olores. Encuentra la manera de evitar que algo huela mal: el refrigerador, el mueble bajo el fregadero, el bote de la basura, un sótano húmedo, una cortina de baño con hongos o una alfombra que ha pasado toda suerte de accidentes con tus mascotas.

- Presta atención a los olores de los lugares que visitas: el vestíbulo de un edificio de oficinas, una tienda de animales o el aula de una escuela. Lo que nos resulta más familiar es fácil de ignorar.
- Identifica y captura el intenso aroma de un recuerdo.
- Presta atención al olor de una persona amada.
- Para sentirte más presente en un lugar y un momento determinados, detente para percibir todos los olores que seas capaz de detectar.

El gusto

- Explora tu sentido del gusto con algunos experimentos caseros:

  — Usa una naranja para experimentar la diferencia entre ácido y amargo: los gajos tienen un sabor ácido, y la cáscara, amargo.
  — Prueba la fruta milagrosa que hace que lo ácido sepa dulce.
  — Prueba las flores de Sichuan, que provocan una sensación eléctrica y de entumecimiento.
  — Cocina con especias que no hayas usado.

- Escribe un calendario de sabores de tu vida. ¿Qué sabores son los que asocias a determinados momentos de tu vida? Quizá te gustaría rememorarlos con la familia o con tus amigos. ¿Cuáles eran los sabores más recurrentes? ¿Cuáles eran tus sabores favoritos (o no tan favoritos)? Si puedes, prepara una vieja receta familiar, vuelve a un restaurante o usa un ingrediente que te traiga recuerdos.
- Prueba sabores de todo el mundo yendo a un mercado de productos internacionales. Compra algún producto para probar.
- Saca una botella de cátsup y presta mucha atención mientras te pones unas gotas en la lengua. Fíjate en su sabor, y también en

su color y su brillo, en su aroma y su textura. Ahora prueba la cátsup combinada con otro alimento. ¿Cómo ha cambiado el sabor? Ahora prueba el extracto de vainilla: huele su aroma, prueba una gota, nota cómo realza el sabor de otros alimentos cuando la añades.

- Prívate de un sabor habitual durante un día, una semana, un mes o indefinidamente. La privación puede ayudarnos a recordar el placer que obtenemos de un sabor cuando dejamos de experimentarlo durante un tiempo, y también puede mostrarnos que somos más felices cuando renunciamos por completo a un sabor.
- Educa tu paladar. Apúntate a un taller de degustación, presencial o en línea, para conocer mejor algún sabor que te interese, como el del vino, la cerveza, el queso, el chocolate o el café. Mejor aún si asistes con algún conocido.
- Organiza una fiesta de degustación. Propón a tus invitados que comparen los sabores de distintas marcas o variedades de algún producto conocido —frutas, vinagres, aceitunas, tés, cremas de frutos secos, encurtidos, leches o barritas energéticas—, que identifiquen sabores misteriosos o que aprecien un producto o un ingrediente habitual al que nunca habían prestado atención.
- Investiga un sabor. Identifica algo que suelas comer o tomar y compara distintas variedades para agudizar tu percepción.
- Comparte recuerdos gustativos. El sentido del gusto nos permite conectar con los demás, con su infancia, su cultura y sus recuerdos. Invita a un ser querido a compartir sus experiencias gastronómicas y alimentarias contigo y prueben esos sabores juntos.
- Inventa una nueva variedad de helado o de bocadillo o un platillo nuevo.
- Piensa en una experiencia que te resulte aburrida. El aburrimiento puede estimular nuestra imaginación, porque cuando estamos aburridos, buscamos estímulos en nuestro interior.

El tacto

- Explora el sentido del tacto con algunos experimentos caseros:

  — Agarra un poco de maicena y aplástala entre los dedos. Luego añade agua para crear un fluido no newtoniano que parezca líquido y sólido a la vez.
  — Juega con un juguete táctil: arena cinética, plastilina, goma de mascar o arcilla para modelar. Haz un avión de papel, un adivinador de papel o una figura de origami.
  — Busca texturas y materiales interesantes que estén presentes en tu vida cotidiana, recurre al papel de aluminio o papel de lija o a plantas como un cactus o la oreja de liebre.

- Usa el sentido del tacto con libros que contengan un elemento táctil, como los libros táctiles, los desplegables y los que tienen solapas.
- Visita una tienda donde puedas tocar la mercancía. Siente los pliegues suaves de las toallas de baño, la superficie lisa de los tazones de cristal, el peso frío de las herramientas de carpintería.
- A lo largo del día, toca tantas texturas como puedas y observa lo distinta que es tu experiencia cuando usas las manos.
- Toca con amor. Dentro de los límites que resulten adecuados, por supuesto, busca oportunidades para dar un abrazo afectuoso, chocar los puños, dar un apretón de manos, tomarse de la mano o tocar ligeramente. Busca la manera de conectar con las personas que amas a través de un contacto cariñoso.
- Acaricia a los animales y fíjate en la textura de su pelaje y su cuerpo.
- Sostén algún objeto que te dé calma, como una taza, un bolígrafo, un portapapeles o una piedra. Algunos artículos táctiles están diseñados específicamente para ayudarte a mantener la calma y la concentración; puedes probar con una cobija con

peso, una masa sensorial, un juguete sensorial de burbujas o un *spinner* antiestrés.

- Sumerge tu sentido del tacto dándote un chapuzón, un baño, metiéndote en un tanque de privación sensorial, en un lago o en el mar.
- Piensa qué texturas te agradan o te molestan: sedosas, aterciopeladas, afelpadas, rugosas, nudosas, ásperas, rígidas, arenosas, escurridizas.
- Toca lo intangible usando un objeto de la suerte o realizando un ritual para atraer la buena suerte.
- Usa las manos para despertar tu imaginación. Transforma algún concepto abstracto en una forma física para entenderlo mejor.
- A modo de regalo sensorial, ofrece una experiencia diseñando un obsequio para esa persona basado en los placeres y el confort de los cinco sentidos.
- Compra una reproducción de alguna obra de arte que admires (una taza, un calendario o un portavasos) y observa cómo la experiencia de poseerla cambia tu visión de la obra.
- Cuando vayas a un museo, compra postales de obras de arte que tengan expuestas y después visítalas para comparar la obra de arte real con la versión de la postal. Fíjate en cómo la postal cambia tu visión de la obra auténtica.

Los cinco sentidos

- Para disfrutar más: para percibir y apreciar más tus cinco sentidos, lleva un Diario de los Cinco Sentidos en el que anotes cada día las experiencias más destacadas que hayas tenido relacionadas con tus sentidos. Divierte a los demás jugándoles una broma o regalándoles algo que confunda sus sentidos. Si todavía no has cumplido los veinticinco, ábrete a todas las nuevas sensaciones que se te presenten; si antes de esa edad no hemos tenido una experiencia positiva probando alimentos nuevos o escuchando un nuevo estilo musical, probablemente no llegaremos a aceptarlos.

- Para sentir más amor: para acercarte más a alguien a quien quieres, haz un retrato de los cinco sentidos que te obligue a fijarte en los pequeños detalles de la presencia física de esa persona. También puedes utilizar este ejercicio para recordar a una persona que ya haya fallecido y celebrar su recuerdo, o bien para conservar recuerdos de un lugar, una estación del año o una experiencia en particular.
- Para tener más energía y calma: en función de lo que mejor funcione para ti, aumenta o disminuye tus sensaciones para despejar tu mente.
- Para tener más imaginación: para concederte un tiempo libre en el que poder jugar, programa un momento de recreación. Visita algún lugar donde vendan materiales y herramientas para realizar tareas creativas: una ferretería, una tienda departamental, una tienda de artículos para el hogar, un centro de jardinería, un mercado agrícola, una tienda de artículos de cocina, una tienda de manualidades o una de artículos de arte.
- Para tener más recuerdos: llegará el día en que el *ahora* será muy lejano; por eso, si quieres reforzar tu experiencia del momento presente y crear recuerdos para el futuro, crea un Álbum del Ahora haciendo un álbum con fotos de tu vida cotidiana. Busca en las páginas web de las inmobiliarias fotografías de lugares de tu pasado.
- Para conocerte mejor a ti mismo: visita un lugar que te llene de asombro y abre tus sentidos para experimentarlo.

Más recursos todavía

Espero que *Vivir con los cinco sentidos* te haya dado muchas ideas sobre cómo conectar con tus cinco sentidos.

Si deseas tener más información, visita mi página web, <gretchenrubin.com>, en la que publico regularmente textos sobre mis aventuras en torno a la felicidad, los cinco sentidos, las buenas costumbres y la naturaleza humana. Ahí escribo sobre los numerosos experimentos de los cinco sentidos que he probado, pero que no he llegado a incluir en este libro.

Si deseas consultar más recursos, como una guía para el debate, también puedes hacerlo visitando mi web <gretchenrubin.com>.

Aprende más cosas sobre la relación que mantienes con tus sentidos contestando un cuestionario sobre los cinco sentidos. Lo encontrarás en <gretchenrubin.com/quiz/>.

Si te interesa escuchar mi audiofarmacia, puedes encontrarla en Spotify.

Suscríbete a mi concurrido boletín semanal gratuito: *5 Things Making Me Happy* [Cinco cosas que me hacen feliz]. Lo encontrarás en <gretchenrubin.com/newsletters/>, o apúntate gratuitamente a *Moment of Happiness* [Un momento de felicidad] si quieres recibir una cita diaria. Puedes hacerlo en gretchenrubin.com/quotations/. (Más de un millón de personas reciben mi boletín semanal).

Escucha el pódcast semanal *Happier with Gretchen Rubin* [Más feliz con Gretchen Rubin], en el que mi hermana Elizabeth y yo damos la información más reciente sobre temas como los avances científicos, la sabiduría antigua, la cultura pop y nuestras propias experiencias para llegar a ser más felices.

Suscríbete a Happier, nuestra galardonada aplicación de seguimiento de hábitos que te ofrece estrategias personalizadas para ayudarte a ser más feliz, a tener mejor salud, a ser más productivo y más creativo. Para obtener más información y para suscribirte, visita <thehappierapp.com>.

Únete a la conversación siguiendo @gretchenrubin en...

Instagram
Facebook
Twitter
YouTube
LinkedIn
Goodreads
TikTok

Envíame un correo electrónico contándome tus propias experiencias, reflexiones y preguntas que se te puedan haber ocurrido a través de mi sitio web, <gretchenrubin.com>.

Espero recibir noticias tuyas sobre este tema siempre fascinante: la práctica de la vida cotidiana.

Gretchen Rubin

Bibliografía complementaria

Se han escrito muchos libros extraordinarios sobre los cinco sentidos. La lista que te propongo no pretende abarcar las obras más relevantes, sino destacar algunas de mis favoritas.

Temática general

Ackerman, Diane: *Una historia natural de los sentidos*, Quinteto, Barcelona, 2009.

Brown, Darren: *Tricks of the Mind*, Transworld, Londres, 2006.

Bryson, Bill: *The Body: A Guide for Occupants*, Anchor, Nueva York, 2021.

Dehaene, Stanislas: *How We Learn: Why Brains Learn Better Than Any Machine... ForNow*, Penguin, Nueva York, 2021.

—: *El cerebro matemático: cómo nacen, viven y a veces mueren los números en nuestra mente*, Clave intelectual, Madrid, 2022.

—: *El cerebro lector: últimas noticias de las neurociencias sobre la lectura, la enseñanza, el aprendizaje y la dislexia*, Clave intelectual, Madrid, 2022.

Dutton, Denis: *El instinto del arte: belleza, placer y evolución humana*, Paidós, Barcelona, 2014.

Eagleman, David: *Incógnito: las vidas secretas del cerebro*, Anagrama, 2016.

—: *Livewired: The Inside Story of the Ever-Changing Brain*, Pantheon, Nueva York, 2020.

Grandin, Temple: *Visual Thinking: The Hidden Gifts of People Who Think in Pictures, Patterns, and Abstractions*, Riverhead, Nueva York, 2022.

Higgins, Jackie: *Sentient: How Animals Illuminate the Wonder of Our Human Senses*, Atria, Nueva York, 2022.

Howes, David, y Constance Classen: *Ways of Sensing: Understanding the Senses in Society*, Routledge, Nueva York, 2014.

Hurston, Zora Neale: *Dust Tracks on a Road: An Autobiography*, J. B. Lippincott, Nueva York, 1942.

Konigsburg, E. L.: *From the Mixed-Up Files of Mrs. Basil E. Frankweiler*, Atheneum, Nueva York, 1998.

Ladau, Emily: *Demystifying Disability: What to Know, What to Say, and How to Be an Ally*, Ten Speed Press, Nueva York, 2021.

Lee, Ingrid Fetell: *Las formas de la alegría: el sorprendente poder de los objetos cotidianos*, Paidós, Barcelona, 2019.

Lieberman, Daniel: *La historia del cuerpo humano: evolución, salud y enfermedad*, Pasado y Presente, Barcelona, 2014.

Lieberman, Matthew: *Social: Why Our Brains Are Wired to Connect*, Crown, Nueva York, 2014.

Paul, Annie Murphy: *The Extended Mind: The Power of Thinking Outside the Brain*, Mariner Books, Nueva York, 2021.

Spence, Charles: *Sensehacking: How to Use the Power of Your Senses for Happier, Healthier Living*, Viking, Nueva York, 2021.

Temkin, Ann: *Color Chart: Reinventing Color: 1950 to Today*, Museo de Arte Moderno, Nueva York, 2008.

Tversky, Barbara: *Mind in Motion: How Action Shapes Thought*, Basic Books, Nueva York, 2019.

Warhol, Andy: *Mi filosofía de* A *a* B *y de* B *a* A, Tusquets, Barcelona, 1993.

Wong, Alice, (ed.): *Disability Visibility: First-Person Stories from the Twentieth Century*, Vintage Books, Nueva York, 2020.

Young, Ed: *La inmensidad del mundo*, Tendencias, Madrid, 2023.

Young, Emma: *Super Senses: The Science of Your 32 Senses and How to Use Them*, John Murray, Nueva York, 2021.

La vista

Barry, Susan R., y Oliver Sacks: *Ver en estéreo: una aproximación científica a la visión en tres dimensiones*, Acción Médica, Madrid, 2012.

Bruni, Frank: *The Beauty of Dusk: On Vision Lost and Found*, Avid Reader Press / Simon & Schuster, Nueva York, 2022.

Grunwald, Henry: *Twilight: Losing Sight, Gaining Insight*, Vintage Books, Nueva York, 2012.

Knighton, Ryan: *Cockeyed: A Memoir of Blindness*, PublicAffairs, Nueva York, 2007.

Kuusisto, Stephen: *Eavesdropping: A Memoir of Blindness and Listening*, W. W. Norton, Nueva York, 2006.

—: *Have Dog, Will Travel: A Poet's Journey*, Simon & Schuster, Nueva York, 2018.

—: *Planet of the Blind: A Memoir*, Delta, Nueva York, 1998.

Lidsky, Isaac: *Eyes Wide Open: Overcoming Obstacles and Recognizing Opportunities in a World That Can't See Clearly*, TarcherPerigee, Nueva York, 2017.

Livingstone, Margaret S.: *Vision and Art: The Biology of Seeing*, ed. rev. y ampl. con prólogo de David Hubel, Abrams, 2014, Nueva York.

Mehta, Ved.: *Dark Harbor: Building House and Home on an Enchanted Island*, Nation Books, Nueva York, 2003.

Pastoureau, Michel: *Negro*, 451 Editores, Madrid, 2009.

—: *Azul*, Paidós, Barcelona, 2010.

—: *Las vestiduras del diablo: breve historia de las rayas en la indumentaria*, Océano, Barcelona, 2005.

—: *Green: The History of a Color*, Princeton University Press, Princeton, 2014.

—: *Red: The History of a Color*, Princeton University Press, Princeton, 2017.

—: *Yellow: The History of a Color*, Princeton University Press, Princeton, 2019.

St. Clair, Kassia: *Las vidas secretas del color*, Indicios, Madrid, 2017.

El oído

Bouton, Katherine: *Shouting Won't Help: Why I —and 50 Million Other Americans—Can't Hear You*, Picador, Nueva York, 2014.

Colapinto, John: *This Is the Voice*, Simon & Schuster, Nueva York, 2022.

Cox Trevor: *Now You're Talking: Human Conversation from the Neanderthals to Artificial Intelligence*, Counterpoint, Nueva York, 2018.

DiMarco, Nyle: *Deaf Utopia: A Memoir —and a Love Letter to a Way of Life*, William Morrow, Nueva York, 2022.

Drolsbaugh, Mark: *Deaf Again: Born into Deaf Culture, Thrown into the Hearing World, Rediscovering the Joys of Deafness*, Handwave, Springhouse, 2019.

Dunbar, Robin: *Grooming, Gossip, and the Evolution of Language*, Harvard University Press, Nueva York, 1997.

Karpf, Anne: *The Human Voice: How This Extraordinary Instrument Reveals Essential Clues About Who We Are*, Bloomsbury, Nueva York, 2006.

Keizer, Garrett: *The Unwanted Sound of Everything We Want: A Book About Noise*, PublicAffairs, Nueva York, 2010.

Laborit, Emmanuelle: *El grito de la gaviota*, Seix Barral, Barcelona, 2015.

Levitin, Daniel: *Tu cerebro y la música*, RBA, Barcelona, 2008.

Maitland, Sara: *Viaje al silencio*, Alba, Barcelona, 2010.

Murphy, Kate: *No me estás escuchando; qué te estás perdiendo y por qué es importante*, Aguilar, Barcelona, 2021.

Owen, David: *Volume Control: Hearing in a Deafening World*, Riverhead, Nueva York, 2019.

Prochnik, George: *In Pursuit of Silence: Listening for Meaning in a World of Noise*, Anchor Books, Nueva York, 2011.

Shea, Gerald: *Songs Without Words: Discovering My Deafness Halfway Through Life*, Da Capo Press, Nueva York, 2013.

Thomas, Sue: *Silent Night*, Tyndale House, Nueva York, 1990.

El olfato

Barwich, A. S.: *Smellosophy: What the Nose Tells the Mind*, Harvard University Press, Cambridge, 2020.

Blodgett, Bonnie: *Remembering Smell: A Memoir of Losing —and Discovering—the Primal Sense*, Houghton Mifflin Harcourt, Nueva York, 2010.

Burr, Chandler: *El perfume perfecto: un año dentro de la industria del perfume en París y Nueva York*, Superflua, Barcelona, 2018.

Gilbert, Avery: *La sabiduría de la nariz: la ciencia del olfato aplicada a la vida cotidiana*, Ediciones B, Barcelona, 2009.

Glaser, Gabrielle: *The Nose: A profile of Sex, Beauty, and Survival*, Atria, Nueva York, 2002.

Stewart, Jude: *Revelations in Air: A Guidebook to Smell*, Penguin, Nueva York, 2021.

El gusto

Brillat-Savarin, Jean Anthelme: *The Physiology of Taste: Or Meditations on Transcendental Gastronomy*; trad. de M. F. K. Fisher, Vintage Books, Nueva York, 2011.

Fisher, M. F. K.: *El arte de comer*, Debate, Barcelona, 2015.

Herz, Rachel: *Why You Eat What You Eat: The Science Behind Our Relationship with Food*, W.W. Norton, Nueva York, 2019.

Holmes, Bob: *Flavor: The Science of Our Most Neglected Sense*, W.W. Norton, Nueva York, 2017.

McQuaid, John: *Tasty: The Art and Science of What We Eat*, Scribner, Nueva York, 2016.

Miller, William: *The Anatomy of Disgust*, Harvard University Press, Cambridge, 1998.

Pollan, Michael: *La botánica del deseo: el mundo visto a través de las plantas*, Ixo, San Sebastián, 2008.

—: *Cómo cambiar tu mente: lo que la nueva ciencia de la psicodelia nos enseña sobre la conciencia, la muerte, la adicción, la depresión y la trascendencia*, Debate, Barcelona, 2018.

Roach, Mary: *Glup: aventuras en el canal alimentario*, Crítica, Barcelona, 2014.

Segnit, Niki: *The Flavor Thesaurus: A Compendium of Pairings, Recipes and Ideas for the Creative Cook*, Bloomsbury, Nueva York, 2012.

Shepherd, Gordon: *Neurogastronomy: How the Brain Creates Flavor and Why It Matters*, Columbia University Press, Nueva York, 2013.

Spence, Charles, y Betina Piqueras-Fiszman: *The Perfect Meal: The Multisensory Science of Food and Dining*, John Wiley & Sons, Oxford, 2014.

Stuckey, Barb: *Taste What You're Missing: Surprising Stories and Science About Why Food Tastes Good*, Atria, Nueva York, 2013.

Wilson, Bee: *Cómo comemos: claves para una alimentación equilibrada y sostenible*, Turner, Madrid, 2020.

El tacto

Field, Tiffany: *Touch*, 2.ª ed., MIT Press, Cambridge, Massachusetts, 2014.

Graziano, Michael: *The Spaces Between Us: A Story of Neuroscience, Evolution, and Human Nature*, Oxford University Press, Nueva York, 2018.

Jablonski, Nina: *Skin: A Natural History*, University of California Press, Berkeley, 2006.

Linden, David: *Touch: The Science of Hand, Heart, and Mind*, Penguin, Nueva York, 2016.

Subramanian, Sushma: *How to Feel: The Science and Meaning of Touch*, Columbia University Press, Nueva York, 2021.

Trumble, Angus: *The Finger: A Handbook*, Farrar, Straus and Giroux, Nueva York, 2010.

Wilson, Frank: *La mano: de cómo su uso configura el cerebro, el lenguaje y la cultura humana*, Tusquets, Barcelona, 2002.

Lista de obras del Museo Metropolitano de Arte

Lista de los objetos mencionados que proceden del Museo Metropolitano de Arte de Nueva York.

La vista

Lippi, Fra Filippo: *Retrato de mujer con un hombre asomado a una ventana, c.* 1440, pintura al temple sobre tabla, Museo Metropolitano de Arte de Nueva York.

Cuenco con pies humanos, *c.* 3700-3450 a. C., pieza de alfarería, Museo Metropolitano de Arte de Nueva York.

Atribuida al pintor Danaë: *Crátera de campana de terracota (cuenco para mezclar el vino con el agua)*, *c.* 460 a. C., terracota, figura roja, Museo Metropolitano de Arte de Nueva York.

Vitral de la Natividad, *c.* 1440, metal ordinario, vidrio blanco, pintura vítrea, tinción argéntica, Museo Metropolitano de Arte de Nueva York.

El olfato

Mesu oliendo una flor de loto, *c.* 1525-1504 a. C., piedra caliza, Museo Metropolitano de Arte de Nueva York.

Pair of eyes, siglo V a. C. o posterior, bronce, mármol, frita, cuarzo y obsidiana, Museo Metropolitano de Arte de Nueva York.

Fragmento del rostro de una reina, *c.* 1390-1336 a. C., jaspe amarillo, Museo Metropolitano de Arte de Nueva York.

El gusto

Joshua Johnson: *Emma Van Name*, *c.* 1805, óleo sobre tela, Museo Metropolitano de Arte de Nueva York.

El tacto

Durga como destructora del búfalo-demonio Mahishasura, siglos XIV-XV, aleación dorada de cobre con incrustaciones de piedras semipreciosas, Museo Metropolitano de Arte de Nueva York.

Taller de la familia Patanazzi: *Tintero con Apolo y las musas*, 1584, cerámica mayólica, Museo Metropolitano de Arte de Nueva York.

La máscara colgante de Iyoba (reina madre), siglo XVI, marfil, hierro y posiblemente cobre, Museo Metropolitano de Arte de Nueva York.

Pieter Brueghel el Viejo: *Los segadores*, 1565, óleo sobre tabla, Museo Metropolitano de Arte de Nueva York.

Vincent Van Gogh: *Autorretrato con sombrero de paja*, 1887, óleo sobre tela, Museo Metropolitano de Arte de Nueva York.

De ahora en adelante

El dios Horus protegiendo al rey Nectanebo II, 360-343 a. C., roca metamórfica derivada de una grauvaca, Museo Metropolitano de Arte de Nueva York.

Acerca de la autora

Gretchen Rubin es una de las comentaristas en temas sobre la felicidad y la naturaleza humana más influyentes y estimulantes de su generación. Como escritora, se caracteriza por su capacidad para destilar y transmitir ideas complejas —desde la ciencia a la literatura, o compartiendo con nosotros sus propias experiencias personales— con gran agilidad y claridad.

Rubin se ha ganado un público amplio y apasionado que se involucra activamente con ella y con su obra a través de muchos canales diferentes. Con millones de ejemplares vendidos de sus libros —reconocidos como grandes éxitos por *The New York Times*—, más de 220 millones de descargas de su pódcast *Happier with Gretchen Rubin*, su galardonada aplicación Happier, productos y herramientas muy imaginativos, y un público entusiasta seguidor de sus boletines y redes sociales, Rubin conecta con su público donde quiera que este esté.

Fue entrevistada por Oprah Winfrey, cenó con el premio Nobel Daniel Kahneman y paseó del brazo del dalái lama. Ha visto publicada su obra en una revista médica, ha sido objeto de un artículo en *The New Yorker*... ¡y hasta figura en una de las respuestas del concurso de televisión *Jeopardy*!

Tras empezar la carrera de Derecho, se dio cuenta de que quería ser escritora mientras trabajaba como asistente jurídico de la juez asociada del Tribunal Supremo Sandra Day O'Connor. Pasó su infancia en Kansas City y actualmente vive en Nueva York con su familia.

gretchenrubin.com
facebook.com/GretchenRubin
Twitter: @gretchenrubin
Instagram: @gretchenrubin
TikTok: @gretchenrubin

Autorretrato en cinco sentidos de Gretchen Rubin

La vista

1. La vaca dientona sonriendo desde la vidriera policromada del Metropolitano.
2. Jamie dormido bajo una montaña de cobijas y bañado por la luz matutina.
3. Una pared de repisas abarrotada de libros.
4. Las nubes reflejadas en el agua del lago de Central Park.
5. Un cono de tráfico naranja.

El oído

1. Eliza y Eleanor riéndose de los chistes que se cuentan.
2. El profundo suspiro de Barnaby cuando se acurruca sobre su cobija preferida.
3. El débil repiqueteo de los dedos sobre el teclado.
4. Elizabeth diciendo: «Bueno, Gretch, ya llegó la hora...» durante una grabación de *Happier With Gretchen Rubin.*
5. El rugido del metro de la línea 6 cuando entra a la estación.

El olfato

1. Los marcadores permanentes.
2. El perfume que me pongo de noche; normalmente, Carnal Flower, Diorissimo, Fracas o Jannat.
3. El café solo.
4. El gel de manos que tienen en el Metropolitano.
5. La lavanda recién triturada.

El gusto

1. La hamburguesa triple de Winstead (normal, sin pan).
2. La Coca-Cola Light.
3. Los huevos en todas sus formas.
4. Las almendras.
5. Los caramelos de canela sin azúcar.

El tacto

1. El rizo de la bata de baño.
2. El abrazo «Sándwich de Amor Familiar» que nos damos Jamie, Eliza, Eleanor y yo.
3. El peso casi imperceptible de los lentes de contacto.
4. Los guantes sin dedos de lana fina.
5. Una buena taza grande con una bebida caliente.

Notas

A pesar de haber cambiado algunos nombres para preservar la intimidad de las personas, de haber editado algunos comentarios dándoles una forma distinta para aportar mayor claridad y de haber ordenado de manera diferente algunos de los sucesos que se narran (sobre todo a partir de la masiva interrupción que provocó el Covid-19), todo lo que relato en este libro está inspirado en personas y en sucesos reales.

Entrar en razón

1. Andy Warhol: *Mi filosofía de A a B y de B a A*, Tusquets, Barcelona, 1993.
2. Zora Neale Hurston: *Dust Tracks on a Road: An Autobiography*, J. B. Lippincot, Nueva York, 1942, p. 69.
3. Shea, Gerald: *Songs Without Words: Discovering My Deafness Halfway Through Life*, Da Capo Press, Nueva York, 2013.
4. Simone de Beauvoir: *Memorias de una joven formal*, Salvat, Barcelona, 1995.
5. Sonja Lyubomirsky, Laura King y Ed Diener: «The Benefits of Frequent Positive Affect: Does Happiness Lead to Success?», *Psychological Bulletin* 131, núm. 6 (2005): 803-855.
6. T. W. Brown: *Early Called: A Memoir of William Deans*, James Nisbet, Londres, 1869. Cita en la página 174 a Robert Southey.

La vista

1. Stephen Kuusisto: *Eavesdropping: A Memoir of Blindness and Listening*, W. W. Norton, Nueva York, 2006, p. 63. Véase también Stephen Kuusisto: *Have Dog, Will Travel: A Poet's Journey*, Simon & Schuster, Nueva York, 2018.

2. Ambroise Vollard: *Retratos: de Cézanne a Picasso*, Casimiro Libros, Madrid, 2014.

3. Margaret S. Livingstone: *Vision and Art: The Biology of Seeing*, edición revisada y ampliada con prólogo de D. Hubel, Abrams, Nueva York, 2014, p. 206.

4. Reed Tucker: «Stare Wars», *New York Post*, 29 de mayo de 2011.

5. Nicola Binetti, Charlotte Harrison, Antoine Coutrot y otros: «Pupil Dilation as an Index of Preferred Mutual Gaze Duration», *Royal Society Open Science* 3, núm. 7 (julio de 2016).

6. Gertrude Stein: *París, Francia*, Minúscula, Barcelona, 2009.

7. John Medina: *Brain Rules: 12 Principles for Surviving and Thriving at Work, Home, and School*, Pear Press, Seattle, 2014, pp. 13-22; Marily Opezzo y Daniel L. Schwartz: «Give Your Ideas Some Legs: The Positive Effect of Walking on Creative Thinking», *Journal of Experimental Psychology* 40, núm. 4, 2014, pp. 1142-1152.

8. Annie Murphy Paul: *The Extended Mind: The Power of Thinking Outside the Brain*, Mariner Books, Nueva York, 2021, pp. 128-138.

9. Derek Jarman: *Chroma: A Book of Color*, Overlook Press, Nueva York, 1995, p. 23.

10. Oliver Genschow, Thomas Noll, Michaela Wanke y Robert Gersbach: «Does Baker-Miller Pink Reduce Aggression in Prison Detention Cells? A Critical Empirical Examination», *Psychology, Crime & Law* 21, núm. 5, 2014, pp. 482-489. Charles Spence: *Sensehacking: How to Use the Power of Your Senses for Happier, Healthier Living*, Viking, Nueva York, 2021, p. 32.

El oído

1. David Howes y Constance Classen: *Ways of Sensing: Understanding the Senses in Society*, Routledge, Nueva York, 2014, p. 2.

2. Paul Bloom: *La esencia del placer*, Ediciones B, Barcelona, 2010.

3. Emmanuelle Laborit: *El grito de la gaviota*, Seix Barral, Barcelona, 2015.

4. Lawrence D. Rosenblum: *See What I'm Saying: The Extraordinary Powers of Our Five Senses*, W. W. Norton, Nueva York, 2011, pp. 248-249.

5. Kate Murphy: *No me estás escuchando; qué te estás perdiendo y por qué es importante*, Aguilar, Barcelona, 2021.

6. Jaimie Arona Krems y Jason Wilkes: «Why Are Conversations Limited to About Four People? A Theoretical Exploration of the Conversation Size Constraint», *Evolution and Human Behavior* 40, núm. 2, marzo de 2019, pp.140-147.

7. Kate Murphy: *No me estás escuchando; qué te estás perdiendo y por qué es importante*, Aguilar, Barcelona, 2021.

8. Katie Jue y Dan Nathan-Roberts: «How Noise Affects Patients in Hospitals», *Proceedings of the Human Factors and Ergonomics Society Annual Meeting* 63, núm. 1, 2019, pp.1510-1514.

9. Seth S. Horowitz: *The Universal Sense: How Hearing Shapes the Mind*, Bloomsbury, Nueva York, 2012, p. 118.

10. Barb Stuckey: *Taste What You're Missing: Surprising Stories and Science About Why Food Tastes Good*, Atria, Nueva York, 2013, pp. 118-119.

11. Benjamin Oreskes: «To Chase Away Homeless People, 7-Eleven Stores in L. A. Use Classical Music», *Los Angeles Times*, 6 de septiembre de 2019; Kim Baldonado: «SoCal Rite Aids use Barry Manilow Music to Discourage Loitering», *NBC Los Angeles*, 30 de junio de 2018.

12. Matthias R. Mehl, Simine Vazire, Nairán Ramírez-Esparza y otros: «Are Women Really More Talkative Than Men?», *Science* 317, julio de 2007, p. 82.

El olfato

1. Randall Munroe: «What's the World's Worst Smell?», *New York Times,* 26 de febrero de 2020.

2. Avery N. Gilbert: *What the Nose Knows: The Science of Scent in Everyday Life*, Synesthetics Inc., Nueva York, 2014, p. 86.

3. Andy Warhol: *Mi filosofía de A a B y de B a A*, Tusquets, Barcelona, 1993.

4. Henry David Thoreau: *Walden*, Errata Naturae, Madrid, 2013.

El gusto

1. Joan Reardon: *As Always, Julia: The Letters of Julia Child and Avis DeVoto*, Mariner Books, Nueva York, 2011, p. 31.

2. Jean Anthelme Brillat-Savarin: *The Physiology of Taste*; traducción de M. F. K. Fisher, Vintage Books, Nueva York, 2011, p. 15.

3. Charles Spence y Betina Piqueras-Fiszman: *The Perfect Meal: The Multisensory Science of Food and Dining*, John Wiley & Sons, Oxford, 2014, p. 116.

4. Bob Holmes: Flavor: *The Science of Our Most Neglected Sense*, W. W. Norton, Nueva York, 2017, p. 111.

5. Mike Pomranz: «Corks Make Wine Taste Better, According to the Results of this Experiment», *Food & Wine*, 27 de septiembre de 2017.

6. Jennifer Senior: «Why You Never Truly Leave High School», *New York,* 18 de enero de 2013.

7. Marcel Proust: *En busca del tiempo perdido. Por la parte de Swann*, Lumen, Barcelona, 2000.

8. Malcolm Gladwell: «The Ketchup Conundrum», *The New Yorker*, 29 de agosto de 2004.

9. Amy Fleming: «The Geography of Taste: How Our Food Preferences Are Formed», *The Guardian*, 3 de septiembre de 2013.

10. Barb Stuckey: *Taste What You're Missing: Surprising Stories and Science About Why Food Tastes Good*, Atria, Nueva York, 2013, p. 206.

11. Jean Anthelme Brillat-Savarin: *The Physiology of Taste*; traducción de M. F. K. Fisher, Vintage Books, Nueva York, 2011, p. 15.

12. Raffi Khatchadourian: «The Taste Makers: The Secret World of the Flavor Factory», *The New Yorker*, 15 de noviembre de 2009.

13. Gaston Bachelard: *La poética del espacio*, Fondo de Cultura Económica, Madrid, 2000.

14. Scott Barry Kaufman: «Why Creativity Is a Numbers Game», *Scientific American*, 29 de diciembre de 2015.

15. Hester Lynch Piozzi: *Anecdotes of Samuel Johnson*, Cambridge University Press, Cambridge, 1932, p. 191.

El tacto

1. George Orwell: *El camino a Wigan Pier*, Akal, Madrid, 2022.

2. Yoshida Kenko: *Ocurrencias de un ocioso*, Hiperión, Madrid, 1986.

3. Joann Peck y Suzanne Shu: «The Effect of Mere Touch on Perceived Ownership», *Journal of Consumer Research* 36, núm. 3, 2009, pp. 434-447.

4. Ben Carey, Colleen Anne Dell, James Stempien y otros: «Outcomes of a Controlled Trial with Visiting Therapy Dog Teams on Pain in Adults in an Emergency Department», *PLoS ONE* 17, núm. 3, febrero de 2021: e0262599.

5. Helen Keller: *El mundo en el que vivo*, Atalanta, Vilaür, 2012.

6. Annie Murphy Paul: *The Extended Mind: The Power of Thinking Outside the Brain*, Mariner Books, Nueva York, 2021, pp. 53-54, 156-159.

7. Fred R. Standley y Darnell D. Pratt (eds.): *Conversations with James Baldwin*, University Press of Mississippi, Jackson, 1989, p. 245. Twyla Tharp: *The Creative Habit: Learn It and Use It for Life*, Simon & Schuster, Nueva York, 2003, pp. 78-92.

De ahora en adelante

1. Samuel Butler: *Los cuadernos de Samuel Butler*, Cort, Palma de Mallorca, 2008.

2. Dr. Seuss: *El gato garabato*, Altea, Barcelona, 2003.

3. Kristin Diehl, Gal Zauberman y Alixandra Barasch: «How Taking Photos

Increases Enjoyment of Experiences», *Journal of Personality and Social Psychology* 11, núm. 2, 2016, pp. 119-140.

4. May Sarton: *Plant Dreaming Deep*, W. W. Norton, Nueva York, 1968, p. 122.

5. Virginia Woolf: *Momentos de vida*, Lumen, Barcelona, 2008.

6. Carl Jung: *Tipos psicológicos 6*, Trotta, Madrid, 2006.

7. Carey Dunne: «In Defense of the World's Ugliest Color, 'Opaque Couché'», *Hyperallergic*, 16 de junio de 2016.

8. Richard Ellman: *Oscar Wilde*, Vintage Books, Nueva York, 1987, p. 45.